CB030243

Nutrição

Estética

NUTRIÇÃO

Outros livros de interesse

Abdala – Nutrição no Envelhecer
Accioly e Aquino – Práticas de Nutrição Pediátrica
Akamine – Terapia Nutricional Parenteral
Andrea Lopes Santos – Guia Prático de Dietas Enterais
Andréia Ramalho – Alimentos e Sua Ação Terapêutica
Andréia Ramalho – Fome Oculta
Asbran – Dicionário Brasileiro de Nutrição
Bello, Macedo e Palha – A Criança Que Não Come – Guia de Tratamento e Prevenção
Benzecry – Tabela para Avaliação de Consumo Alimentar em Medidas Caseiras 5ª ed.
Bicalho Lana – Leite Materno – Como Mantê-lo Sempre Abundante – 2ª ed.
Bicalho Lana – O Livro de Estímulo à Amamentação – Uma Visão Biológica, Fisiológica e Psicológico-Comportamental da Amamentação
Bodinski – Dietoterapia – Princípios e Prática
Braga – Tabela de Bolso de Calorias para Dietas
Brandão Neto – Prescrição de Medicamentos em Enfermaria
Busnello – Aspectos Nutricionais no Processo do Envelhecimento
Ancona e Brasil – Nutrição Dietética em Clínica Pediátrica
Camargo – Técnica Dietética – Seleção e Preparo de Alimentos – Manual de Laboratório
Carneiro – A Obesidade sob a Visão de um Psiquiatra
Carvalho Costa – Interpretação de Exames Bioquímicos
Chagas – Nutrição Enteral e Parenteral na UTI – Vol. 11 – Série AMIB
Chemin – Cardápios – Guia Prático para sua Elaboração
Dan – Dieta, Nutrição e Câncer
Dan – Guia Básico de Terapia Nutricional
Dan – Nutrição Oral, Enteral e Parenteral na Prática Clínica 3ª ed.
De Angelis – Alergias Alimentares
De Angelis – Fisiologia da Nutrição Humana Aplicada
De Angelis – Fome Oculta – Bases Fisiológicas para Reduzir seu Risco Através da Alimentação Saudável
De Angelis – Importância de Alimentos Vegetais na Proteção da Saúde
De Angelis – Riscos e Prevenção da Obesidade
Del Ciampo – Puericultura – Princípios e Prática: Atenção Integral à Saúde da Criança 2ª ed.
Dias Rego – Aleitamento Materno 2ª ed.
Dias Rego – Guia de Aleitamento Materno - 2ª ed.
Eguti – Manual de Procedimentos de Nutrição e Dietética
Evangelista – Alimentos – Um Estudo Abrangente
Evangelista – Dicionário Técnico de Nutrição
Evangelista – Tecnologia de Alimentos 2ª ed.
Farret – Nutrição e Doenças Cardiovasculares
Feferbaum – Nutrição do Recém-Nascido
Fisberg – Obesidade na Infância e na Adolescência
Fisberg, Wehba e Cozzolino – Um, Dois, Feijão com Arroz – A Alimentação no Brasil de Norte a Sul
Franco – Tabela de Composição Química dos Alimentos 9ª ed.
Franco e Chaloub – Dietas, Receitas e Valores Calóricos – Propriedades Gerais dos Alimentos 3ª ed.
Freitas – Alimentos com Alegação *Diet* ou *Light*
Gerude – O Que Você Deve Saber sobre Dietas, Vitaminas, Sais Minerais e Ortomolecular
Gerude, Pires, Alves e Mannarino – Terapia Nutricional
Gombossy e Landgraf – Microbiologia dos Alimentos
InCor – Os *Chefs* do Coração
Isosaki – Dietoterapia & Avaliação Nutricional

Kac – Epidemiologia Nutricional
Knobel – **Série Terapia Intensiva** – Vol. 6 –Nutrição
Lancha Jr. – Nutrição e Metabolismo Aplicados à Atividade Motora
Lopes dos Santos – Guia Prático de Dietas Enterais
Maculevicius – Manual de Organização do Lactário
Mandelbaum Garcia – Atendimento Sistematizado de Nutrição
Marinho – Como Amamentar o Seu Bebê
Marinho – Desvendando os Mistérios da Amamentação
Matsudo – Atividade Física e Obesidade
Medirest – Manual das Dietas Hospitalares
Menezes e Bertola – Guia Culinário com Alimentos Funcionais: 101 Receitas Preventivas e Terapêuticas
Moura – Dicionário de Culinária e Termos Afins – Inglês-Português/ Português-Inglês
Natacci Cunha – Transtorno Alimentares
Nivaldo Pinho – Manual de Nutrição Oncológica – Bases Clínicas
Nassif, Farage e Zeidam – Nutrição – Casos Clínicos e Questões de Múltipla Escolha
Olganê – Nutrição Humana – Auto-avaliação e Revisão
OMS (Organização Mundial de Saúde) – Manual de Necessidades Nutricionais Humanas
Palermo – Bioquímica da Nutrição
Pons Telles – Terapia Nutricional do Paciente Crítico – Uma Visão Pediátrica
Ramires – Chefs do Coração
Ramires – Didática Médica – Técnicas e Estratégias
Reggiolli – Planejamento de Cardápios e Receitas para Unidades de Alimentação e Nutrição
Reggiolli e Benedicto – Manual de Dietas para o Restaurante Industrial
Ribeiro – A Dieta Ideal para o Emagrecimento
Ribeiro Benevides – Tabela Centesimal de Alimentos Diet e Light
Ricco, Del Ciampo e Nogueira – Aleitamento Materno – Passagens e Transferência Mãe-Filho
Riedel – Controle Sanitário dos Alimentos 3ª ed.
Sampaio e Sabry – Nutrição em Doenças Crônicas
Série Manuais Técnicos para o Restaurante Comercial
Vol. 1   Lôbo – Estrutura e Organização do Restaurante Comercial
Vol. 2   Pimentel – Alimentos – Administrando o Restaurante
Settineri – Nutrição e Atividade Física
Silveira – Nutrição – Coletânea de Perguntas e Respostas para Concursos
Soc. Bras. Clínica Médica – **Série Clínica Médica Ciência e Arte**
Lopes Martinez – Dislipidemias – Da Teoria à Prática
Silva Zamberian – Manual de Dietas Hospitalares em Pediatria (Instituto da Criança)
SPSP – Cardoso – Temas em Nutrição
SPSP (Soc. Ped. SP) – Carraza e Falcão – Manual Básico de Apoio Nutricional em Pediatria
SPSP (Soc. Ped. SP) – **Série Atualizações Pediátricas**
        Vol. 2   Palma – Gastroenterologia e Nutrição
        Vol. 4   Costa e Marba – O Recém-Nascido de Muito Baixo Peso e o Ambiente
        Vol. 6   Calliari – Endocrinologia Pediátrica
        Vol. 8   Cardoso – Tópicos Atuais de Nutrição Pediátrica
Szego – Video Atlas of Obesity Surgery
Teixeira – Administração Aplicada às Unidades de Alimentação e Nutrição
Telles e Tannuri – Suporte Nutricional em Pediatria
Tirapegui – Nutrição, Fundamentos e Aspectos Atuais 2ª ed.
Tirapegui – Nutrição, Metabolismo e Suplementação na Atividade Física
Valle e Marques – Biossegurança em Unidade de Alimentação e Nutrição
Viana Leite – Fitoterapia – Bases Científicas e Tecnológicas
Vilela – Introdução ao Diagnóstico Nutricional

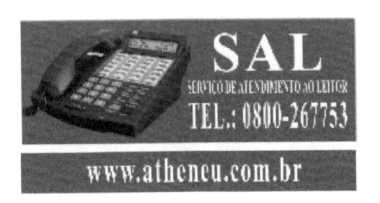

Nutrição Estética

Aline Petter Schneider

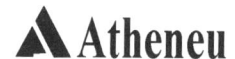

EDITORA ATHENEU

São Paulo –   *Rua Jesuíno Pascoal, 30*
Tels.: (11) 2858-8750
Fax: (11) 2858-8766
E-mail: atheneu@atheneu.com.br

Rio de Janeiro –   *Rua Bambina, 74*
Tel.: (21) 3094-1295
Fax: (21) 3094-1284
E-mail: atheneu@atheneu.com.br

Belo Horizonte – Rua Domingos Vieira, 319 – Conj. 1.104

CAPA: Paulo Verardo

PRODUÇÃO EDITORIAL/DIAGRAMAÇÃO: Thais Castro e Fernando Palermo

Dados Internacionais de Catalogação na Publicação (CIP)
(Câmara Brasileira do Livro, SP, Brasil)

Nutrição: estética/[organizado por] Aline Petter Schneider. -- São Paulo: Editora Atheneu, 2009.

Vários autores.
ISBN 978-85-388-0071-2

1. Beleza - Cuidados 2. Beleza corporal 3. Dietética 4. Dietoterapia 5. Estética 6. Imagem corporal 7. Nutrição I. Schneider, Aline Petter.

09-09601   CDD-613.2

Índices para catálogo sistemático:

1. Nutrição aplicada à estética: Promoção e saúde   613.2

SCHNEIDER, A. P.
Nutrição Estética

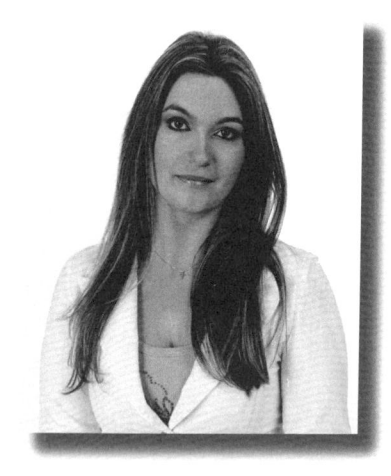

Aline Petter Schneider

Nutricionista
Doutora em Ciências da Saúde
Professora do Curso de Nutrição do Centro Universitário Metodista IPA/RS
Coordenadora da Pós-Graduação em Nutrição Clínica e Estética do IPGS
Seus principais interesses são as áreas nutrição clínica e estética e detecção de fatores de risco nutricionais para envelhecimento precoce.
Dedica-se também ao estudo dos temas de antioxidantes, nutrientes fotoprotetores e indicadores de qualidade de dieta em pacientes que buscam tratamentos ou procedimentos estéticos.

Nutricionista graduada pelo Centro Universitário Metodista IPA com Aperfeiçoamento em Personal Diet, Nutrição Estética e Transtornos Alimentares pela Fundação Universitária Mário Martins. Pós-Graduanda em Nutrição Clínica e Estética pelo Instituto de Pesquisas, Ensino e Gestão em Saúde.

▶ ANA CAROLINA CANTARELLI ANDRETTI

Nutricionista graduada pela Universidade Federal de Pelotas. Mestrado em Medicina: Ciências Médicas pela Universidade Federal do Rio Grande do Sul. Docente dos cursos de Pós-graduação de Nutrição em Oncologia e Ateroesclerose do Hospital Moinhos de Vento. Nutricionista CAF – RBSTV.

▶ ANA PAULA TRUSSARDI FAYH

Nutricionista graduada pelo Instituto Metodista de Educação e Cultura. Educadora Física graduada pela Universidade Federal do Rio Grande do Sul. Mestre em Ciências do Movimento Humano pela Escola de Educação Física da Universidade Federal do Rio Grande do Sul. Doutoranda do Programa de Pós-Graduação em Ciências Médicas: Endocrinologia da Universidade Federal do Rio Grande do Sul. Especialista em Fisiologia do Exercício. Professora do Centro Universitário Metodista IPA. Coordenadora do Pós-graduação em Nutrição Clínica com ênfase nas doenças cardiovasculares, diabetes mellitus e obesidade do Instituto de Cardiologia - Fundação Universitária de Cardiologia.

▶ ANA PAULA PELÁGIO PUJOL

Nutricionista graduada pela Universidade do Vale do Itajaí. Pós Graduada em Nutrição e Qualidade de Vida. Docente na disciplina de Nutrição e Estética dos Cursos de Nutrição e Cosmetologia e Estética.

▶ CAROLINE AYRES

Nutricionista graduada pela Rede Metodista de Educação - IPA. Mestranda do Programa de Pós Graduação em Ciências Médicas: Pediatria, pela Universidade Federal do Rio Grande do Sul. Pesquisadora no Hospital de Clínicas de Porto Alegre.

❯ CINTHIA ROMAN MONTEIRO SOBRAL

Nutricionista graduada pelo Centro Universitário São Camilo. Mestrado em Nutrição Humana Aplicada pelo PRONUT/USP. Especialização em Nutrição Clínica pela mesma Instituição. Professora do Centro Universitário São Camilo. Integrante do grupo de pesquisa PRINUTHA/FEA-USP.

❯ DANIELA SCHAAN CASAGRANDE

Nutricionista graduada em pelo Instituto Metodista de Educação e Cultura. Docente substituta da Universidade Federal do Rio Grande do Sul no Curso de Nutrição. Pesquisadora da Pontifícia Universidade Católica do Rio Grande do Sul, do Centro de Obesidade Mórbida do Hospital São Lucas da PUCRS. Secretária geral da Sociedade Brasileira de Cirurgia Bariátrica e Síndrome Metabólica, e colaboradora da Associação Brasileira Para Estudo da Obesidade.

❯ EDA MARIA ARRUDA SCUR

Nutricionista do Centro de Excelência em Saúde Integrada do Paraná. Mestrado em Engenharia de Produção pela Universidade Federal de Santa Catarina. Especialização em Fisiologia Humana pela Universidade Federal de Santa Catarina. Professora auxiliar da Pontifícia Universidade Católica do Paraná. Professora do Centro Universitário Positivo.

❯ FLÁVIA MORAES SILVA

Nutricionista graduada pela Universidade Federal do Rio Grande do Sul. Mestranda do Programa de Pós-Graduação em Endocrinologia da Universidade Federal do Rio Grande do Sul e pesquisadora do Hospital de Clínicas de Porto Alegre nas áreas: diabetes, síndrome metabólica e nutrição. Especialização em Terapia Nutricional Enteral e Parenteral pela Pontifícia Universidade Católica do Rio grande do Sul.

❯ GABRIELA BRENNER BELLO

Acadêmica do curso de Graduação em Nutrição do Centro Universitário Metodista – IPA. Assessora em pesquisas e de coordenação do IPGS - Instituto de Pesquisas, Ensino e Gestão em Saúde. Pesquisadora de Iniciação Científica do Programa de Pós – Graduação em Ciências Médicas: Endocrinologia da Universidade Federal do Rio Grande do Sul.

❯ JANAINA FISCHBORN

Nutricionista graduada pela Universidade do Rio dos Sinos. Pós-graduada em Nutrição Clínica Funcional pelo Centro Valéria Pascoal de Pós-graduação. Diplomada pelo The Institute for Functional Medicine dos EUA em Aplicação da Medicina Funcional na Prática Clínica. Pós-graduanda em Nutrição Clínica e Estética pelo Instituto de Pesquisas, Ensino e Gestão em Saúde. Coordenadora de Nutrição do KUROTEL – Centro de Longevidade e SPA.

❯ JOSELAINE SILVA STÜRMER

Nutricionista graduada pela Universidade do Vale do Rio dos Sinos. Mestrado em Gerontologia Biomédica pela Pontifícia Universidade Católica do Rio Grande do Sul. Especialização em Nutrição Clínica pela Universidade do Vale do Rio dos Sinos. Docente no curso de especialização de Oncologia e Aterosclerose no Hospital Moinhos de Vento de Porto Alegre. Membro da ABESO (Associação Brasileira Para o Estudo da Obesidade). Membro da Sociedade Brasileira de Nutrição Parenteral e Enteral.

❯ JULIANA SALINO MOURA PESSOA

Nutricionista graduada pelo Centro Universitário Metodista IPA. Pós-graduanda em Nutrição Clínica e Estética pelo Instituto de Pesquisas, Ensino e Gestão em Saúde

❯ JUSSARA CARNEVALE DE ALMEIDA

Nutricionista graduada em pelo Instituto Metodista de Educação e Cultura. Doutora em Metabolismo e Nutrição pelo Programa de Pós-graduação em Ciências Médicas: Endocrinologia – UFRGS. Mestre em Ciências Médicas: Endocrinologia – UFRGS. Professora Adjunta do Curso de Nutrição da Faculdade de Medicina da Universidade Federal do Rio Grande do Sul.

❯ KATIUCE BORGES SAPATA

Nutricionista graduada em pela Rede Metodista de Educação IPA. Mestrado em Ciências do Movimento Humano ESEF/UFRGS. Especialização em Fisiologia do Exercício pela UFRGS. Atuando na área do futebol profissional como nutricionista do Esporte Clube Juventude.

❯ LAURA MARIA BRENNER CEIA RAMOS MARIANO DA ROCHA

Médica formada pela Pontifícia Universidade Católica do Rio Grande do Sul (PUCRS). Mestranda em Gerontologia Biomédica do Instituto de Gerontologia e Geriatria da PUCRS. Pós graduanda no Curso de Pós Graduação em Nutrição Clínica e Estética do IPGS(Instituto de Pesquisas, Ensino e Gestão em Saúde).

LEANDRO GIAVAROTTI

Biólogo graduado pela Universidade de São Paulo. Pós-Doutorado pela Universidade Federal de São Paulo, UNIFESP. Doutorado em Ciências Biológicas (Bioquímica) pela Universidade de São Paulo. Mestrado em Ciências Biológicas (Bioquímica) pela Universidade de São Paulo. Professor da Universidade Anhembi Morumbi.

MARCELO TIBURI

Cirurgião Geral e do Aparelho Digestivo. Doutor em Medicina - Cirurgia, pela Universidade Federal do Rio Grande do Sul. Mestre em Medicina –Gastroenterologia. Fellow em Surgical Oncology and Endocrinology, pela Universidade Johns Hopkins (Baltimore, MD, EUA). Especialista em Gestão em Saúde, pela Universidade Federal do Rio Grande do Sul. Diretor do Instituto de Pesquisas, Ensino e Gestão em Saúde (Porto Alegre, RS).

MARCIA TIBURI

Filósofa graduada pela Pontifícia Universidade Católica do Rio Grande do Sul. Graduada em Artes Plásticas pela Universidade Federal do Rio Grande do Sul. Doutorado em Filosofia pela Universidade Federal do Rio Grande do Sul com ênfase em Filosofia Contemporânea. Mestrado em Filosofia pela Pontifícia Universidade Católica do Rio Grande do Sul. Professora de Filosofia da Universidade Mackenzie.

SIMONE PEREIRA FERNANDES

Acadêmica do curso de Graduação em Nutrição do Centro Universitário Metodista – IPA. Técnica em Nutrição pela Escola Estadual Senador Ernesto Dorenelles. Técnica em Química pela Universidade Federal do Rio Grande do Sul. Bolsista de iniciação científica do programa de pós graduação em Gastroenterologia da UFRGS. Assessora em pesquisas e de coordenação do IPGS - Instituto de Pesquisas, Ensino e Gestão em Saúde.

VANESSA RAMOS KIRSTEN

Nutricionista graduada pelo Centro Universitário Franciscano (UNIFRA). Mestrado em Medicina e Ciências da Saúde pela Pontifícia Universidade Católica do Rio Grande do Sul. Especialista em Nutrição Clínica pela UNISINOS. Professora e Coordenadora do Curso de Nutrição do Centro Universitário Franciscano, professora da Especialização em Nutrição Humana da UNIFRA e da Especialização em Nutrição Clínica e Estética. Palestrante do Curso de Aperfeiçoamento em Nutrição aplicada à Estética do IPGS(Instituto de Pesquisas, Ensino e Gestão em Saúde).

▶ ZILDA ELIZABETH DE ALBUQUERQUE SANTOS

Nutricionista graduada pelo Instituto Metodista de Educação e Cultura. Mestre em Ciências Biológicas (Bioquimica), UFRGS. Doutoranda no pós graduação em Clínica Médica - Cardiologia, PUCRS. Docente do Centro Universitário Metodista IPA, NTR Cursos e IPGS (Instituto de Pesquisas, Ensino e Gestão em Saúde).

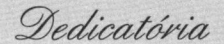

Dedico este livro à todos os profissionais envolvidos no cuidado de saúde de indivíduos e de pacientes que priorizem a saúde em *prol* da estética.

Ter saúde é estar bem e sentir-se bem.

Agradecimentos

À todos os autores e colaboradores deste livro

À equipe do Instituto de Pesquisas, Ensino e Gestão em Saúde – IPGS

Aos meus amigos e colegas

À minha família que sempre esteve presente, acreditando e me apoiando em todos os momentos,

Muito obrigada!

de seus traços. Há quem diga que nascer belo é obra da natureza, mas manter-se belo é obra da arte. Da arte profissional, multidisciplinar. Os recursos para isso vêm desde a antiga medicina oriental, até as modernas técnicas corretivas, como o reequilíbrio da musculatura facial pela toxina botulínica, os preenchimentos e reposições de volume, até as técnicas ablativas a laser e as minimamente invasivas como suas formas fracionadas. Mas nada disso traz resultados efetivos se houver carências nutricionais. Como esperar uma re-epitelização adequada, ou uma neocolagênese, em um organismo debilitado?

Com o objetivo de prevenir e tratar essas possíveis deficiências e, mais ainda, proporcionar a manutenção dos padrões estéticos individuais, está a Nutrição em Estética, como especialidade.

A carência de literatura pertinente em nosso meio está agora sendo suprida com a edição do livro "Nutrição Estética", organizado por Aline Petter Schneider. É uma obra completa que aborda desde os aspectos fundamentais da estética e da imagem corporal, passando pelas bases bioquímicas e fisiológicas da pele e órgãos envolvidos no processo nutricional, até as condutas específicas indicadas como coadjuvantes a cada estado inestético que possa comprometer o bem-estar de nossos pacientes. Assim, situações como o envelhecimento, ou enfermidades como a acne, a obesidade, as lipodistrofias e as alopecias recebem as orientações pertinentes em nutrição estética. As dietas especiais e os modismos nesta área também estão contemplados.

Trata-se, portanto, de uma obra inédita em nosso meio que, certamente, irá beneficiar a todos que se dedicam à área da saúde.

Prof. Dr. Humberto Antonio Ponzio
Professor Associado da Universidade Federal do
Rio Grande do Sul – UFRGS
Doutor em Dermatologia pela Universidade
de São Paulo – USP

▶ ALINE LUCAS MOSCOSO

A nutrição é um ciência que vem apresentando expansão extraordinária no cenário mundial e nacional em especial como um importante fator envolvido na prevenção de doenças e de condições clínicas adversas ou não desejadas. A atenção do profissional deve estar sempre voltada à detectar situações de risco e fatores que possam desencadea-las.

A área de estética é ampla e entre dentre diversos setores que incluem desde estética genérica, até centros altamente equipados com tecnologia de ponta. Neste contexto, diversos profissionais tem procurado se especializar e adquirir conhecimento com vistas a aplicar tratamento mais eficiente. Cabe a todos profissionais envolvidos na atenção estética, adquirir conhecimentos sobre nutrição, dada a sua importância para potencializar ou maximizar o procedimento ou tratamento que o paciente ou cliente irá se submeter.

A nutrição estética é campo atual no cenário da saúde. Implementar um cuidado nutricional que, além dos requisitos fundamentais da dietética e da dietoterapia aplicados à prevenção ou tratamento de doenças, atenda também às necessidades "estéticas" dos pacientes. Tudo isso é altamente recomendável nos dias atuais. Profissionais de saúde precisam estar atentos tanto as necessidades de seus pacientes como as inovações.

Esta publicação, organizada em capítulos, vai desde os fundamentos da estética, do corpo e da moda, sua história e a concepção; passa pelas bases da histologia, fisiologia e bioquímica dos principais componentes envolvidos na nutrição em estética. Em seguida, são apresentados tópicos relativos à conduta nutricional, dentre os quais destacam-se o envelhecimento, a acne, a síndrome da desarmonia corporal e demais temas relativos a manutenção ou equilíbrio corporal e da estética, quais sejam atividade física e hidratação.

Este livro, que embora finalizado em sua primeira edição, não é considerado publicação definitiva, dada a necessidade de constante pesquisa e atualização sobre o tema.

Desejo aos leitores que façam bom uso e que sirva também para estímulo à futuros trabalhos e pesquisas na área.

Aline Petter Schneider

É histórica a busca da eterna juventude e hoje, mais longevos, homens e mulheres procuram os mais variados recursos para preservar a boa forma física e a harmonia

Sumário

Parte 1

Introdução

As Mulheres e a Norma Estética

Márcia Tiburi

Sobre a construção da imagem das mulheres entre a medicina estética e a sociedade do espetáculo.

Márcia Tiburi

▶ UMA ESTÉTICA DA "NORMALIZAÇÃO"?

As ciências médicas modernas e contemporâneas trataram o corpo como objeto de pesquisa e ação. Para conhecer um objeto, toda a ciência moderna precisa fazer dele um objeto: tomá-lo em perspectiva e modificá-lo. A pesquisa em relação ao corpo, de um modo geral, visa entendê-lo a partir de uma norma que a ciência tenta demonstrar como sendo própria do corpo, mas que é, sobretudo, construída pela própria ciência. Esta norma é o corpo saudável. Mas o que é o corpo saudável? O corpo doente seria contrário à norma, mas o que seria hoje a doença? E o que seria a saúde? Estas são perguntas que, em um primeiro momento, podem merecer a admoestação de que são óbvias demais e, por isso, recebem respostas óbvias ou nem sequer devem receber respostas. Perguntar pode soar absurdo diante de ideias prontas ou até mesmo de dogmas. Se quisermos, no entanto, sermos coerentes com a própria ciência, somos obrigados ao questionamento. A história do pensamento médico não deixou de promovê-las, afinal a busca de autoconsciência sobre a teoria e a prática faz parte de toda ação responsável.

Sem poder entrar aqui na discussão levantada nos textos filosóficos sobre o conceito de saúde e de doença, mas querendo deixar claro que a medicina sempre, em seu processo histórico, relacionou seu saber e seu poder com sua ação inscrevendo-se sempre em uma perspectiva ética, aquela que diz respeito ao valores relacionados ao bem e o mal, gostaria de levantar questões que envolvem hoje a medicina estética. A questão da "normalização dos corpos" que, ontem como hoje, está em jogo no território das conceituações da medicina é o cerne do que é preciso discutir quando se fala em estética relativa à medicina, ou medicina relativa à estética. A questão estética não deixa de ter relação com a ideia de saúde e doença na história da medicina, mas ultrapassa hoje em muito o sentido desta diferenciação. Me refiro ao fato de que a medicina atual já não é apenas uma ciência-prática envolvida com a ideia de saúde e doença, com uma certa ética do bem e do mal, mas tornou-se uma teoria-prática biopolítica, em que o corpo vivo está em jogo para muito além do questionamento sobre o normal e o patológico. Com isto quero questionar o lugar do corpo humano diante do avanço das tecnologias que hoje definem a medicina como uma ciência muitas vezes mais tecnológica do que humana. Não quero deixar de registrar que a tecnologia é parte essencial da medicina moderna e contemporânea, que a medicina não pode ser vista, como de resto a própria história humana, longe dos processos científicos e tecnológicos, mas que é preciso entender, em um mundo altamente tecnológico, em que as assim chamadas novas tecnologias (celular, computador móvel, Internet) definem os rumos concretos das atividades e dos comportamentos humanos, o lugar das ciências como totalmente outro, como de resto, tudo o que é humano.

O conceito de norma, como mostrou o filósofo da medicina Georges Canguilhem[4], está intimamente ligado ao conceito do normal. Ser o corpo for sempre tratado pela ciência a partir de uma norma, trata-se de uma questão que tem consequências sérias em nossa vida cotidiana, a vida que vivemos em nossos corpos e suas relações construídas diariamente com outros corpos. Hoje é preciso ponderar que a "norma" do corpo não se constrói mais apenas levando em conta o "saudável", ou mesmo o "belo", mas sobretudo as interferências tecnológicas que se podem realizar sobre os corpos. A norma não é mais construída pelos corpos, mas pelos instrumentos tecnológicos. Qualquer defesa do corpo hoje, ou qualquer trabalho teórico ou prático que o leve a sério, ao questionar a relação entre corpo e norma deverá também questionar a relação entre norma e técnica e em que sentido o corpo se tornou seu refém.

Não podemos, contudo, afirmar que a norma do corpo foi inventada pela medicina. Antes há uma ideia do corpo que, não por acaso, se relaciona com o modelo do corpo ideal. O corpo ideal nunca é só uma ideia, mas um corpo e, como tal, algo concreto. Não haveria aí uma discrepância curiosa, pois como pode a matéria curvar-se à "ideia"? Ora, nada mais comum do que o fato de que as ideias movem a ordem do mundo. A ideia do corpo ideal, por sua vez, foi historicamente a do corpo do homem. Neste sentido se pode também pensar que a ideia nunca foi tão abstrata como podemos imaginar e que toda a informação quanto ao "ideal" se construiu a partir de um "real" posto no lugar exato do poder. Assim, o corpo ideal, devemos sustentar, foi o corpo do mais forte e daquele que, sendo mais forte, podia ser também livre. O corpo ideal e mais forte, por sua vez, nunca pertenceu a um escravo e, muito menos, a uma mulher. Mas o que foi um corpo forte? Foi um corpo como poder. Esta ideia de um corpo masculino forte e livre foi sustentada em toda a história da filosofia e da política desde Aristóteles. O corpo político é este corpo de homem. Os séculos vindouros assumiram este ideal de um corpo masculino como verdadeiro porque este corpo carregava em si mesmo o poder. Ele era o poder. As mulheres, por outro lado, sempre pareceram ser "mais corpo" que os homens justamente porque estas qualidades não corporais (a força e a liberdade, em um palavra, o poder) não presidiam seu corpo feito para o prazer do homem e sua própria procriação. Os corpos das mulheres sempre foram representados pelos homens como corpos feitos "para os homens", seja da mãe à esposa, seja da amada à prostituta a função das mulheres não escapa do seu caráter somático. A norma de um dita a norma do outro. Mas as mulheres diante da norma do corpo masculino sempre foram vistas como "falta", "erro", "anomalia".

A norma do corpo fez parte da história da filosofia em seu empenho em dizer a função política dos corpos a partir de uma suposta natureza humana própria de homens e de mulheres, escravos ou animais. Cuide-se que quem ditou a norma dos homens foram os homens.

Ou seja, uma parte interessada. Se a norma faz parte da história da medicina moderna, antes ela se constrói na história da religião que se organizou como ideologia sobre o corpo, tentando fazer dele objeto sacro e profano, pecaminoso ou casto. Fez também parte da história da arte que tentou fazer do corpo um ideal de *status* e beleza. Mas foi na medicina – em que ciência e filosofia tornaram-se práticas mais que teóricas – que a questão do corpo teve o seu lugar especialíssimo, pois apenas o seu estatuto de "ciência" poderia, no sistema moderno das desmistificações, tirar o lugar de poder da religião e da arte sobre o corpo e dizer algo que pudesse valer como "a verdade" sobre ele. A medicina não é apenas uma ciência em sentido estrito, mas também um território de poder como qualquer outro saber.

Canguilhem[4] preocupado com a filosofia e a história da medicina, discutiu o saber médico no contexto de sua própria invenção. Foi também Canguilhem[4] quem defendeu a análise da relação tantas vezes inversa entre poder da medicina e poder do corpo. O corpo, conforme nos relata a leitura de Hipócrates, era a própria natureza que deveria ser escutada. Vendo a "arte médica" como "a dialética da natureza" contra a ideia de uma técnica que definiria a corporeidade, Canguilhem sustenta a primazia da ordem biológica sobre a ordem tecnológica. Quando se trata de medicina, a arte é relativa ao poder da natureza.

Por que se torna importante trazer à cena a questão do lugar da medicina em relação à natureza? Trata-se de usar a ideia da natureza para pensar a noção de corpo. Pensar o papel da medicina em relação à sua própria história, seu projeto e sua promessa fundacional, aquela que se reabilita a cada vez que médicos "inventam" a medicina, como um artista que, diante de cada obra, reinventasse a sua arte.

Trata-se também, tendo em vista uma compreensão da medicina como área ligada a outras áreas, de promover a sua autocrítica. É preciso considerar que ela, como qualquer ciência, deve ser tratada como um campo a ser construído e reconstruído. Neste sentido, a própria formação da teoria da medicina deveria ser sempre reconsiderada diante da ética que diz respeito a um projeto de humanidade em que a justiça e o bem estivessem em jogo. Não foi por outro motivo que surgiram médicos ontem e hoje. A medicina não poderia ser proposta como uma ideologia, ou seja, uma teoria-prática que no lugar de libertar o ser humano, acabaria por aprisioná-lo. Mas por que é preciso perguntar sobre isto agora?

Ao tomarmos a medicina como um saber relacionado a outras áreas além da saúde, novas perguntas precisam ser suscitadas. Se a medicina se erigiu como ciência em nome de um corpo, o modo como o corpo é pensado, tratado e representado em nossa sociedade atinge a medicina. Por outro lado, é também a medicina que define este corpo para as demais ciências. O que quer ou o que poderá fazer a medicina em relação ao corpo nos dias de hoje? Ou seria a medicina uma área alheia às demais ciências e não sofreria interferências externas ao tratar de um "corpo"? O corpo que ela toma como objeto não seria objeto também de outras áreas? Qual a relação da medicina com outras práticas e investigações sobre o corpo? A medicina seria herdeira da antropologia, da filosofia, da teologia e de outras ciências humanas? Ou lhes daria as costas? Seria herdeira ou mancomunada com a crise de inteligência e afetividade à qual damos o nome de "sociedade do espetáculo" em que publicidade e propaganda ditam uma moral específica voltada para a religião do consumo? Ou a medicina não teria nada a ver com isso? Em que sentido a medicina também se faz como discurso sobre o corpo? Em que sentido a medicina seria um instrumento de poderes alheios à sua própria lógica interna?

A criação da norma do corpo saudável se estabelece em nossos dias em alianças com outras esferas de ação como esferas de poder. Interessa aqui, como exposto, cavar fundamentos para a compreensão da norma relativa à representação do corpo das mulheres que passa a valer como lei em uma sociedade do espetáculo. A medicina torna-se, neste contexto, um instrumento do poder, instrumento de controle, de dominação entre pessoas, classes sociais e indústrias. Não espero, de modo algum, reduzir a medicina a esta crítica, mas estimular uma crítica da participação da medicina e da área da saúde como um todo, no processo de "objetificação" das mulheres por meio de seus corpos.

❱ A SAÚDE DA MULHER

A história das mulheres é principalmente a história de como foram representadas pelos homens, já que a história foi escrita e definida por homens. Mas é também a história de como tentaram se adaptar a esta representação. A adaptação, cuja lógica relaciona-se à autoconservação, era o único modo como as mulheres teriam direito à vida, a um lugar social. Para ter acesso à vida social, as mulheres eram mediadas pelos homens, que controlavam seus corpos. Para ter acesso aos homens, elas eram mediadas pelo corpo segundo a representação que os homens davam a elas. Podemos dizer que diante das representações deste "outro" que é o homem, as mulheres não tiveram "acesso a si mesmas" para além da representação. A história do ideal da saúde, relativamente à mulher, ligou-se ao universo da procriação, à capacidade de ter filhos. As mulheres foram concebidas como seres de tal modo ligados à "natureza" de seus corpos que qualquer desvio era compreendido como doença, sendo que duas "doenças" eram estigmatizantes por excelência: a infertilidade e a histeria.

Aquilo que podemos chamar "indústria da saúde", da qual a farmácia faz parte, sempre esteve ligada ao projeto cultural que define um corpo de mulher e nele, a "regra". Prima da "norma", a regra foi, durante muito tempo, até a evolução das tecnologias que suprimem a menstruação, um verdadeiro paradigma da saúde da mulher. O termo "regras" valia como sinônimo de menstruação. Servia para explicar o que podemos chamar o "tempo" feminino, tanto quanto o termo norma hoje serve para entendermos o corpo. O corpo reduzido à sua norma é o que cabe ter em conta. Se o corpo da mulher seria ainda mais sujeito à norma, é a ideia que nos serve de tese.

Quanto à questão da regra, Vanderlei Machado (2207)[1] analisou em sua tese de doutorado o modo como se estabeleceu a representação do corpo feminino nos anúncios do tônico A Saúde da Mulher. Conta-nos que "numa propaganda deste medicamento aparecia a imagem de duas mulheres, uma delas ministrava uma colher do remédio à outra, que tinha uma aparência sofrida e abatida, cuja origem, segundo a legenda, era devida à anemia.". Segundo ele, "Vera Lucia Casa Nova, analisando os anúncios do A Saúde da Mulher, na imprensa dos anos de 1920, nos fala que a propaganda desse medicamento introduziu uma nova relação com o corpo da mulher: ter saúde e ter felicidade consistia em ter útero e ovários sadios. A maternidade é o emblema da mulher. E é nesse sentido que se engendra boa parte da publicidade do remédio."

Curioso é que a publicidade da época definia a imagem de uma mulher saudável de um modo tão próximo como a entendemos hoje. A publicidade, ontem como hoje, vende um ideal de felicidade ligado à saúde. Não é estranho ouvir a ideia de que a beleza é a "saúde". Tanto os medicamentos, quanto a publicidade cosmética, mostram uma mulher sempre saudável. Neste sentido, o medicamento A Saúde da Mulher tornou-se quase um mito, ao carregar em seu nome a própria concepção do que interessaria realizar. É preciso cuidar, contudo, que não se trata do conceito de "saúde" tratada em sentido genérico. Trata-se de pensar um ideal de saúde "da mulher" ligada a seu útero. Já demonstrei em um outro artigo em que as mulheres foram tomadas como uma espécie de metonímia do próprio útero[2]. Segundo Machado A Saúde da Mulher, "conforme os anúncios, agia na cura das dores do útero e nos ovários, suspensão brusca das regras, debilidade uterina, regras demasiadas, regras escassas, afecções histéricas, entre outros sintomas". A mulher, sua "saúde", definia-se a partir de determinadas condições de um útero. A beleza e a saúde surgiam destes lugares. Hoje, a imagem das mulheres nas propagandas de remédios não é outra, como não poderia deixar de ser ao se tratar de publicidade. O campo da medicina se expandiu, mas guarda o domínio sobre o significado de "A saúde da mulher". Há outros modos nos dias de hoje de estabelecer a norma que entrelaça todas as áreas ao cerne dos processos e potenciais de ação da medicina.

❱ UMA NOTA SOBRE A MEDICINA ESTÉTICA

Esta reflexão se torna essencial quando se trata de discutir o significado de uma "medicina estética". No contexto da medicina estética, ou na chamada "área" da "saúde", da qual hoje faz parte a "nutrição estética", é preciso tomar cuidado com a ideia e com as práticas que buscam sustentar a "norma". Refiro-me aqui à norma enquanto atividade que visa à sustentação de um padrão. Neste sentido, é preciso avaliar a possível aliança entre a medicina e a estética, uma aliança que pode promover o bem, ou promover o mal. Estou aqui a problematizar a relação entre a medicina e a ética. Defino aqui o "bem" como aquilo que promove não apenas a vida, no sentido biológico, mas a "forma de vida", que diz respeito à "possibilidade" da vida e não simplesmente a uma "qualidade" da vida *a priori* estabelecida e que valeria como norma. O mal seria, neste contexto, a eliminação da vida como uma possibilidade em nome de um padrão qualitativo regular e que, justamente por ser regular, envolveria a necessária "exceção". Ou seja, inalcançável por todos acabaria por contradizer a possibilidade da vida. O que fazer com a vida que escapasse à qualidade, é a pergunta que não pode ser deixada de lado. Como toda vida se dá em um corpo, todas estas perguntas devem ser respondidas levando em consideração o corpo. Traduzir o corpo por vida é, aliás, o que está em questão. Dever-se-ia reenviar o corpo e a vida à norma? Eliminá-la foi a alternativa do regime nazista na Alemanha que viu na medicina a chance de tornar real aquilo que naquela época e depois foi chamado "limpeza racial", mas que, com um pouco mais de atenção, podemos dizer que foi também uma "ditadura estética" cujo instrumento de ação foi a medicina.

Não quero dizer com isto que toda a junção entre medicina e estética resulte em algo parecido com o nazismo. Seria um raciocínio preconceituoso e uma infeliz redução ao absurdo. A questão importante que não deve ser, contudo, abandonada, diz respeito ao sentido do encontro entre a estética e a medicina. Este questionamento parte de um fato relativo a um entendimento simples que se pode ter sobre a medicina. A medicina é, sobretudo, a atividade mais que profissional que visa a proteção e manutenção da vida contra o sofrimento e a morte. A medicina, não faltará quem diga, é também a ação que visa a promoção da qualidade da vida, do prazer de viver. Ninguém poderá imaginar que isto não seja para o bem. A relação entre medicina e ética está sempre pressuposta no próprio conceito de medicina. Mas é aqui que reside a necessidade do questionamento. Enquanto o bem é o precioso ideal ético em nome do qual devem se realizar todas as ações humanas, torna-se importante compreender em que sentido a medicina, enquanto atividade que visaria o bem, pode estabelecer relação com a estética. A estética é o campo da experiência humana que antecede a ética não necessariamente para forjá-la. O campo da estética não visa necessariamente o bem. Não se deve pensar, no entanto, que a estética seja alheia à ética, que não haja relação entre elas. No entanto, esta relação não pode ser simplesmente pressuposta como uma relação ética. No encontro entre elas, ora vence a ética, ora vence a estética. A estética é o campo da existência alheio à reflexão. Quando falamos de estética falamos do reino da aparência, das ilusões, das imagens. Por definição, a estética é sem autocrítica. Ela pode falsificar a ética, dar aparência de ética ao que não teria. Ela mesma pode aparecer como "ética" quando forja a verdade. Em nosso cotidiano mais comum, não estabelecemos facilmente a relação entre ética e estética, porque, nós mesmos, estamos mergulhados de tal forma na estética como "reino dos sentidos" que perdemos de vista que este reino não seja o todo da vida.

É preciso ter em mente que se a ética é a esfera da experiência marcada pelo compromisso de seres humanos dentro de uma determinada cultura com os valores desta cultura capazes de promover a vida, o bem como algo "comum", a estética seria o campo em que estes valores seriam apenas aparentes.

Qual o papel de algo como uma "medicina estética" em uma cultura em que se perde de vista o papel da própria medicina? Pode-se dizer que a medicina se rende hoje ao papel da aparência como grande valor em uma sociedade do espetáculo? A suspeita que devemos levantar refere-se, portanto, ao encontro da medicina com a estética em tempos de ausência de ética. Qual medicina? Qual estética? Que ética faria a mediação entre elas? Podemos perguntar se "a medicina estética é ainda uma medicina?". Não me refiro, é claro, aos processos da medicina que tentam reconstruir os danos causados por acidentes ou as partes de um corpo que compõem necessariamente uma imagem do que é tido como "normal". Não seria suficiente defender uma estética do "freak" ou da anormalidade como "direito", embora se possa dizer sem dúvida que "não pertencer ao padrão" também se trata de um direito. Do mesmo modo, quando a medicina aliada à estética atinge as massas de mulheres ansiosas por "entrar na norma", o que podemos dizer? Podemos simplesmente cruzar os braços e lastimar a ausência de análise por parte das adolescentes, jovens, maduras ou idosas que agem com seus corpos a partir das imagens vendidas na publicidade corporal da qual a medicina hoje faz parte? Ou podemos dizer que as massas de mulheres sabem o que fazem?

Sabemos que ética é a conduta pessoal definida pela capacidade de reflexão sobre a ação com vistas a um "bem" universal. Quando falamos em universal, referimo-nos a algo mais do que "coletivo". Universal seria o ideal de validade absoluta de uma conduta, não apenas a satisfação ou o contentamento do grupo ao qual cada um pertence. Ética não seria simplesmente o acordo, antes seria "fazer o que é o certo" relativamente à própria liberdade e à responsabilidade nelas implicadas. Podemos simplesmente nos entristecer porque a liberdade individual não se realizou diante das ordens do espetáculo a cuja lei hoje todas as pessoas, homens e mulheres, estão sujeitos? Como nossa cultura vê o corpo como "capital", segundo a tese de Miriam Goldemberg[3], ou seja, como valor no mercado das trocas que envolvem poder (sexo, dinheiro), cabe entender em que sentido as mulheres são, elas mesmas, objetos desta produção.

❱ A BELEZA COMO IDEAL AUTORITÁRIO

Podemos dizer que uma mulher é aquele ser que foi representado como sendo um corpo. Um corpo que possuía um sexo e era por ele determinado. Enquanto os homens sempre estiveram no território dos poderes nos quais capacidades intelectuais e habilidades políticas estiveram em jogo, as mulheres sempre foram determinadas por sua capacidade de procriar, por sua beleza física, valores que eram importantes apenas no território da vida privada. Sendo que "a mulher" deveria ficar fora da esfera pública que envolvia o conhecimento, o trabalho remunerado, a disputa de espaço profissional, intelectual. Enfim, "a mulher" ficou de fora do "Poder". A estrutura social se modifica e já não podemos dizer que a vida das mulheres esteja reduzida ao lar. Mulheres, desde as críticas de Simone de Beauvoir, não querem mais ser "a mulher". Mas há várias tentativas no contexto do espetáculo de continuar a definir "a mulher" por sua corporeidade. E, em "a mulher", sempre o que está em jogo é a beleza que equivale a uma "norma existencial", o que assegura um lugar ao sol no mercado da sexualidade, do trabalho, dos afetos e da política em geral. A feiúra equivaleria a uma anormalidade, uma contraposição radical à norma e, portanto, a exclusão do sol prometido às "belas". O sol, aliás, já definiu muitos caminhos estéticos definidos por costumes de moças à praia e à piscina.

A medicina estética, neste contexto, existiria não apenas para corrigir a doença ou uma anomalia que trouxesse transtornos físicos e práticos para a vida, mas também para "corrigir" uma "falta" em relação à norma. Exceções não são bem-vindas em contextos autoritários. A beleza, no entanto, é um conceito marcado pelo caráter autoritário da sociedade. O ideal da beleza sempre foi construído pelas camadas mais ricas das populações (o exemplo das moças na praia), por aqueles que detêm o poder público e financeiro, ou por aqueles que ditam a "norma" (que funciona como ditar a moda, seja da roupa que veste o corpo ou do corpo que é vestido). A beleza tem limite, nem tudo pode ser belo. Como ideal ela é rara, realiza-se com dificuldades históricas e sociais. Como ideal autoritário, no entanto, a beleza não tem limites. Assim ela deve atuar sobre seus súditos. Como "deidade" ou como verdade absoluta, ela define o desejo das massas. A medicina estética pode se transformar em um mecanismo de controle do ideal da beleza, ou, no mínimo, como dito acima, o instrumento desta realização, por trás da qual há uma indústria que se estrutura em sistema de produção e lucro sobre o desejo coletivamente forjado pela publicidade. A indústria é o sistema. A medicina estética sem autocrítica pode se transformar simplesmente na "oferta" de uma outra forma corporal que seja mais adequada às exigências da norma estética vigente. O antes sempre muito questionável ideal de saúde cai por terra para dar lugar a corpos de plástico que já nem sequer adoecem, nem envelhecem, e, quem sabe um dia, nem mais venham a morrer.

▶ DESMONTAR "A MULHER"

É muito difícil falar "mulher" nos dias de hoje diante das diversas desmontagens em relação ao conceito realizadas pelos feminismos existentes. Foi graças aos feminismos que hoje podemos falar de "a mulher" apenas como de uma noção. Noção é uma espécie de ideia fraca, é o contrário de uma ideia absoluta que seria forte o suficiente para não ser contestada. Ou seja, nos serve de norte para pensar, situar, definir, conversar, mas não como verdade inabalável e inquestionável que jamais traria confusão para todos estes atos reflexivos. E, por tratar-se de uma noção, não será espantoso que ela seja controversa. Esta controvérsia diz respeito à impossibilidade de definir o que é "uma mulher" afirmando uma "essência" comum; por outro lado, também é complicado afirmar que simplesmente "a mulher não existe". O que faremos com o número imenso de indivíduos que historicamente subjugados pelos homens, há mais ou menos dois séculos, vêm tentando criar uma história pessoal a partir de uma identidade comum que vem à tona com muito esforço? Em outras palavras, é tão difícil defender a ideia de que há "a mulher" quanto de negá-la. O melhor a fazer, ao saber que existem algumas correntes de feminismos, é pensar que o feminismo pôs em cena o fato de que "a mulher", afirmada ou negada, é sempre uma representação. Que fique claro que o feminismo também é uma representação que envolve sempre várias visões, várias perspectivas, várias interpretações.

Se "a mulher" como essência entrou em crise há muito tempo, do mesmo modo "as mulheres" como conjunto que pode ser tido como "o sujeito" do feminismo, o grupo unido em favor de seus próprios direitos, também entrou em crise. Não podemos dizer que este "sujeito" existe pelo simples fato de que existem mulheres, já que mulheres existem muitas e, várias, despreocupadas de questões relativas à história da qual fazem parte, dos movimentos pelos direitos das mulheres, despreocupadas, enfim, com o que elas podem ter a ver com as outras mulheres. Mulheres que, no entanto, muitas vezes servem física e emocionalmente ao "ideal" de mulher produzido pela publicidade. Os feminismos são, portanto, apenas encontros de "algumas mulheres". Podemos falar de feminismos mais práticos, outros mais teóricos. Podemos dizer que falar sobre mulheres é já ser feminista, que toda a crítica da cultura é feminista. Que o feminismo seria uma teoria que prova que o aspecto prático é condição necessária de sua definição. Independente da validade do feminismo em nossa cultura – validade que eu considero fundamental, mas cuja unanimidade é questionada diariamente por homens, mulheres e outros – é fato, ao qual devemos voltar sempre, que o feminismo possibilitou que pensemos hoje na velha questão da representação relativamente às mulheres. Este é seu grande legado: o desmascaramento quanto ao gênero "mulher". Sendo que o gênero era também um "enquadramento" e, neste caso, uma prisão, de indivíduos em "a mulher". A desmontagem da mulher-essência foi o grande fruto do feminismo. Com isso, o feminismo conseguiu também colocar-se como uma teoria tão crítica que previu sua própria aniquilação. Aniquilação desejável para uma reflexão que deseja necessariamente ser superada pela evolução da sociedade capaz de eliminar o sexismo. Infelizmente, os motivos para o movimento feminista persistem. Há ainda violência e aviltamento físico da mulher. E não é exagero dizer que grande parte da violência contra a mulher se deve, de um modo geral, ao modo como elas são representadas como "corpos" que valem apenas como "objeto" para um homem. Neste sentido, é importante não perder de vista que o ideal de corpo das mulheres que tanto se vê promovido pela publicidade e pelos meios de comunicação, longe de ser a verdade, é uma construção. Cabe perguntar por que tal construção adquire tanta força em nossa cultura, mas mais importante ainda é entender para onde ela nos encaminha.

❯ O CORPO "ESPETACULAR" E A NORMA DA FORMA

Hoje, quando falamos em mulher, ou mulheres, é preciso questionar os modos de sua representação. Gostaria, neste caso, de remontar rapidamente ao lugar "da mulher" como emblema e estigma no sentido de uma breve genealogia quanto ao modo como "a mulher" ou mesmo "as mulheres" foram representadas no século XX. Podemos dizer que a representação da mulher se deu historicamente como construção de uma imagem no território da religião, da arte e da ciência. Desde o último século ela adquire um novo contorno mais confuso no território que une aqueles três setores. As mulheres são montagens do espetáculo, mas o que é o espetáculo? Quanto à questão estética, que nos interessa tratar aqui, é a vida do corpo reduzida à imagem. Gostaria antes de lembrar que uma sociedade realmente democrática seria aquela em que indivíduos soubessem das relações que desenvolvem com as representações, já que não é possível falar de uma democracia em que a ideia da representação seja eliminada, o que significaria eliminar a história, o pensamento enquanto tal. Trata-se, no entanto, de perceber em que aspecto a própria representação é ideologia. Refiro-me ao questionamento necessário quanto a uma "sociedade do espetáculo", no momento em que esta sociedade produz "uma mulher". O espetáculo é a representação alienada. No caso das mulheres que se tornam representações de uma "forma" que se impõe sobre elas como "norma". É esta norma da forma o que está no alvo da crítica.

Ao falar de mulher, ao perguntar a qualquer pessoa exemplos de mulheres, nomes vêm à baila. Greta Garbo, Marilyn Monroe, Brigitte Bardot, Jane Fonda, Angelina Jolie, Sophia

Loren, Nicole Kidman, Michelle Pfeiffer, Madonna, Kim Bassinger, Dolly Parton, para falar apenas das estrangeiras, são pessoas reais, mas também – como pessoas tanto como na figura de suas personagens – são "imagens" que costumam "representar" o que "esperamos" que seja "a mulher". Estas pessoas carregam o estigma de serem "a mulher". São, voluntariamente ou não, funcionárias de um sistema econômico que inclui a profissão não regulamentada e mascarada em si mesma como "aura" da "Diva". A força dada à palavra vem da imagem que vale no território do mercado corporal como um imenso capital. Estas seriam a "mulher" de verdade, à qual todas deveriam imitar. Embora se imite os rostos destas mulheres (com técnicas de bronzeamento, alouramento, botox, preenchimentos diversos de músculos da face, lábios, siliconização etc.) os corpos que de fato fazem sucesso no mercado das trocas estéticas que rendem lucros no campo do poder (opressão, sexo, narcisismo etc.), não seria exagero conjeturar, são aqueles que se imitam de uma certa indústria da pornografia que oferece a prostituta loira, com grandes peitos, sem barriga, nádegas não tão salientes como protótipo de "a mulher". Afinal, o que justificaria hoje, no Brasil, a busca pelo silicone para os seios em uma cultura que sempre valorizou bem mais outras partes do corpo como, por exemplo, a bunda[3]. Esta preferência brasileira coloca apenas que, ainda que no Brasil haja uma busca pela estética típica da indústria pornográfica americana, há também a definição de um padrão. Brasileiro ou não, o que importa ter em conta é que o padrão sempre se impõe. Não se pode falar de estética sem que se faça uma metacrítica do padrão, a partir do qual se constrói e se determina o gosto.

Trata-se, neste caso, de pensar que a construção da mulher se deu como construção de um emblema. Não gostaria aqui de afirmar que a mulher serviu de alegoria ou representação de algum valor social, de algum outro anseio histórico da humanidade que somente ela poderia incorporar, mas que a própria mulher tornou-se "emblema". Peitos grandes, bundas "saradas" são os modos de dizer "a mulher" nos dias de hoje. As pessoas que se negam ao estereótipo são aquelas que não se encaixam ou pensam fora destas categorias. Não é absurdo, neste sentido, questionar hoje a aliança entre a "medicina" e a indústria da pornografia que aqui posso apenas deixar como suspeita, carecendo de uma pesquisa mais ampla que possa definir mais exatamente em que sentido a medicina constrói o que a pornografia dita. Em que sentido a medicina estética deixou de servir à norma do corpo "saudável" em nome do corpo "sarado" e do "corpo de plástico" é uma questão que devemos ter em mente quando agimos em nome do corpo, seja nosso próprio, seja de outrem. Se a medicina estética e áreas aliadas constroem "a mulher" como se ela fosse um "automóvel", ou qualquer outra máquina, cabe a uma análise crítica, fornecer sem medo, uma crítica consistente capaz de "desmontá-la".

Referências Bibliográficas

1. Machado, Vanderlei. A saúde da mulher e a virilidade masculina: imagens de corpo e gênero em anúncios de medicamentos – Florianópolis (1900-1930). Nuevo Mundo Mundos Nuevos, Debates, 2007, [En línea], Puesto en línea el 10 mai 2007. URL : http://nuevomundo.revues.org/index4013.html. Acessado em 22/11/2008.
2. Tiburi, Márcia. Branca de Neve: corpo, lar e campo de concentração. As mulheres e a questão biopolítica. In: Mulheres, Filosofia ou coisas do gênero. Santa Cruz do Sul: 2008.
3. Goldemberg, Miriam (org). O corpo como capital. Estudos sobre gênero, sexualidade e moda na cultura brasileira. São Paulo: Estação das Letras e Cores, 2007.
4. Canguilhem, Georges. Escritos sobre a medicina. Rio de Janeiro: Forense Universitária, 2005.
5. ___. O normal e o patológico. Rio de Janeiro: Forense Universitária, 2007.
6. Débord, Guy. A sociedade do espetáculo. Rio de Janeiro: Contraponto, 1997.
7. ___. Coroas. Rio de Janeiro: Record, 2008.

Capítulo 2

Corpo e Moda

Aline Lucas Moscoso

"O corpo está em alta! Alta cotação, alta produção, alto investimento... Alta frustração".

Fernandes (2003)

A moda é um fenômeno global, conhecida também como comunicação não-verbal, que está presente constantemente nas ruas, nos diversos meios de comunicação, nas indústrias, modificando-se a cada época, em cada lugar e marcando períodos, principalmente no que se refere ao vestuário. Vale ressaltar que a moda pode expressar a ocupação, posição social, localidade e afiliação de um indivíduo a um determinado grupo.

As pessoas se expressam através dos produtos da moda, tais como roupas, celular, um notebook, uma jóia e/ou um carro do ano. Para alguns indivíduos este tipo de comunicação não-verbal é de suma importância, sendo para outros algo indiferente.

A preocupação com as questões referentes à beleza e aos cuidados corporais se intensificou, expandindo a indústria do vestuário, que traz em suas propagandas a exposição dos contornos corporais considerados pela moda "perfeitos" e, consequentemente, cuidar dele passa a ser uma necessidade.

O vestuário, através de suas técnicas de reconstrução, ajusta e transforma o corpo, podendo acentuar ou disfarçar suas formas: pode-se aumentar o busto, alongar o corpo e até esconder algumas "gordurinhas". O corpo feminino vem sofrendo deformações, obedecendo ao ideal de beleza de cada época e segundo o momento sócio-cultural correspondente.

O corpo feminino está em constante transformação, para acompanhar os padrões da moda, que oscilam dia-a-dia. Através de dietas, da medicina, roupas e cosmética, as mulheres se tornam cada vez mais focadas na busca pela beleza ideal.

O corpo, sendo ele, natural, artificial, remodelado ou protético, ocupa o cenário atual, mais que as roupas, os acessórios, os carros e os celulares. O corpo é a identidade física, é o DNA, é o sujeito, é a subjetividade concretizada, é o eu fenomenológico, que pode ser levado, mostrado, vivenciado em todo e qualquer lugar. Galvão[1] fala do corpo contemporâneo como o corpo-sujeito, aquele que exercita ao extremo a subjetividade, torna-se cada vez mais dono de si, modela-se nas academias, rejuvenesce na cosmética, faz plástica. O corpo é retrabalhado sob medida, segundo o desejo do sujeito.

A moda *Chanel*®, por exemplo, tem suas roupas desenhadas para um corpo esbelto e livre ou para as mulheres emancipadas, encanta a bela silhueta longelínia, esportiva, "chique pobre"; seus vestidos, em tecidos fluídos. Nos anos de 1950, a *Dior*®, grife da alta-costura, tenta revigorar o luxo e a feminilidade da moda após os tempos de guerra. Em contraste, a *Coca-Cola*® estampa o ritmo frenético do *rock in roll*[2].

Viver mais, com saúde e em boa forma, é hoje uma preocupação que passa por todos os segmentos da sociedade. A imagem do corpo bonito e saudável está presente tanto no sexo feminino como no masculino, diversas faixas etárias e classes sociais. A mídia, independente de sua forma de expressão, tem, certamente, contribuído para isto.

Segundo Castro (2003)[2], os manuais de autoajuda, a mídia e os conselhos dos 'experts' em saúde levam os indivíduos a acreditarem que as imperfeições e defeitos corporais são resultado da negligência e ausência do cuidado de si. Àqueles que não o alcançaram é reservado a estigmatização, o desprezo e a falta de oportunidades.

Antigamente, mulher bonita tinha um corpo arredondado, cheio de formas, sendo fonte de inspiração para muitos pintores renascentistas.

Os produtos e as práticas de embelezamento, no século XX, deixaram de ser privilégio da elite, tendo início uma era democrática da beleza, resultante da difusão dos cuidados estéticos[3].

❱ HISTÓRIA E BELEZA

Em um retrospecto histórico, as mulheres já se preocupavam com a beleza. As egípcias tomavam banho que era seguido de uma massagem com óleo vegetal de palma, oliva ou noz, perfumado com uma mistura de ervas aromáticas que possuíam a tripla virtude de amaciar a pele, protegê-la do sol e afastar os mosquitos.

O consumo de cosméticos aumentou moderadamente. Em 1908 foi inventada a primeira coloração capilar, da qual derivam as tinturas.

A prática de maquiagem tem mais de 10 mil anos. O açafrão era utilizado para colorir os lábios; o negro da fuligem, para escurecer os cílios e a sálvia, para embranquecer os dentes.

Em 1915, surge, nos salões de beleza dos Estados Unidos, o batom.

O costume de pintar as unhas nasceu na China, no século III a.C. As cores do esmalte indicavam a classe social do indivíduo. Os primeiros eram feitos de goma arábica, clara de ovo, gelatina e cera de abelha. Os reis pintavam as unhas com as cores preta e vermelha, depois substituídas pelo dourado e pelo prateado. No Egito antigo, a tradição se repetiu.

O primeiro tipo de detergente que se tornaria o atual xampu foi produzido na Alemanha em 1890. Apenas depois da Primeira Guerra Mundial, começou a ser oferecido comercialmente como um produto para a limpeza dos cabelos.

Os pós faciais surgiram em 4.000 a.C. na antiga Grécia. Eram considerados perigosos porque tinham uma grande quantidade de chumbo em sua composição e chegaram a causar várias mortes prematuras.

O rouge era um pouco mais seguro. Embora fosse feito com amoras e algas marinhas, substâncias naturais, sua cor era extraída do sulfeto de mercúrio, um mineral vermelho. Este também era utilizado como batom, em que era mais facilmente ingerido e também causava envenenamento.

Em virtude de fatores como o progresso científico, os métodos industriais e a elevação do nível de vida, os produtos de beleza tornaram-se um luxo ao alcance de todos.

A década de 1950 foi um marco, pois a beleza deixa de ser um dom divino, atribuído a certas mulheres, e não a outras, para ser algo que se compra e se inventa diariamente.

A publicidade teve um papel importante ao anunciar que não a mais idade nem um único momento para se embelezar porque, doravante, só é feia quem quer.

A cultura ocidental atual tem a beleza associada à juventude como se o belo fosse necessariamente igual a ser jovem. Isto talvez explique que atualmente nossa época venha batendo recordes na cirurgia de rejuvenescimento e no consumo de medicamentos para emagrecer. Isto traz como consequência um aumento na insatisfação corporal e um número crescente de pessoas acometidas pelo Transtorno Dismórfico Corporal[4].

O percentual de jovens e adolescentes que fazem regimes exagerados para não engordar tem aumentado. Contudo, para seguir os padrões de beleza que personifiquem o corpo magro, a maioria delas acaba sofrendo de Transtornos Alimentares, como anorexia e bulimia nervosa. Atualmente, a busca pelo chamado "corpo perfeito" é uma das principais causas do aumento de pessoas que são acometidas por estes transtornos.

A imagem corporal é a maneira pela qual o corpo se apresenta para si próprio, a forma como o indivíduo se percebe. A indústria cultural através dos diversos meios de comunicação encarrega-se de criar desejos e reforçar imagens padronizando corpos vistos como perfeitos. Olhares voltam-se ao corpo, sendo ele moldado por atividades físicas, cirurgias plásticas e tecnologias estéticas.

O prazer de ver e o prazer de ser visto, exibir-se ao olhar do outro, inerente ao grupo social, é um jogo da sedução, e este é um dos princípios organizadores da moda. A sedução é um processo de estetização das aparências, da aceitação social, no processo de autoestima e até em uma seleção de emprego, que precede a moda, porém tornou-se, com a institucionalização do sistema da moda, nas sociedades ocidentais modernas, um de seus meios de sustentação.

Com o avançar da idade, a pele apresenta mudanças. Nos primeiros sinais de rugas, as pessoas sentem-se desvalorizadas frente à sociedade, já que esta valoriza ao máximo a beleza jovem. A vaidade ferida leva a efeitos psicológicos profundos, sobretudo na perda da autoestima.

Podemos hoje associar o corpo à ideia de consumo. Em muitos momentos, este corpo é objeto de valorização exagerada, dando oportunidade de crescimento no "mercado do músculo" e ao consumo de bens e serviços destinado à "manutenção deste corpo".

▶ CORPO E MÍDIA

Os diversos meios de comunicação contribuem e incentivam a batalha pelo "belo". Atualmente, ao ligar a televisão ou folhear uma revista ou jornal, garotas perfeitas com curvas delineadas e garotões de porte atlético tentam vender diversos bens de consumo, estabelecendo os padrões estéticos. Em consequência disto, as pessoas tornam-se escravas de um ideal e impõem para si mesmas uma disciplina extremamente severa, por vezes até dolorosa.

Estamos em uma época em que há uma globalização da beleza e das formas, mergulhados num ideal que valoriza a beleza magra, que carrega significados simbólicos, tais como "sucesso", "felicidade" e "poder". Todos os dias somos bombardeados com imagens de corpos chamados "perfeitos" e confrontados com a redução dos manequins pelas confecções.

Os meios de comunicação têm muitas vezes o poder de criar desejos e reforçar imagens, padronizando corpos. Corpos que se vêem fora de medidas, sentem-se cobrados e insatisfeitos. A mídia, ao mostrar corpos atraentes, faz com que uma parte de nossa sociedade se lance na busca de uma aparência física idealizada, sem muitas vezes considerar os meios.

As mulheres tomaram conhecimento da evolução cosmética por meio da imprensa, dos novos tratamentos embelezadores, dos esteticistas e das clínicas especializadas, que crescem mais a cada dia. A ciência entra como informação imprescindível para dar um suposto caráter científico ao discurso das revistas destinadas ao público feminino e assim vender e divulgar produtos e serviços de estética.

O padrão estético preconizado pela nossa sociedade atual, e que é veiculado pela mídia, conduz, principalmente as mulheres, a uma aparente insatisfação crônica com seus corpos, se odiando por alguns quilos a mais, adotando dietas altamente restritivas e exercícios físicos extenuantes, como forma de compensar as calorias ingeridas a mais. Estas ações realizadas visam um modelo corporal presente nas capas de revistas e estimulado cada vez mais pelos meios de comunicação.

A mídia tem estabelecido imagens de beleza, que muitas vezes são ilusórios, ou seja, nos textos apresentados pela mesma há o uso de ferramentas que alteram o formato físico, disfarçam imperfeições, retocando imagens, o chamado *photoshop*®.

A mídia acomete também o adolescente, fazendo com que ele comece a vivenciar um dilema. O veículo que estimula a prática do *fast food*, via publicidade, aproveitando-se da imagem de pessoas famosas, com corpos perfeitos, para divulgação dessa prática, utiliza também discursos de especialistas que não indicam e nem concordam, sob o ponto de vista da saúde do adolescente, com o consumo desses produtos. Na veiculação desses produtos estão sendo divulgados e construídos modelos, padrões de beleza e de estética corporais não condizentes com as práticas alimentares que os profissionais de saúde apontam como saudáveis ou desejáveis.

Alimentação e dieta são temas presentes em todos os meios de comunicação, assim como os anúncios e propagandas de diversos tipos de produtos alimentares: alimentos orgânicos, naturais, integrais, funcionais, light, *fast food*, seus componentes nutricionais – carboidratos, proteínas, gorduras, colesterol, fibras, sal, açúcar – se há ou não aditivos, contaminação biológica, pesticidas, hormônios e antibióticos.

A ciência da nutrição afirma que todo indivíduo deve ter uma alimentação saudável e equilibrada, em quantidade e qualidade. Recomenda-se realizar de quatro a seis refeições diárias. Essas refeições devem totalizar um aporte calórico diário ideal a cada indivíduo, levando-se em consideração sua altura, peso e prática de atividade física. Faz-se necessário, individualizar o plano alimentar, até porque, como sabemos, não comemos somente para satisfazer as necessidades fisiológicas e biológicas, mas também as necessidades psicológicas, afetivas, sociais e culturais.

No mundo contemporâneo, a mídia desempenha papel estruturador na construção e desconstrução de procedimentos alimentares. Muitas vezes, traz em suas matérias exemplos de cardápios, muitas vezes nada saudáveis e desconsiderando os padrões de vida e atividades de cada paciente, deixando alguns hábitos socioculturais para traz.

A mídia impressa traz discursos de autoridades e especialistas, e é comum encontrar celebridades estampadas, para confirmar, com depoimentos e, principalmente, com suas imagens públicas, o sucesso das intervenções e tratamentos corporais a que teriam se submetido.

É muito comum revistas trazerem matérias como: "antes e depois", onde demonstram resultados concretos de programas de emagrecimento, realizados geralmente pelo público e não por famosos. Esta estratégia em revistas femininas traz maior identificação com o leitor.

Termos científicos como "substâncias químicas" e "técnicas cirúrgicas" conferem, nos meios de comunicação, um caráter de novidade e apresenta solução para problemas que são considerados pelos próprios profissionais ou pela mídia. O *Botox*® elimina as rugas; a lipoplastia e o silicone contornam o corpo; cânulas finas e menos traumáticas deixam a lipoaspiração cada vez melhor; a lipoaspiração é a solução contra os "pneuzinhos" de gordura localizada e entre elas existem a lipo *light*, a vibrolipo e a convencional; a abdominoplastia diminui o tamanho da barriga e elimina a cicatriz da cesárea; a bioplastia utiliza o metacrilico, que é um gel não proteico com microesferas para modelar partes do corpo, como nariz, queixo, lábios e maças do rosto, com resultados vistos rapidamente; a drenagem linfática promete eliminar as gorduras localizadas e melhorar a retenção de líquidos; injeções de polifenóis de alcachofra ou hidrolipoclasia aspirativa solucionam a celulite; a desintoxiredução reduz as medidas corporais; o *laser* endovascular e a escleroterapia clareiam as varizes; a retroinjeção de hidroxiapatita com metilcelulose ameniza as estrias, produzindo o colágeno; a laserterapia mata os pelos pela raiz, pois atinge o folículo piloso; o uso de enzimas ou micropunturações ou ácido retinoico são utilizados contra estrias; a microdermoabrasão acaba com as rugas e manchas; a intradermoterapia, que utiliza um hexapeptídeo, tem um efeito *lifting* contra rugas e flacidez.

As revistas utilizam expressões e termos que fazem parte de um vocabulário próprio que reconhece *problemas* ou *defeitos*, ou enaltece *padrões* ou *modelos*. A celulite, por exemplo, é um dos *problemas* que contém um amplo vocabulário: *aspecto de casca de laranja, indesejáveis ou temidos furinhos, tecido adiposo, células gordurosas, ondulações, relevo cutâneo.* Quando se fala na busca pelo corpo ideal, as expressões *barriga chapada, cintura fina, culotes enxutos, seios turbinados, pernas, axilas e virilhas lisinhas, corpinho em cima, silhueta afinada, barriga e bumbum durinhos* e *curvas poderosas* estão em evidência.

Referências Bibliográficas

1. Palacios ARJ. Cultura, consumo e segmentação de público em anúncios de cosméticos. Comunicação Mídia e Consumo. 3(6):123-138, 2006.
2. Castro AL. Escola Superior de Propaganda e Marketing. Culto ao Corpo e Sociedade: mídia, estilos de vida e cultura de consumo. São Paulo: Annablume, 2003.
3. Lipovetsky G. A terceira mulher: permanência e revolução do feminino. São Paulo. Companhia das Letras 2000.
4. Ballone G.J. Transtornos Alimentares, in. PsiqWeb, Internet, disponível em <http://www.psiqweb.med.br/anorexia.html>. Acessado em 11/2008.
5. Santos GX. Revista Digital: Comunicação e Saúde Na sala de espelhos, a mídia reflete as doenças da beleza. 3:5. 2006. Disponível em www.comunicasaude.com.br/revista/05/artigos.asp. Acessado em: 15 set 2008.
6. Russo R. Movimento & Percepção Imagem corporal: construção através da cultura do belo. São Paulo 5:6, 2005.
7. Fernandes MH. Coleção Clínica Psicanalítica Corpo. São Paulo: Casa do Psicólogo, 2003.
8. Santos LAS. Revista de Saúde Coletiva. Os Programas de Emagrecimento na Internet: um Estudo Exploratório. Rio de Janeiro, 17(2):353-72, 2007.
9. Ullmann D. O peso da felicidade. Porto Alegre: RBS Publicações, 2004.
10. Araújo DC, Baldissera RV. Congresso Nacional de História da Mídia. Modelos femininos comercializados por anúncios publicitários na mídia eletrônica. São Paulo Maio/Junho 2007.
11. Carli AMS. O artifício, a moda, o corpo: ritos da sedução. In: Congresso Brasileiro de Ciências da Comunicação, Brasília, 2006.
12. Brandão AC, Duarte MF. Movimentos culturais de juventude. São Paulo: Moderna, 1990.
13. Serra GMA, Santos EM. Ciência & Saúde Coletiva. Saúde e mídia na construção da obesidade e do corpo perfeito 8(3):691-701, 2003.
14. Gomes IM. AM Comunicação, Mídia e Consumo. O simulacro da ciência na venda de produtos e serviços. São Paulo: 3(8):147-167, 2006.
15. Mól MC, Pires GL. Feliz na Contemporaneidade: Saúde e Estética no Discurso de Veja. Disponível em:<www.nepef.ufsc.br/labomidia/arquivos/producao/2006/artigocorpoconscienciafinal.pdf > Acesso em: setembro 2008.

Capítulo 3

Atuação da Nutrição em Estética

Aline Petter Schneider

"Não há cosmético mais eficiente para a beleza do que a felicidade"

(Condessa Blessington)

▶ INTRODUÇÃO

O mercado da estética é emergente e a demanda por profissionais especializados para atuar neste cenário também é crescente. Para alcançar um "ideal de beleza", pessoas procuram diferentes métodos para alcançar suas metas, através de dietas, exercícios físicos, plásticas, cirurgias, entre outros. Há quem considere que a mulher brasileira é a campeã na busca de um corpo perfeito[2].

Trabalhar com mecanismos que podem interferir na autoestima e na satisfação da imagem corporal é um fenômeno complexo. Somente 1% das mulheres brasileiras se consideram bonitas[3]. Isso se justifica, uma vez que o conceito de imagem corporal é a representação de experiências passadas e presentes, reais ou imaginárias, conscientes ou inconscientes; é a ideia, a visão que o ser humano tem de si próprio. Diante disto, profissionais da nutrição devem estar atentos aos procedimentos, tratamentos, produtos e intervenções nutricionais ajustadas à realidade e às características físicas, sociais, fisiológicas e psicológicas de cada indivíduo.

A busca por orientação nutricional tem crescido de forma exponencial. Não há registro sobre o incremento e a dimensão dessa demanda, mas observa-se que ela tem aumentado em diversos cenários, que vão desde a rede básica de saúde até clínicas e consultórios[8]. A atuação da nutrição na estética requer um profissional muito preparado e que não pode estar alheio ao que se passa na mídia. De nada adianta prescrever dietas e divulgar práticas alimentares saudáveis descontextualizadas da forte influência que o público recebe dos meios de comunicação[9], que, em especial na área de estética e sobre os conceitos de beleza, exerce papel importante.

O nutricionista estético é o profissional que aplica a ciência da nutrição com o objetivo de tratar ou atenuar o envelhecimento cutâneo, a acne, o excesso de peso, a celulite, a flacidez cutânea ou muscular e carências ou deficiências das unhas e dos cabelos, através de uma alimentação específica, visando melhorar a saúde e a autoestima dos indivíduos.

Esta seção do livro pretende descrever alguns elementos que fundamentam e permeiam a prática da nutrição em estética, dentre os quais destacam-se as linhas de pesquisa, as áreas de atuação, as etapas do atendimento nutricional e os contextos em que os procedimentos serão aplicados.

▶ ÁREAS DE ATUAÇÃO

Clínicas e Consultórios de Cirurgia Plástica

De acordo com a Sociedade Brasileira de Cirurgia Plástica (SBCP)[10], a lipoaspiração é a cirurgia mais realizada, seguida da operação das mamas, abdômen, pálpebras e nariz. Dentre os principais motivos para realizar um procedimento cirúrgico estão: atenuar os efeitos do envelhecimento, corrigir defeitos físicos e esculpir um corpo perfeito. No Brasil, esta última é a que mais cresce: a busca por um belo corpo.

Neste contexto, a atuação da nutrição em clínicas de cirurgia plástica poderá se denvolver, conforme apresentado a seguir:

▶ *Avaliação nutricional anterior ao procedimento cirúrgico:* esta etapa visa identificar possíveis carências ou excessos nutricionais que possam contribuir negativamente no transcurso cirúrgico ou na recuperação pós-operatória. A prioridade é obter elementos fundamentais para preparar o paciente, do ponto de vista nutricional, ao procedimento cirúrgico. Considerando o período de 12 semanas como tempo médio em intervenções nutricionais, recomenda-se que esta etapa aconteça com este tempo de antecedência, sem desatender pacientes que sejam encaminhados com período inferior a este. O protocolo de reconsultas desta etapa é variável conforme cada caso, sendo recomendável, no mínimo, um encontro com o nutricionista por mês.

▶ *Acompanhamento nutricional:* inicia após o procedimento cirúrgico e tem por objetivo assegurar ao paciente a adequação do estado nutricional no pós-operatório imediato e a continuação de hábitos saudáveis adquiridos antes da cirurgia. Esta etapa poderá ser o início do tratamento, quando o atendimento nutricional anterior ao procedimento cirúrgico não for possível.

▶ *Elaboração e supervisão de cardápios:* estes processos têm por finalidade a elaboração de cardápios, oferecidos na clínica, ajustados às necessidades do paciente, no pós-operatório, desde a elaboração dos mesmos até a supervisão qualitativa e quantitativa. De acordo com o Conselho Federal de Nutrição (CFN)[1], que legisla a respeito da atuação do nutricionista, há necessidade de supervisão por responsável técnico, da cozinha ou Unidade de Alimentação e Nutrição (UAN), em instituições que ofereçam a alimentação como parte do processo de recuperação do estado de saúde do indivíduo.

Clínicas de Dermatologia

O cuidado com a pele é um dos aspectos que mais tem levado pacientes a procurarem atendimento em clínicas e consultórios de dermatologia[1]. Ainda, dentre os principais motivos, destacam-se: acne, alopecia, dermatites e doenças nas unhas.

Uma vez que a dietética e a terapia nutricional estão estreitamente ligadas com diversas das condições clínicas encontradas em consultórios de dermatologia, a nutrição pode estabelecer uma parceria com o atendimento dermatológico, visando potencializar e atuar como medida coadjuvante no tratamento que será realizado.

Ao atuar neste segmento, é importante considerar que a prescrição de suplementos nutricionais, inclusive os considerados *nutricosméticos* (suplementos vitamínico-minerais, cujo objetivo esteja relacionado a melhorar a aparência da pele, dos cabelos, das unhas etc.), deve fazer parte da correção da ingestão dietética usual do paciente (DRI's), não devendo ultrapassar os níveis estabelecidos nas recomendações nutricionais *Upper Levels*. Estes pressupostos corroboram a importância de um nutricionista que realize a avaliação dietética como medida anterior à prescrição de suplementos nutricionais "dermatológicos".

Clínicas de Fisioterapia e de Medicina Estética

Em clínicas de fisioterapia, em especial aquelas onde se exerce a fisioterapia dermato--funcional, bem como em clínicas de medicina estética (SBME, 2008), onde são realizados tratamentos, que vão desde preenchimentos, *lasers*, *peelings* até procedimentos cirúrgicos, são de extrema importância a atuação de um nutricionista.

É descrito um elevado perfil de excesso de peso entre usuários de clínicas de estética[6], fator este que muitas vezes limitará a evolução do tratamento estético que será realizado. O acompanhamento nutricional deverá ser iniciado o mais precocemente possível, com o objetivo de maximizar os resultados estéticos e ajustado também ao estado nutricional e ao tratamento que será realizado. Como forma de assegurar este acompanhamento, uma medida que pode ser implementada, é a inclusão de consultas nutricionais junto ao programa ou pacote de procedimentos que o paciente irá realizar.

Clínicas de Estética em Geral

As clínicas de estética em geral são representadas pelos salões de beleza, *intercoiffures*, estéticas e demais denominações, aonde são realizados procedimentos como cortes, escovas e processos químicos nos cabelos, depilação, manicure, pedicure e etc.

Nestes estabelecimentos, em que mulheres e um número crescente de homens, frequentemente realizam algum cuidado estético, é altamente bem-vinda a perspectiva de profissionais da nutrição que venham agregar orientação nutricional como um componente adicional aos serviços usualmente observados nestes locais.

O atendimento em clínicas de estética em geral poderá ocorrer tanto no formato de atendimento convencional, com hora marcada ou não, como através de orientações nutricionais, quando o cliente receberá dicas de nutrição relacionadas às suas necessidades, enquanto é atendido por outro profissional.

Clínicas de Nutrição Clínica e Estética

Consideram-se aqui as clínicas de nutrição, em que há o atendimento clínico-nutricional voltado a atender pacientes com sobrepeso, obesidade, doenças crônicas não-transmíssiveis, situações fisiológicas específicas e, a partir de estratégias que estejam voltadas à promoção de hábitos alimentares saudáveis, de reeducação alimentar e adequação do estado nutricional.

Diante das necessidades do mercado e às exigências dos clientes, a aplicação da nutrição estética se dá no sentido de prevenir ou atenuar o envelhecimento cutâneo, a síndrome da desarmonia corporal (gordura localizada, celulite, flacidez e obesidade), suprir deficiências e carências nutricionais nas unhas e cabelos, situações estas que devem ser encorajadas num atendimento clínico ambulatorial convencional.

Spas e Day Spa

SPA, sigla abreviada para *Sanus Per Aquam* (saúde pela água), representa uma fonte de bem-estar para contrariar os malefícios de uma vida cada vez mais agitada e que necessita de propostas para relaxar o corpo e a mente num ambiente de grande tranquilidade. A proposta do *Spa Day* ou *Spa* Urbano é oferecer aos clientes, que dispõem de menos tempo, algum programa de relaxamento de um dia.

A harmonia e o equilíbrio físico e espiritual é a proposta que em geral é apresentada sob várias formas de utilização: programas diários de fim-de-semana e semanais, ou devidamente personalizados.

Nestes estabelecimentos, intervenções nutricionais e diversos programas dietéticos são oferecidos aos clientes, como, por exemplo, dieta desintoxicante e de emagrecimento. Desta forma, o acompanhamento clínico-nutricional é fundamental, tanto do ponto de vista da avaliação, como da prescrição e monitoramento dietético.

Uma vez que a elaboração das refeições ocorra no estabelecimento, o acompanhamento da produção de alimentos também se faz necessário por responsável técnico da área da nutrição. Assegurar a qualidade higiênico-sanitária é fundamental para garantir uma dieta equilibrada.

Academias e Clubes Desportivos

Praticantes de atividade física devem aliar ao seu programa de exercícios físicos a avaliação nutricional periódica e o acompanhamento nutricional. Uma dieta adequada ao estado nutricional e ao tipo de exercício contribui para uma melhor *perfomance* e melhores resultados[5].

É reconhecido que atletas são expostos ao envelhecimento precoce, conforme demonstrado através de estudos sobre estresse oxidativo e envelhecimento realizados com animais experimentais e seres humanos, em que foi demonstrado aumento na atividade metabólica e a ocorrência de lesões oxidativas em biomoléculas[4,7]. Além disto, algumas modalidades esportivas exigem que o atleta seja exposto regularmente às radições Ultravioleta (UV), fator este que contribui ainda mais para o envelhecimento precoce.

Por estas razões, profissionais da nutrição e do esporte devem estar atentos às intervenções nutricionais que estejam voltadas ao desempenho esportivo do praticante de atividade física e do atleta, sem deixar de lado aspectos preventivos do envelhecimento.

▶ SITUAÇÕES ESPECIAIS

Para pacientes e clientes em que a imagem corporal é um requisito para a sua atividade profissional, quais sejam artistas, jornalistas, modelos, recepcionistas, entre outros, é válida a implantação de um protocolo de atendimento nutricional-estético. Este protocolo deve atender às exigências de cada grupo e indivíduo, conforme as particularidades de cada segmento em questão, e que poderá ser realizado através da empresa, agência ou do próprio paciente.

Merecem ainda atenção especial, trabalhadores expostos regularmente às radiações solares, uma vez que a nutrição através de uma adequação nutricional com atenção aos nutrientes fotoprotetores (ver Capítulo 10 – Antienvelhecimento da Pele) pode promover menos sensibilidade e dano celular causada pela exposição regular ao sol.

Linhas de Pesquisa em Nutrição Estética

- *Envelhecimento cutâneo:* representa o estudo das condições nutricionais relacionadas ao processo de envelhecimento da pele. Estão incluídas nesta linha de estudo temas como estresse oxidativo, radicais livres, fotoproteção sistêmica e antioxidantes.
- *Síndrome da desarmonia corporal:* a síndrome da desarmonia corporal é o conjunto de condições clínicas que incluem a celulite (nome popular dado à hidrolipodistrofia ou lipodistrofia ginoide), a flacidez cutânea, a gordura localizada e a obesidade. Em relação a este conjunto de condições clínicas, procura-se identificar aspectos dietéticos relacionados ao seu desenvolvimento, e formas de terapia nutricional isoladas ou associadas aos demais procedimentos estéticos.
- *Pele:* estudo da aplicabilidade clínico-nutricional, com enfoque preventivo e terapêutico, na acne, nas dermatites, na hidratação da pele, nas estrias, na cicatrização e nas feridas.
- *Cabelos e unhas:* representa a ação da nutrição e da dietética no sentido de identificar, prevenir e tratar carências e deficiências nutricionais primárias ou secundárias relacionadas às unhas e aos cabelos.
- *Moda, mídia e comportamento do consumidor:* estudo do impacto da moda, da mídia e do comportamento do consumidor sobre aspectos da satisfação corporal, do uso de terapias, alimentos ou suplementos, como estratégias para aumentar a autoestima.
- *Saúde da Mulher:* é a linha que pretende verificar relações particulares da saúde da mulher, quais sejam: transtorno pré-menstrual, menarca, climatério, menopausa, com repercussões de alteração do consumo alimentar e do estado nutricional, que possam resultar em desordens estéticas.

CONSIDERAÇÕES FINAIS

A atuação da nutrição em estética, de forma organizada, estruturada e baseada em protocolos de atendimento fundamentados em evidências científicas é um campo recente.

A importância dada à beleza é crescente e a busca por tratamentos estéticos especializados vem crescendo, o que faz com que os profissionais de saúde estejam atentos aos acontecimentos deste cenário.

A aplicação de protocolos de pesquisa, para avaliar, monitorar e medir os resultados das intervenções nutricionais em estética é fundamental, com vistas a fornecer subsídios para o incremento de medidas, procedimentos e estratégias aplicadas a esse meio.

Referências Bibliográficas

1. SBD – Sociedade Brasileira de Dermatologia. Site oficial: www.sbd.org.br. Acessado 30/05/2009.
2. SBME – Sociedade Brasileira de Medicina Estética. Site oficial: www.sbme.org.br. Acessado em 25/06/2009.
3. CFN – Conselho Federal de Nutricionistas. Site oficial: www.cfn.org.br, acesso em 14 de outubro de 2008.
4. Edmonds A. No universo da beleza: notas de campo sobre cirurgia plástica no Rio de Janeiro (Em Nu & Vestido). Rio de Janeiro: Record, 189-261, 2002.
5. Goldenberg M. Gênero e corpo brasileiro. Psicol. Clín. 2005; 17(2): 65-80.
6. Jenkins RR. Exercise and oxidative stress methodology: a critique. Am J Clin Nutr 2000;72:670-4.
7. Lambert EV, Goedecke JH. The role of dietary macronutrients in optimizing endurance performance. Curr Sports Med Rep, 2(4):194-201, 2003.
8. Meyer PF, Lisboa FL, Alves MCR, Avelino MB. Desenvolvimento e aplicação de um protocolo de avaliação fisioterapêutica em pacientes com fibro edema geloide. Rev. Fisioterapia em Movimento, Curitiba, 18(1):75-83, 2005.
9. Polidori MC, Mecocci P, Cherubini A, Senin U. Physical activity and oxidative stress during aging. Int J Sports Med 2000;21:154-7.
10. Rodrigues EM, Soares FPTP, Boog MCF. Resgate do conceito de aconselhamento no contexto do atendimento nutricional. Rev Nutr, 18(1):119-128, 2005.
11. Serra GMA, Santos EM. Saúde e mídia na construção da obesidade e do corpo perfeito. Ciênc. Saúde Coletiva 2003; 8 (3): 691-701.
12. SBCP – Sociedade Brasileira de Cirurgia Plástica. Site oficial: www.cirurgiaplastica.org.br. Acesso em 26/05/2008.

Parte 2

Bases da Bioquímica e Fisiologia

Capítulo 4

Bioquímica e Fisiologia do Trato Gastrointestinal

Eda Maria Arruda Scur

❱ VISÃO GERAL DO SISTEMA DIGESTÓRIO

Considere por um momento uma refeição qualquer. Que caminhos percorre o alimento? Como é aproveitado? O que sobra do todo ingerido? Por que é necessário se alimentar?

A finalidade em se alimentar é, à exceção do hedonismo simples, a de fornecer ao corpo água, eletrólitos e nutrientes para construção, reparação e manutenção dos tecidos orgânicos, bem como fornecer energia para todas as atividades.

O sistema digestório é o responsável por estes complexos processos ao mesmo tempo em que mantém uma barreira entre o meio externo e o meio interno.

Para desenvolver suas funções, o Sistema Digestório (SD) conta com a ação efetiva de componentes especializados em funções específicas: o canal alimentar ou trato gastrintestinal (TGI) e órgãos anexos (Figura 4.1).

O TGI é um tubo contínuo composto por boca, esôfago, estômago, intestino delgado e intestino grosso. Os órgãos anexos são as glândulas salivares, o fígado, o pâncreas e a vesícula biliar.

Para acompanhar as transformações pelas quais o alimento passa, é necessário entender:

- a *ingestão*, ato parcialmente voluntário induzido, principalmente pela sensação de fome. Estimula a procura e consequente incorporação de alimentos à boca.
- a *motilidade*, processo que garante a passagem completa do alimento pelo trato gastrintestinal. É controlada por sistemas neuroendócrinos que regulam a contratilidade das camadas musculares que compõem a estrutura dos órgãos em questão. Dois tipos de movimentos ocorrem no TGI: 1) os movimentos propulsivos, que fazem com que o alimento se mova para frente ao longo do TGI em ritmo apropriado para garantir a digestão e a absorção; e 2) os movimentos de mistura, que fazem com que os conteúdos misturem-se completamente. Esta mistura maximiza a exposição das partículas às secreções digestórias porque aumenta a superfície de contato das mesmas.
- a *secreção*, processo pelo qual são liberados hormônios, enzimas, neurotransmissores e sucos digestórios que auxiliam na digestão química do alimento e controlam, entre outras atividades, a fome e a saciedade. Passam por dia, através do lúmen do TGI de um indivíduo adulto, aproximadamente, 9 litros de fluidos. Apenas dois litros provêm da alimentação. Os sete litros restantes vêm da água presente nas secreções do SD.

- a *digestão*, processo pelo qual as enzimas digestivas hidrolisam os macronutrientes da alimentação (carboidratos, proteínas e lipídeos) em seus componentes constitutivos mais simples para tornar possível a absorção pela mucosa do intestino delgado. A digestão acontece no lúmen do TGI (digestão luminal) e na superfície da mucosa intestinal (digestão junto à membrana plasmática). Pode ser física (mecânica) e química (enzimática) ou físico-química (emulsificação). A digestão física e físico-química tornam a digestão química possível.
- a *absorção* é o processo que desloca do lúmen a água, os eletrólitos e minerais, as vitaminas e os produtos da digestão, através das células da mucosa, até a circulação sanguínea ou linfática.
- a *excreção* é a eliminação dos restos da digestão e da absorção.

Observações

- Para o processamento de uma refeição, todas as funções acontecem ao mesmo tempo e umas interferem com as outras.
- Certas funções são predominantes em relação a outras. Estabelece-se uma hierarquia que varia de hora em hora de acordo com a digestão.

▶ DIGESTÃO

Características Anatômicas

O SD compreende o trato gastrintestinal (TGI) (Fig. 4.1) (boca, faringe, esôfago, estômago, intestino delgado, intestino grosso, reto) e os órgãos anexos (glândulas salivares, fígado, vesícula biliar e pâncreas). Os órgãos anexos não fazem parte do TGI, mas liberam suas secreções através de canais que se comunicam com o trato. O TGI é constituído por órgãos ocos de calibre variável que atravessam o corpo da boca até o ânus, medindo cerca de 4,5m de comprimento.

Características Musculares

O TGI é um longo tubo formado por tecido muscular liso, revestido internamente por uma mucosa e externamente por uma serosa. A maior parte da superfície do lúmen do tubo apresenta grande quantidade de vilosidades. Esta característica aumenta a superfície disponível para a absorção.

A parede do TGI é constituída por quatro camadas: mucosa, submucosa, muscular e serosa.

A *mucosa* é subdivida em três camadas. Observando do lúmen para a serosa:

- *Epitélio:* formado a partir do estômago, por uma camada de células ligadas uma às outras por junções oclusivas na borda de sua superfície apical. Apresentam células exócrinas que secretam muco e enzimas no lúmen, bem como células endócrinas que liberam hormônios.
- *Lâmina própria:* camada de tecido conjuntivo rica em capilares sanguíneos e linfáticos, em leucócitos e outras células do sistema de defesa contra microorganismos.
- *Muscular da mucosa:* fina camada de células musculares lisas que ao se contraírem modificam as dobras do epitélio.

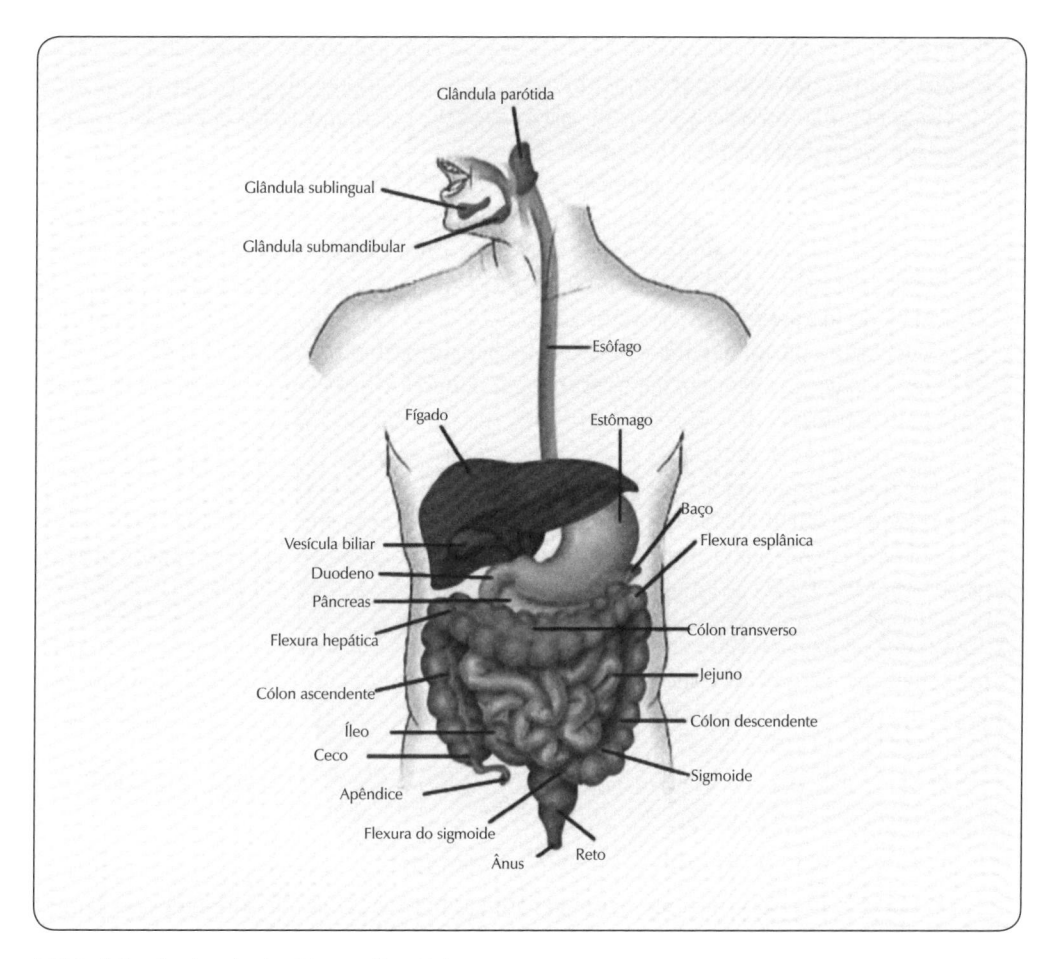

FIG. 4.1 – Anatomia do sistema digestório

A *submucosa* é uma camada formada basicamente de tecido conjuntivo frouxo contendo vasos sanguíneos, nervos e nodos linfáticos associados ao TGI. Os plexos nervosos da submucosa controlam a função das células mucosas e funções digestórias. É a localização do plexo nervoso submucoso ou de Meissner, responsável por enviar ao cérebro informações sobre distensão da parede do tubo, acidez, irritações em geral.

A *muscular* é formada por duas camadas de células musculares lisas, uma circular (interna) e outra, longitudinal (externa) durante a maior parte da parede dos órgãos do TGI (o estômago tem três camadas: circular, longitudinal e oblíqua). O peristaltismo e a segmentação são produzidos pelas contrações das camadas circular e longitudinal. Nas extremidades do TGI (faringe, parte superior do esôfago e esfíncter anal externo), as células musculares são do tipo estriado esquelético. No restante do TGI, a musculatura é constituída de células musculares lisas. Entre as camadas musculares está localizado o plexo nervoso mioentérico ou de Auerbach. Este é uma rede formada por neurônios que mantêm uma estreita comunicação com o plexo submucoso. Estes plexos em conjunto compreendem o sistema nervoso entérico.

A camada *serosa* é mais externa e formada por fina camada de tecido conjuntivo, reduzindo o atrito do TGI com os órgãos adjacentes.

Inervação

O TGI possui uma inervação extrínseca (informações provenientes do sistema nervoso central (SNC)) e uma inervação intrínseca (constituída por neurônios dos corpos celulares situados em suas paredes).

Inervação Extrínseca Motora

Divide-se em parassimpática e simpática.
- ▶ • A inervação parassimpática é representada principalmente:
  - – nervo vago: inerva o esôfago, estômago, pâncreas, intestino delgado, cólon ascendente e transverso.
  - – nervos pélvicos: inervam o cólon descendente e o reto.
- ▶ A inervação simpática é representada por:
  - – nervos esplâncnicos provenientes dos gânglios celíacos e mesentéricos.

O sistema nervoso parassimpático (SNP) estimula as ações do SD enquanto o sistema nervoso simpático (SNS) as inibe.

Se durante ou logo após uma refeição levarmos um susto, sentirmos raiva ou medo ou realizarmos atividade física perceberemos alteração no processo digestório: dispepsia, gastroparesia, náuseas, alterações intestinais, entre outros.

Por quê?

Estresse → SNS → inibe as atividades do SD

Inervação Extrínseca Sensitiva

Representada por terminações nervosas amielínicas situadas na submucosa e lâmina própria. As fibras veiculam informações concernentes aos sinais mecânicos, químicos e térmicos. As fibras aferentes seguem o trajeto do nervo vago e nervos esplâncnicos. Os corpos celulares dos neurônios sensitivos estão situados nos gânglios plexiformes do vago e dos gânglios raquidianos. Estes levam as informações ao núcleo do trato solitário do bulbo e à medula espinhal.

Inervação Intrínseca

As fibras parassimpáticas pré-ganglionares fazem sinapse com as fibras pós-ganglionares dos gânglios que formam os plexos entéricos: mioentérico e submucoso. O plexo mioentérico ou de Auerbach está localizado entre as camadas musculares longitudinal e circular, sendo responsável, sobretudo, pelo controle motor. O plexo submucoso ou de Meissner, localizado entre a camada muscular circular e a mucosa, é responsável, principalmente, pelas secreções gastrintestinais e pela regulação do fluxo sanguíneo local.

Os dois plexos são formados por aproximadamente 100 milhões de neurônios, quase o mesmo número presente na medula espinhal. Estes neurônios são capazes de se organizar em anéis reflexos responsáveis pelos movimentos da musculatura, secreção ácida gástrica, transporte de água e eletrólitos para o lúmen intestinal. Assim, pela localização anatômica, o plexo mioentérico controla a motilidade das camadas longitudinal e circular e o plexo submucoso controla a atividade da mucosa. Entretanto, devido às extensivas interconexões entre os plexos, ambos participam das funções de motilidade, secreção e absorção da mucosa. Nas regiões onde estas funções são mínimas, como no esôfago, o plexo submucoso é escasso (Fig. 4.2).

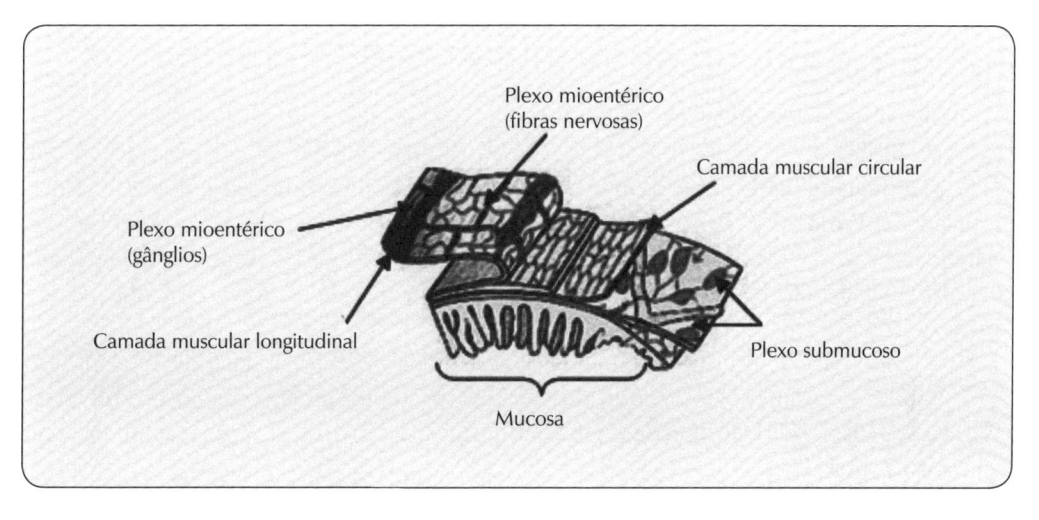

▶ **FIG. 4.2** – Localização dos plexos entéricos

Os mediadores do sistema nervoso intrínseco são:
- ▶ *Acetilcolina*, liberada pelas fibras *parassimpáticas*, possui atividade excitatória sobre o músculo liso e secreções.
- ▶ *Noradrenalina*, liberada pelas fibras *simpáticas*, possui ação inibitória, diminui a liberação de acetilcolina.
- ▶ *Neuropeptídeos:* alguns apresentam ações inibitórias (VIP, somatostatina), outros, ações excitatórias (substância P).
- ▶ *Óxido nítrico:* provoca o relaxamento do músculo liso.

Papel do Sistema Nervoso Intrínseco no Controle Nervoso da Motilidade

O sistema nervoso intrínseco apresenta um importante papel na organização da motilidade do TGI devido a sua capacidade de promover os movimentos peristálticos. Uma distensão intestinal, por exemplo, provoca um aumento na motricidade. O tipo de movimento permite a propulsão dos alimentos pelo tubo.

▶ FENÔMENOS ORAIS E ESOFÁGICOS

- ▶ Funções da boca: mastigação, formação do bolo alimentar, digestão química e mecânica, deglutição.
- ▶ Funções do esôfago: transporte do bolo alimentar.
- ▶ O processo digestório começa na boca com a mastigação.

Mastigação

Conjunto de movimentos voluntários da maxila, língua e face que visa preparar o alimento para a deglutição. Os alimentos são amassados e amaciados com a ajuda da salivação que além de promover a hidratação do bolo alimentar ainda possibilita o contato do bolo com as enzimas salivares (amilase salivar e lipase lingual). Estas enzimas têm sua ação sobre o alimento, dependente do tempo que este permanece na boca.

Secreção Salivar

As glândulas salivares produzem a saliva, um líquido hipotônico que possui diversas propriedades reológicas (físico-químicas), tais como alta viscosidade, baixa solubilidade, elasticidade e adesividade, devido às características químicas e estruturais das mucinas, glicoproteínas de alto peso molecular produzidas pelas glândulas salivares. Exerce várias funções:

- *Na boca:* participação importante na qualidade da mastigação, fala, deglutição, sensibilidade gustativa, lubrificação dos tecidos, proteção das mucosas contra diversas substâncias, atividade antibacteriana, antifúngica e antivirótica, regulação do balanço iônico entre outras.
- *No TGI:* importante papel na fisiologia esofageana, digestão e proteção das células gástricas.

As estruturas anatômicas responsáveis pela produção e secreção da saliva são as glândulas salivares e estão divididas em dois grupos distintos. As glândulas salivares maiores (parótida, submandibular e sublingual) (Fig. 4.3) e as menores, que estão dispersas por toda a cavidade bucal e podem ser classificadas funcionalmente pelo seu produto de secreção (serosa, mucosa ou mista) (Tabela 4.1).

Estas glândulas secretam de 1 a 2 litros de saliva por dia com pH entre 6 e 7 em uma razão aproximada de 0,1 mL/minuto, em períodos interprandiais e durante à noite, e a 4 mL/minuto durante período de estimulação intensa (refeições). Além disso, o volume varia em função de estímulos bucais (gustativos, ato mastigatório), gastrintestinais (acidez, irritação) e cefálicos (reflexos condicionados).

As glândulas salivares estão sob controle exclusivo do sistema nervoso autônomo. Tanto o simpático por meio da adrenalina, como o parassimpático por meio da acetilcolina e do peptídeo intestinal vasoativo (VIP), estimulam a secreção. Contudo, o efeito estimulatório do simpático é transitório, enquanto o do parassimpático é persistente. O simpático agindo sobre os vasos causa vasoconstrição e contração das células mioepiteliais. O parassimpático causa vasodilatação e possui ação trófica sobre as glândulas.

▶ **TABELA 4.1** – Classificação das Glândulas Salivares

Quanto ao tipo de saliva:	Quanto ao tamanho da glândula:
• serosa (enzimas): parótidas • mucosa (glicoproteínas): labiais, jugais e palatinas • seromucosas ou mistas: submandibular e sublingual	• maiores: parótida, submandibular e sublingual • menores: labiais, jugais, palatinas

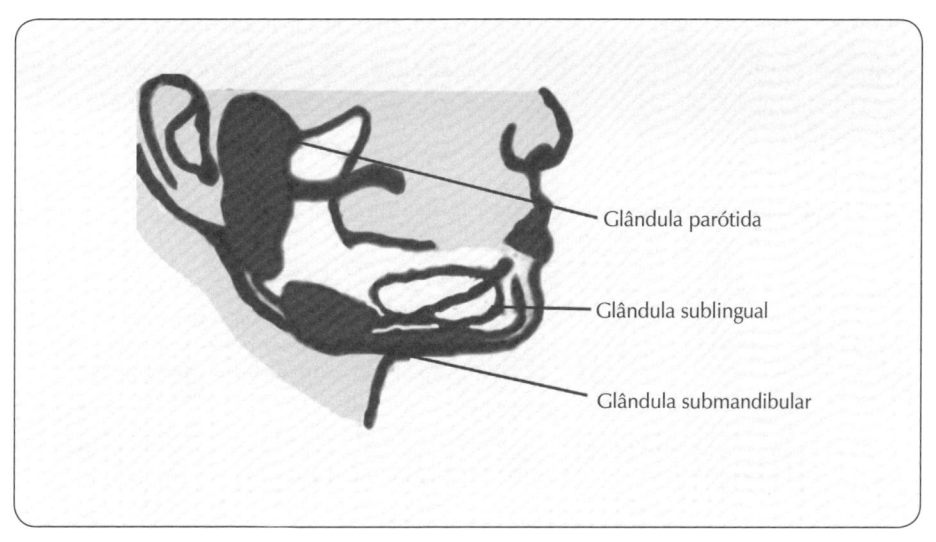

▮ FIG. 4.3 – Glândulas salivares maiores.

Outros fatores como idade, hábito alimentar, mastigação, hormônios e algumas doenças também podem alterar as características da saliva, provocando mudanças tanto no fluxo (hiposalivação ou xerostomia; hipersalivação, ptialismo ou sialorreia)* como na composição da saliva, promovendo alterações no ambiente bucal, com perda da homeostase e possibilitando o aparecimento de processos fisiopatológicos (aftas, cáries, descamação, ardência) (Tabela 4.2).

Assim, a secreção normal de saliva é de extrema importância, pois desempenha funções complexas e indispensáveis para o equilíbrio do sistema estomatognático.

▮ *Xerostomia:* secura evidente das mucosas (mais efeitos colaterais).
▮ *Hiposalivação:* diminuição do fluxo salivar (menos efeitos colaterais).
▮ *Sialose:* sensação de aumento do fluxo salivar.
▮ *Hipersalivação ou ptialismo:* aumento do fluxo de saliva.

Composição da Saliva

Em relação à composição, a saliva é formada por componentes orgânicos e inorgânicos que juntos facilitam a mastigação e deglutição, auxiliando na umidificação dos alimentos e consequente formação do bolo alimentar (efeito lubrificante), iniciam a digestão do amido e de triacilgliceróis de cadeia curta (amilase salivar e lipase lingual, respectivamente), solubilizam substâncias permitindo o contato destas com as papilas gustativas, captam ativamente iodo, bromo, chumbo e certos antibióticos e protegem contra a passagem de microrganismos e agentes estranhos. Esta função é reforçada pela grande capacidade defensiva do sistema imunológico localizado na boca, como o MALT (*Mucose Associated Lymphoid Tissue)* ou Tecido Linfoide Associado à Mucosa, além de secreções defensivas das enzimas e anticorpos antibacterianos de IgA.

A ação destes componentes explica as principais funções da saliva (Fig. 4.4).

TABELA 4.2 – Situações Clínicas Onde Ocorrem o Aumento ou a Redução da Salivação

Aumento	Redução
Causas fisiológicas: • lactentes até que se desenvolvam os reflexos musculares iniciais da deglutição e do selamento labial. Depois, a erupção dentária. • gestantes, principalmente entre o segundo e o quinto mês de gestação. Causas patológicas: • Alterações do TGI: – *Origem bucal:* dor oral, pulpites, periodontites e irritações locais Alterações inflamatórias faríngeas ou amidalites. – *Causas esofágicas:* espasmos, câncer, introdução de corpos estranhos no esôfago. – *Causas gástricas:* hipercloridria (hipersalivação para neutralização do ácido). – *Causas intestinais:* helmintíases. – *Causas biliares:* litíase e hepatite viral. • Intoxicações exógenas por mercúrio, iodo ou chumbo e endógenas, como uremia. • Na fase crítica de determinadas enfermidades infecciosas. • Causas neurológicas: neuralgias faciais, doença de Parkinson e epilepsia. • Causas endócrinas: hipertiroidismo e pseudo-hiperparatiroidismo. • Causas farmacológicas • Outras causas: síndrome de Riley-Day.	Causas fisiológicas: • menopausa • envelhecimento • respiração bucal Causas patológicas: • uso de medicamentos. • radioterapia que inclui as glândulas salivares no seu campo de tratamento. • emoções (estresse, depressão e ansiedade) • certas doenças, como: doença de Parkinson, hepatite, hipotiroidismo, HIV, doença de Mikulicz, síndrome de Sjögren, doenças neurológicas, tumores, diabetes, infecções de origem viral e bacteriana, anorexia, bulimia, alcoolismo, fumo, hipovitaminose A. • Alterações eletrolíticas do organismo, como vômitos, diarreia, sede e hemorragias.

Amilase salivar

Glicoproteína de 55kDa. Quebra o amido em polissacarídeos mais curtos e em maltose. A amilase salivar continua a agir até ser inativada pelo ácido clorídrico presente no suco gástrico. O fato da atividade digestória cessar temporariamente não interfere na digestão final, pois ela é retomada adiante no trato.

Lipase Lingual

É secretada pelas glândulas de Ebner localizadas na base da língua e das glândulas parótidas. A lipase lingual é estruturalmente diferente da lipase pancreática. É mais específica para ácidos graxos de cadeia média, sendo assim mais importante na digestão da gordura do leite materno em recém-nascidos, já que a função pancreática encontra-se imatura nesta população. Não necessita de colipase para sua atividade e continua ativa no estômago porque seu pH ótimo é cerca de 4. Trabalhos recentes questionam a importância da lipase lingual em humanos adultos.

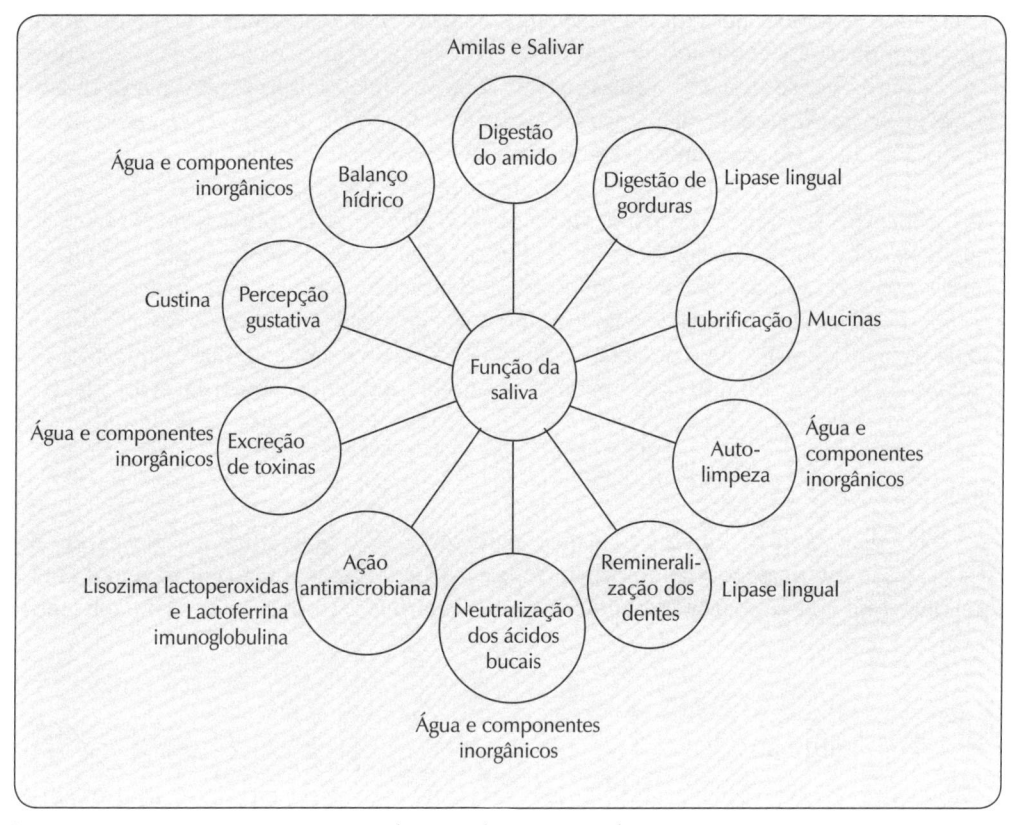

▶ FIG. 4.4 – Principais componentes e funções da secreção salivar.

Absorção na Boca

A maior parte da absorção ocorre no intestino delgado. Contudo, a mucosa bucal apresenta certas possibilidades de absorção por difusão simples. Isto ocorre principalmente para certos medicamentos que se não forem absorvidos na boca, podem ser destruídos pelas secreções digestórias ou passagem hepática e/ou que necessitam de absorção urgente. A drenagem venosa da mucosa oral é diferente do restante do TGI, não se faz pelo sistema porta para o fígado, mas pelo sistema cava superior.

A Fisiologia do Gosto

O sentido do gosto tem recursos para desenvolver a habilidade de avaliar o que se come e bebe. Esta avaliação permite promover a ingestão de substâncias nutritivas e impedir o consumo de venenos ou de potenciais toxinas. Não há nenhuma dúvida quanto ao desenvolvimento de preferências pelo gosto. Isto é, determinados tipos de alimento são escolhidos em detrimento de outros. Interessante ressaltar que a preferência do gosto muda com as necessidades do corpo. Da mesma forma, desenvolvem-se, frequentemente, aversões alimentares, particularmente se após a ingestão de algum alimento ocorrer mal-estar, mesmo que este não seja a causa do mal. As preferências e as aversões do alimento envolvem o sentido de gosto, mas estes fenômenos são controlados pelo sistema nervoso central (SNC).

O sentido de gosto é ajustado por receptores chamados botões gustativos. Os botões gustativos predominam em pequenos sulcos do epitélio da língua chamados de papilas. Na superfície da língua existem dezenas de papilas gustativas, cujas células sensoriais percebem os quatro sabores primários, aos quais chamamos sensações gustativas primárias: amargo, azedo ou ácido, salgado e doce. De sua combinação resultam centenas de sabores distintos. A distribuição dos quatro tipos de receptores gustativos, na superfície da língua, não é homogênea.

O sabor doce é sentido principalmente na ponta da língua, o ácido e salgado nas laterais e o amargo essencialmente na região em V da língua. Alguns pesquisadores incluem ainda um quinto sabor associado ao glutamato monossódico, chamado de *umami* (denominação asiática).

Importante ressaltar o papel da olfação na fisiologia do gosto. A perda ou a redução do sentido do olfato (anosmia) é uma anomalia onde as pessoas costumam sentir que os alimentos são insípidos, dado que a distinção entre um sabor e outro se baseia em grande medida no olfato.

Deglutição

É o ato de engolir o alimento. Por meio da deglutição, o bolo alimentar que estava na boca chega ao estômago, passando pela faringe e pelo esôfago. Durante a passagem do bolo alimentar, a epiglote se abaixa, fechando a entrada da laringe para evitar que o alimento entre no sistema respiratório.

Fases da Deglutição

Alguns autores dividem a deglutição em 3 fases, oral, faríngea e esofágica, e outros em 4, acrescentando a fase oral preparatória.

A fase oral preparatória inclui os eventos associados com a recepção do bolo alimentar na boca, sua contenção labial e transição da boca para a faringe, que desencadeia o reflexo da deglutição e seu preparo para a resolução segura das demais fases da deglutição. Durante esta fase, o bolo pode ser mastigado, misturado com a saliva e triturado em partes de tamanho aceitável para que com a contração dos músculos faringeanos (fase faríngea) o bolo seja empurrado na direção do esôfago, onde começa a peristalse (fase esofágica).

A deglutição começa voluntariamente (fase oral), mas o restante do processo é involuntário (fase faringeana e esofágica). A sequência de eventos na deglutição está demonstrada na Fig. 4.5.

Controle da Deglutição

A principal função do esôfago é mover o bolo alimentar da faringe para o estômago por meio do peristaltismo. A deglutição inicia a peristalse primária no esôfago onde ondas peristálticas movem o bolo alimentar até o estômago. Caso o bolo alimentar não chegue ao estômago pelo peristaltismo primário, o estiramento da parede esofágica inicia o peristaltismo secundário, que realiza uma segunda onda peristáltica.

O músculo do EEI permanece contraído até a chegada do bolo, relaxando e permitindo a passagem, e voltando a contrair-se. Quanto maior o tamanho do bolo alimentar, maior a força gerada pelo peristaltismo no esôfago. Leva aproximadamente 9 segundos para que o bolo alimentar mova-se do esôfago ao estômago; os líquidos levam aproximadamente 1 segundo para passar pelo esôfago.

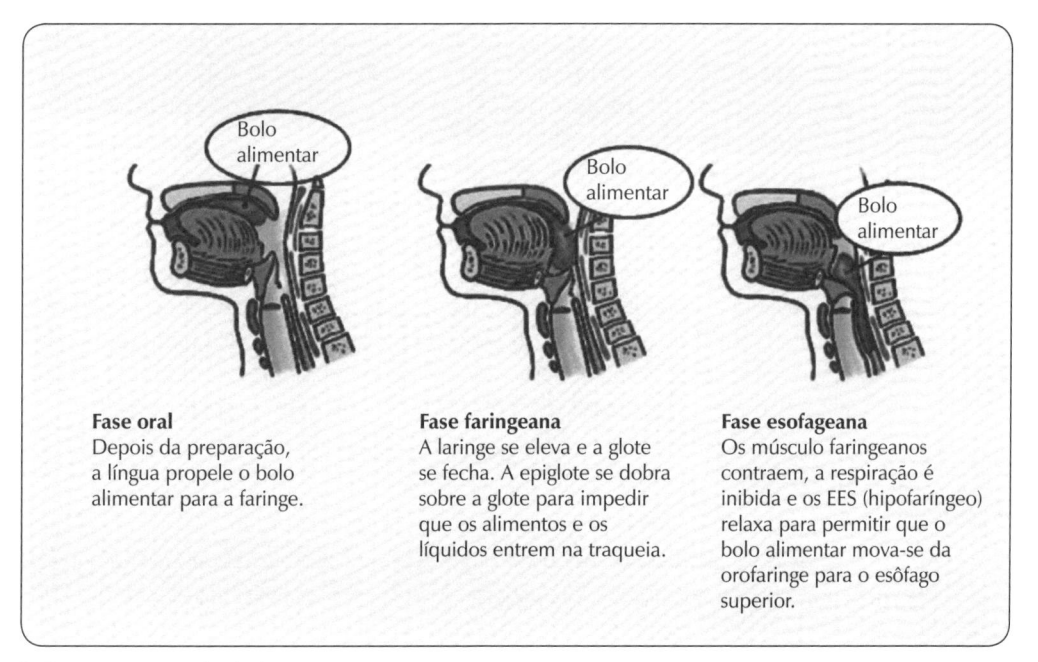

Fase oral
Depois da preparação, a língua propele o bolo alimentar para a faringe.

Fase faringeana
A laringe se eleva e a glote se fecha. A epiglote se dobra sobre a glote para impedir que os alimentos e os líquidos entrem na traqueia.

Fase esofageana
Os músculo faringeanos contraem, a respiração é inibida e os EES (hipofaríngeo) relaxa para permitir que o bolo alimentar mova-se da orofaringe para o esôfago superior.

▶ **Fig. 4.5** – Fases da deglutição.

A passagem do esôfago para o estômago se dá pela região gastroesofágica (cárdia) do estômago. Nesta, não há esfíncter estrutural ou valva. Assim, pode-se dizer que esta região apresenta esfíncter funcional, mas não estrutural.

Importante:
▶ controle do EEI;
▶ estímulo de contração: gastrina;
▶ estímulo de relaxamento: secretina, glucagon, colecistocinina (CCK), prostaglandina E (PGE), cafeína e nicotina.

Anatomia Muscular do Esôfago

O esôfago é um órgão tubular, mede entre 20 e 25 cm e conecta as cavidades oral e gástrica. O terço superior é composto de músculo esquelético estriado, o meio do esôfago é uma mistura de músculo liso e esquelético e o terço inferior é músculo liso visceral. Os elementos funcionais mais importantes são a camada longitudinal externa do músculo e a camada muscular circular interna. Entre os dois músculos está o plexo mioentérico.

Na junção faringoesofágica, o esôfago é limitado pelo esfíncter esofágico superior (EES). Este esfíncter é tonicamente contraído por atividade neural. A atividade deste esfíncter é coordenada pela atividade peristáltica na faringe e no corpo do esôfago (Fig. 4.6).

A junção esôfago-gástrica é limitada pelo esfíncter esofágico inferior (EEI). Este é uma região de músculo liso, tonicamente contraído em estado de repouso. Esta parte do esôfago estende-se através do diafragma. Sua atividade é coordenada pela atividade peristáltica no corpo do esôfago e com o relaxamento receptivo na porção proximal do estômago (Fig. 4.7).

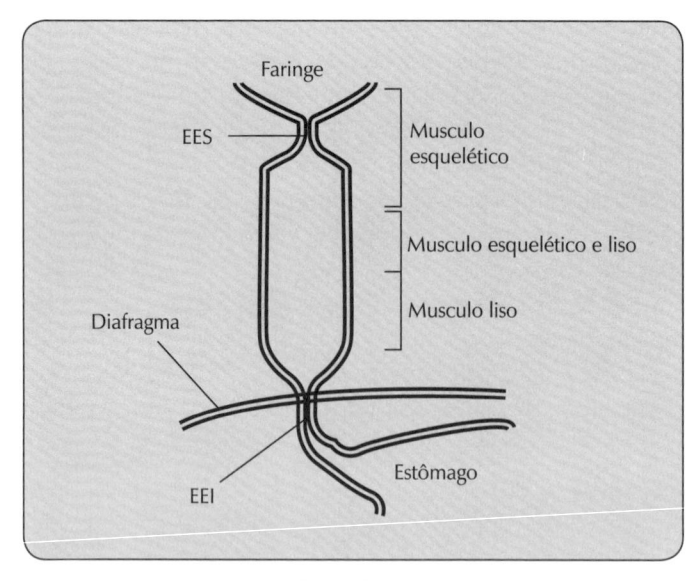

▶ **FIG. 4.6** – Representação do esôfago.

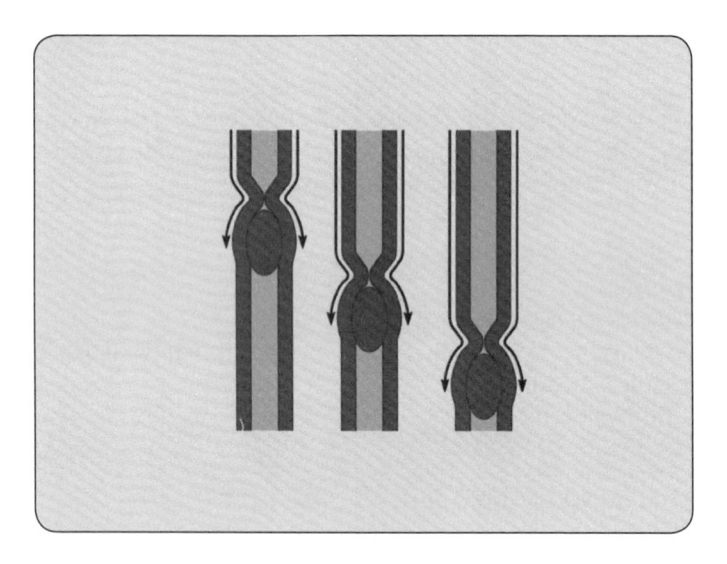

▶ **FIG. 4.7** – Peristalse esofágica.

Secreção Esofágica

Glândulas esofágicas localizadas na submucosa produzem muco para lubrificação, sendo esta a única secreção no esôfago.

▶ FENÔMENOS GÁSTRICOS

Funções do estômago: armazenamento e mistura do bolo alimentar, formação do quimo, secreção, digestão, absorção e esvaziamento.

Todas estas funções têm controle neuroendócrino. A musculatura gástrica é inervada pelo sistema nervoso intrínseco, que compreende os plexos de Auerbach e de Meissner. As ligações do vago (X) constituem a inervação extrínseca parassimpática cujo efeito é aumentar a motilidade e o tônus. As fibras simpáticas do plexo celíaco são inibidoras da motilidade.

O plexo de Meissner estimula a secreção gástrica.

A estimulação simpática exerce ação relaxante sobre o estômago e diminui o peristaltismo. A estimulação vagal colinérgica é responsável pela contração tônica do estômago proximal e estimula o peristaltismo antral.

O controle hormonal por meio da gastrina e CCK estimulam o peristaltismo antral e fecham o esfíncter pilórico. Secretina, somatostatina, glucagon, GIP inibem a secreção gástrica e retardam o esvaziamento gástrico (Tabela 4.9).

Os períodos alimentares (prandial ou interprandial) são o principal estímulo.

Anatomia

O estômago é um órgão sacular em forma de J constituído de três partes: fundo, corpo e antro. O fundo é a parte superior; o corpo é a parte intermediária e o antro é a final. O antro e a região pilórica ocupam a parte baixa e horizontal do J. Nesta região, a musculatura é mais desenvolvida. (Fig. 4.8)

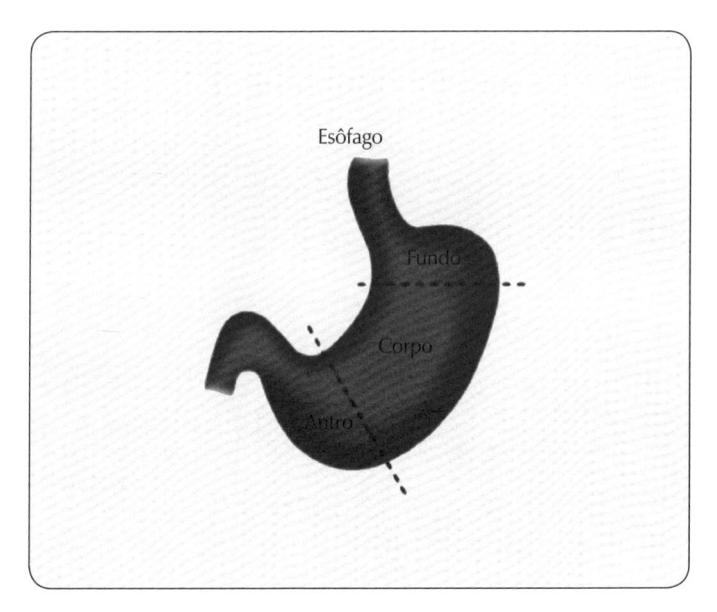

▶ **FIG. 4.8** – Divisão anatômica do estômago.

Outra possível divisão do estômago é por unidades funcionais. O estômago possui duas: uma correspondente ao fundo e corpo com função de reservatório e outra representada pelo antro com a função de esmagar e misturar os alimentos. O piloro constitui um dispositivo antirrefluxo que protege o estômago do efeito detergente dos sais biliares e das enzimas pancreáticas. (Fig. 4.9)

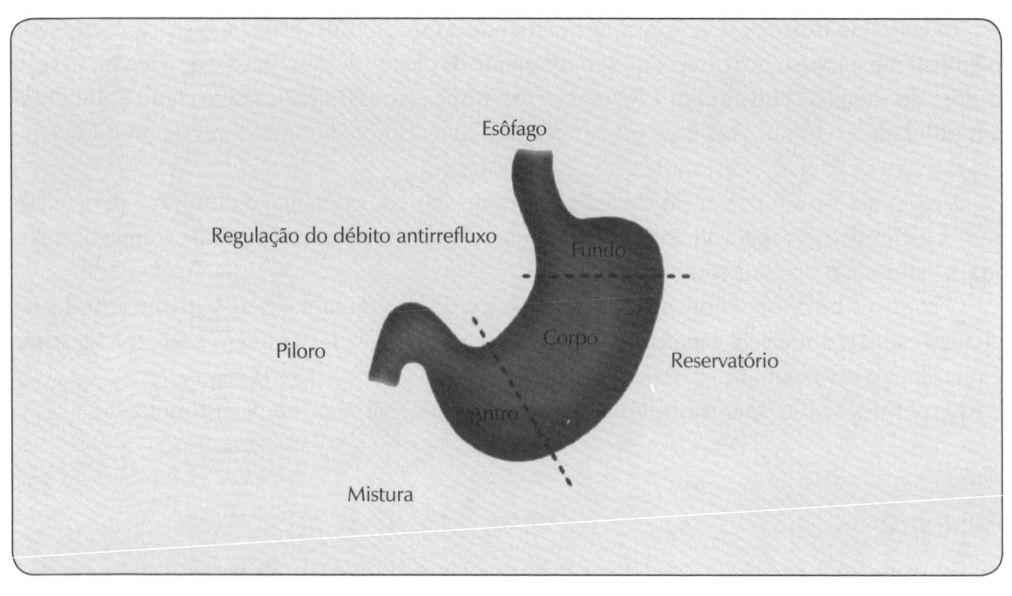

▶ **FIG. 4.9** – Divisão do estômago por unidades funcionais.

O bolo alimentar entra no estômago porque o EEI permite a passagem. Assim que passa, o EEI se fecha para evitar o refluxo. A distensão gástrica provocada pela chegado do bolo alimentar aumenta a pressão intragástrica e estimula os movimentos de mistura. O bolo misturado com a secreção gástrica forma o quimo. Após algum tempo, o quimo é esvaziado para o duodeno por movimentos peristálticos (Fig. 4.10). Tanto o tempo quanto a velocidade de esvaziamento são controlados por diversos fatores.

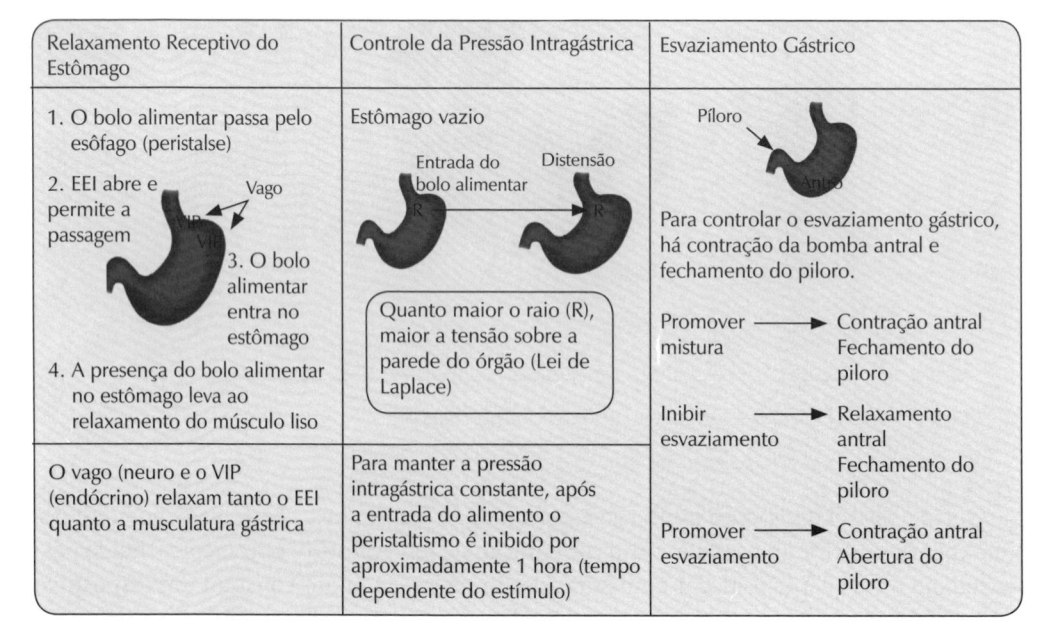

Relaxamento Receptivo do Estômago	Controle da Pressão Intragástrica	Esvaziamento Gástrico
1. O bolo alimentar passa pelo esôfago (peristalse) 2. EEI abre e permite a passagem 3. O bolo alimentar entra no estômago 4. A presença do bolo alimentar no estômago leva ao relaxamento do músculo liso	Estômago vazio	Para controlar o esvaziamento gástrico, há contração da bomba antral e fechamento do piloro. Promover mistura → Contração antral / Fechamento do piloro. Inibir esvaziamento → Relaxamento antral / Fechamento do piloro. Promover esvaziamento → Contração antral / Abertura do piloro.
	Quanto maior o raio (R), maior a tensão sobre a parede do órgão (Lei de Laplace)	
O vago (neuro e o VIP endócrino) relaxam tanto o EEI quanto a musculatura gástrica	Para manter a pressão intragástrica constante, após a entrada do alimento o peristaltismo é inibido por aproximadamente 1 hora (tempo dependente do estímulo)	

▶ **FIG. 4.10** – Eventos gástricos e controle neuroendócrino.

- Fatores que promovem o esvaziamento gástrico:
  - Distensão gástrica
  - Quimo hipotônico
  - Fluidez do quimo (não lipídico)
  - Gastrina
  - Volume
- Fatores que inibem o esvaziamento gástrico:
  - Distensão do duodeno
  - Lipídeos no duodeno
  - Ácidos e irritantes no duodeno
  - Quimo hipertônico no duodeno
  - CCK, secretina
  - Dor, estresse e emoções

Os movimentos gástricos de mistura e peristalse são possíveis devido ao direcionamento das fibras musculares lisas, divididas em três camadas (Fig. 4.11): uma camada muscular longitudinal externa, cujas fibras não estão presentes na pequena e grande curvatura. Uma camada circular média no fundo e corpo do estômago. Uma camada oblíqua, a mais profunda, que constitui prolongamento das fibras circulares esofageanas mais profundas e se estendem em leque sobre as faces anteriores e posteriores.

O piloro possui individualidade anatômica. Formado por um anel muscular junto às fibras circulares gástricas, separadas das fibras duodenais por um anel conjuntivo, fortemente espessado.

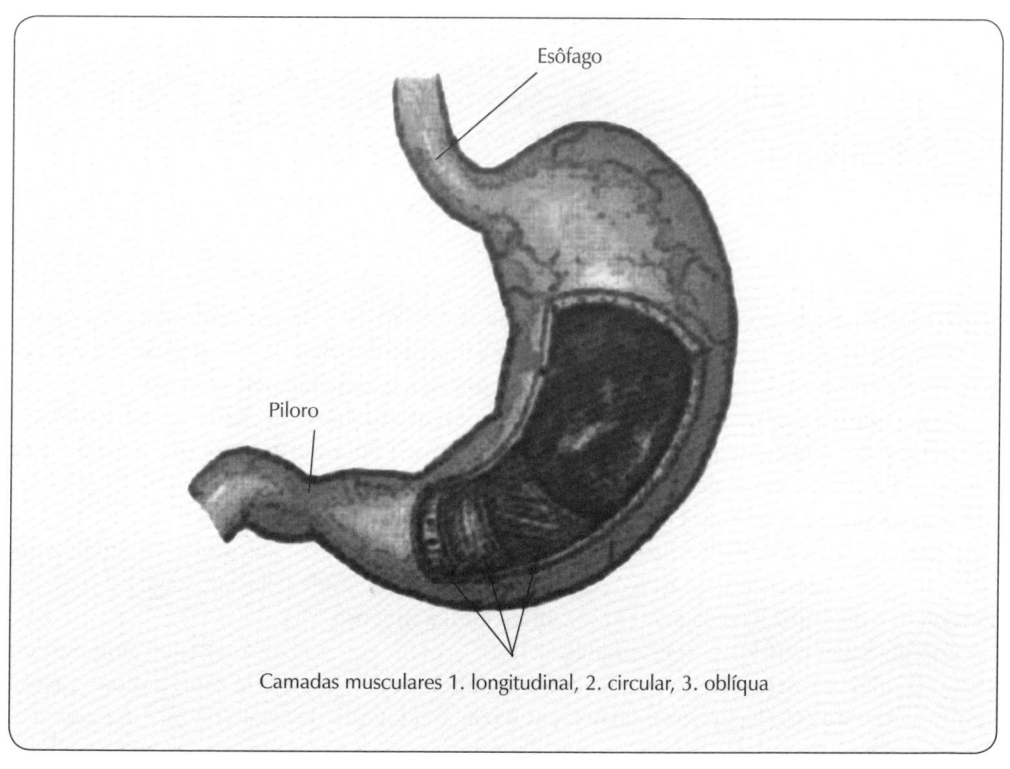

Camadas musculares 1. longitudinal, 2. circular, 3. oblíqua

- **FIG. 4.11** – Características das fibras musculares gástricas.

Secreção Gástrica

A mucosa gástrica apresenta numerosas glândulas exócrinas e endócrinas. As glândulas gástricas exócrinas possuem três tipos de células que secretam seus produtos do lúmen do estômago: células mucosas, células principais (zimogênicas) e células parietais (oxínticas).

As glândulas exócrinas do fundo e do corpo contêm células principais, células parietais e células mucosas.

As glândulas exócrinas do antro contêm as células mucosas. A Fig. 4.12 ilustra as zonas gástricas de acordo com a predominância de diferentes tipos celulares exócrinos. São divididas em três:

▶ zona pericardial: células mucosas unicamente
▶ corpo: 3 tipos celulares (principais, parietais e mucosas)
▶ zona antro-pilórica: células principais e mucosas

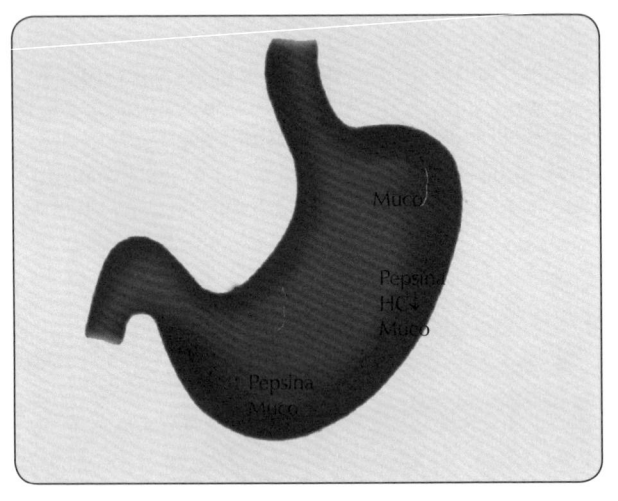

▶ **FIG. 4.12** – Zonas gástricas de acordo com a secreção exócrina.

O produto das secreções das células exócrinas do estômago é denominado suco gástrico.

O suco gástrico é um líquido incolor, viscoso, hiposmolar em relação ao plasma e seu pH é variável. Sua secreção, em média de 1L a 1,5L por dia, é regulada pela refeição.

O suco gástrico é um mistura de duas secreções: uma solução de ácido clorídrico (HCl) de composição constante mas de débito muito variável (pode ser multiplicado por 5 ou 6) provenientes unicamente das células parietais, e uma secreção alcalina elaborada por todas as células, exceto as parietais cuja composição e débito são constantes.

O muco formado de glicoproteínas forma um gel que contém bicarbonato igualmente secretado pelas células mucosas. A secreção alcalina é estimulada pelas prostaglandinas, que permitem a neutralização da acidez ao contato com a mucosa.

Os anti-inflamatórios não esteroides (AINEs), assim como o estresse (por aumento do cortisol) inibem a secreção de prostaglandinas, alterando os meios de proteção da mucosa contra a ação do HCl e pepsina e favorecendo o aparecimento de lesões na mucosa gástrica.

Em oposição às células exócrinas que liberam seu produto no lúmen gástrico, as células das glândulas endócrinas liberam seus produtos no sangue (Tabela 4.3).

TABELA 4.3 – Produção das Células Gástricas Exócrinas e Endócrinas

Células Exócrinas	Células Endócrinas

• Células parietais ou oxínticas:
  – Secreta Fator Intrínseco (FI) para absorção de B12
  – Secreta Ácido clorídrico (HCl)
  – Bactericida
  – Desnatura proteínas
  – Ativa pepsinogênio em pepsina
  – Causa hidrólise ácida em algumas moléculas alimentares
  – Estimula a secreção hormonal para liberação da bile e do suco pancreático.
  – Transforma o ferro férrico em ferroso
  – Ioniza o cálcio
	• Células G (antro)
	  – Secreta gastrina
	• Estímulos maiores:
	  – SNP (vago), proteínas, peptídeos, aminoácidos
	• Estímulos menores:
	  – Cálcio, cerveja, vinho e café
	• Inibição:
	  – Somatostatina (células D - antro) por acidificação antral (grande inibição com pH 2,5 e abolição em pH 1)
	• Ações: estimulação da secreção ácida gástrica, crescimento das células parietais, motilidade gástrica e intestinal e liberação de pepsinogênio

• Células principais:
  – Pepsinogênio (precursor inativo)
  – Secreta pepsinogênio (precursor inativo) ativado em pepsina pelo HCl e por outras pepsinas:
    ▪ quebra proteínas em peptídeos menores
  – Efetivo somente em pH ácido
  – Secreta renina em neonatos
  – Coalha o leite para aumentar o tempo do processamento gástrico
  – Secreta lipase gástrica
  – Específica para triacilgliceróis de cadeia média e curta (importante no neonato)
  – limitado papel na digestão, pois apresenta melhor atividade em pH 5-6
	• Células D (antro)
	  – Secreta somatostatina:
	    ▪ Estímulos: acidificação antral
	    ▪ Inibição: estímulo colinérgico (SNP).
	    ▪ Ações: inibição do TGI. Inibe a liberação de vários peptídeos.

• Células mucosas:
  – secretam mucina e bicarbonato.
  – Proteção da mucosa
	Enterocromafim (EC)
	Células secretoras de serotonina: seu papel fisiológico na mucosa gástrica não é totalmente elucidado. Tem efeito inibitório, porém também tem atividade sobre a musculatura, e se distribui normalmente na parte alta da glândula.

	Células secretoras de grelina e obestatina: (mucosa gástrica oxíntica). Há boas evidências que a grelina periférica tem atividade orexígena. Níveis periféricos aumentam em jejum e caem imediatamente após a ingestão calórica. A Obestatina é um peptídeo recentemente descoberto e sua função biológica não é ainda totalmente conhecida. É codificada pelo mesmo gene da grelina. Obestatina e grelina ativam diferentes receptores, resultando em efeitos antagônicos na indução do apetite. Enquanto a grelina possui um efeito indutor de apetite, a obestatina parece ter um efeito anorético caracterizado por supressão da ingestão alimentar, diminuição do esvaziamento gástrico, inibição da motilidade gástrica e decréscimo no ganho de peso.

Mecanismo da secreção ácida pelas células parietais:

Os três principais agentes estimulantes da secreção ácida são a acetilcolina, histamina e gastrina (Fig. 4.13).

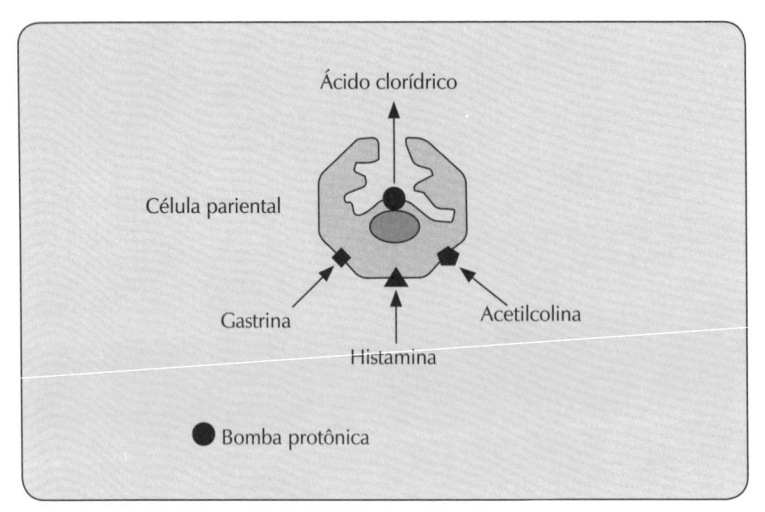

▶ FIG. 4.13 – Produção de ácido clorídrico pela célula parietal.

A acetilcolina se liga aos receptores muscarínicos. É liberada pelos terminais nervosos pós-ganglionares parassimpáticos por estímulo vagal. É a principal responsável pela secreção de pepsinogênio pelas células principais.

A histamina se liga em receptores do tipo H_2. É liberada pelas células ECL (*entero croma-fins-like*), situadas próximas às células parietais. A gastrina é liberada pelas células G do antro gástrico e acessoriamente pelo duodeno e pâncreas. A gastrina chega às células parietais e ECL por via sanguínea.

A gastrina estimula a liberação e a síntese de histamina, assim como a proliferação das células ECL.

Não age sobre a secreção de muco, mas exerce ação trófica sobre as células gástricas. Aumenta o tônus do EEI e estimula a secreção enzimática do pâncreas. A secreção de gastrina é inibida pela somatostatina e sua liberação é estimulada pela presença de aminoácidos no estômago. A redução do pH intragástrico inibe a secreção de gastrina tanto direta quanto indiretamente por intermédio da somatostatina.

A secretina, liberada pela mucosa duodenal, inibe a secreção de gastrina, por via endócrina, e a secreção ácida, por ação sobre as células parietais. Do mesmo modo, as prostaglandinas inibem a secreção ácida, por ação direta sobre as células parietais ou por inibição destas células a gastrina (Fig. 4.14).

Fases da Secreção Gástrica

Em períodos interprandiais, o débito secretório está fraco e assegurado essencialmente pela secreção das células mucosas. No período prandial, a presença do alimento desencadeia abundante secreção gástrica por aumentar o débito das células parietais.

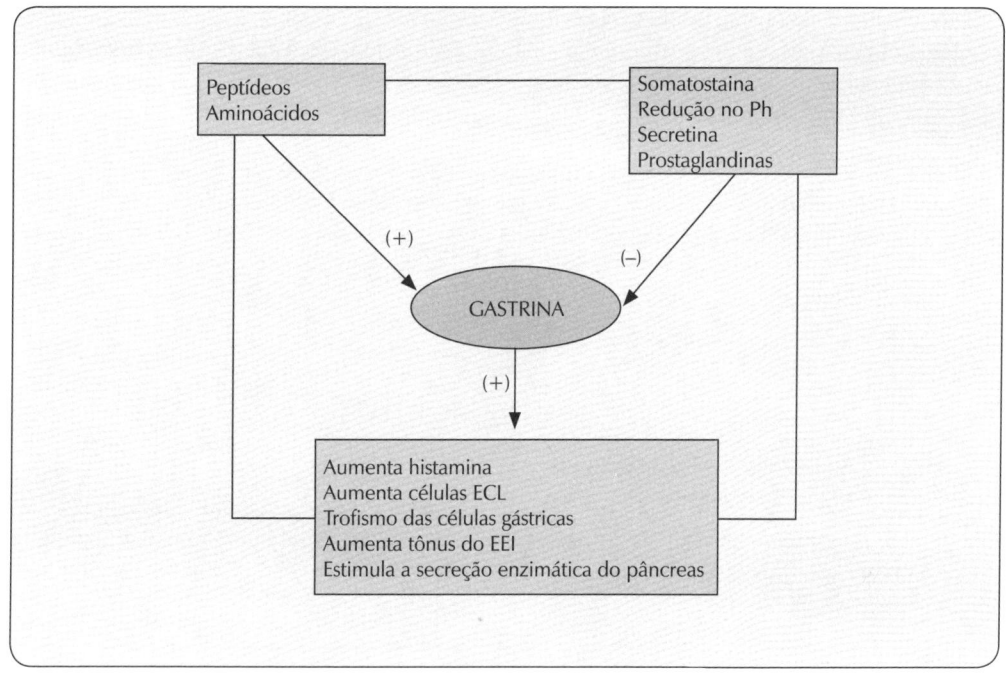

▶ **FIG. 4.14** – Fatores que influenciam e são influenciados pela gastrina.

Distingue-se a *fase cefálica*: mecanismo reflexo utilizando o nervo vago como via eferente. O estímulo essencial é o gosto e o odor dos alimentos. A simples imaginação de uma refeição apetitosa provoca secreção gástrica por reflexo condicionado. Na *fase gástrica*, a distensão do estômago é responsável pela via reflexa da secreção gástrica. Compreende as ações do vago aferente, SNC, vago eferente (vago-vagal). Um reflexo colinérgico intramural é igualmente responsável pela secreção gástrica em resposta à distensão. Também é muito importante a secreção de gastrina estimulada por certos aminoácidos. A *fase intestinal* corresponde à extinção da secreção. A chegada do quimo ao intestino provoca liberação de hormônios intestinais (secretina, enteroglucagon, GIP) que se opõem à secreção. A presença de ácido no quimo estimula a secreção de secretina. (Fig. 4.15)

Digestão Gástrica

A digestão gástrica é importante principalmente para as proteínas. Em relação aos lipídeos, pequena parcela sofre digestão.

A *pepsina* inicia a digestão das proteínas. É uma enzima proteolítica (digere proteínas em peptídeos), atua num meio altamente ácido (pH = 2,0) e acima de pH = 5,0 apresenta pouca atividade proteolítica, tornando-se inativa. O pepsinogênio, seu precursor inativo, é ativado pelo HCl e depois pelas próprias pepsinas. Os peptídeos resultantes da digestão das proteínas dietéticas no estômago estimulam a liberação de gastrina pelas células G. A gastrina estimula a produção de HCl que vai ativar mais pepsinogênio (Fig. 4.16).

A *lipase gástrica (tributirase)* age sobre a tributirina (um tipo de gordura encontrado no leite e seus derivados) e quase não tem atividade lipolítica sobre as gorduras comuns.

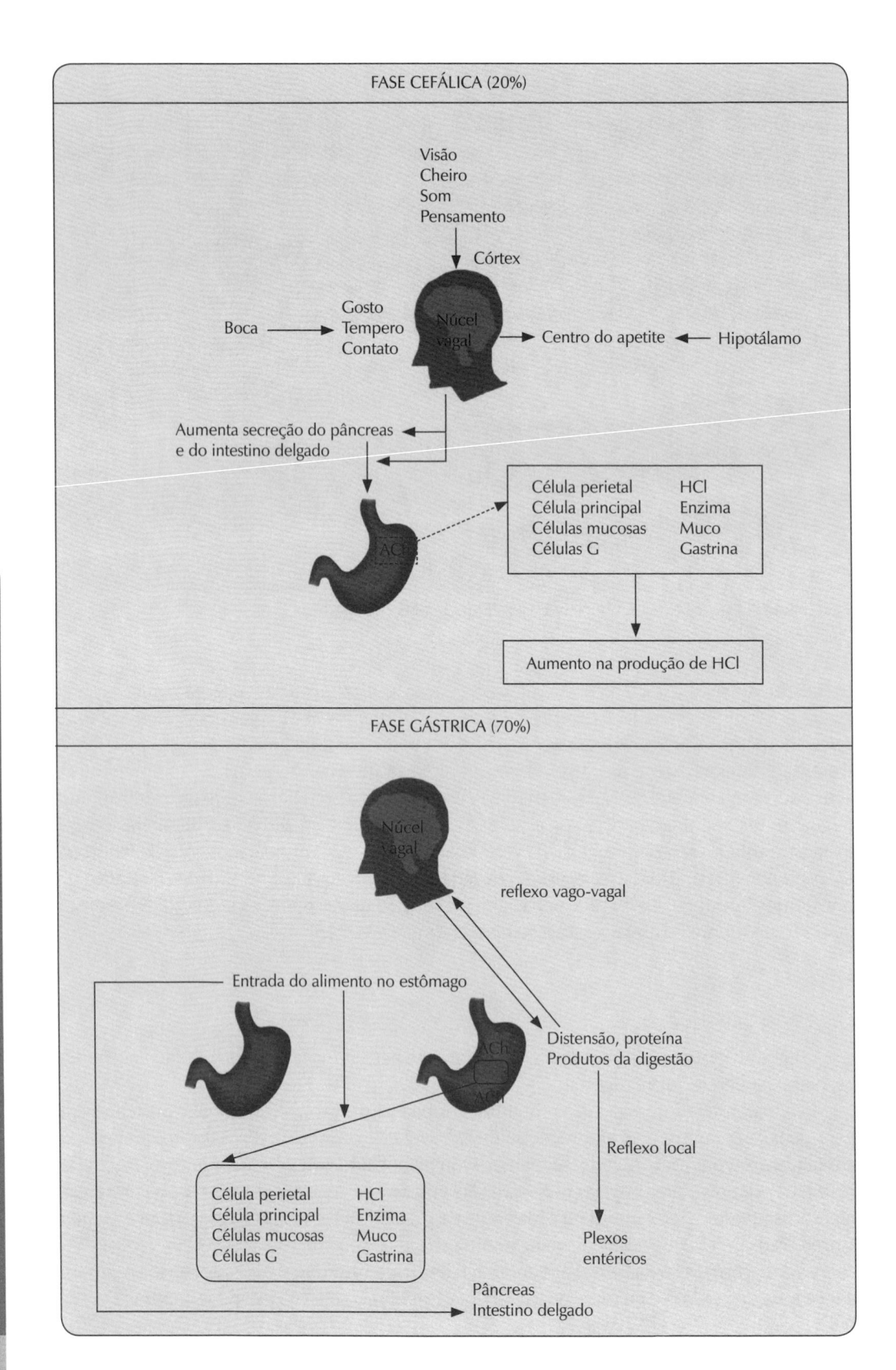

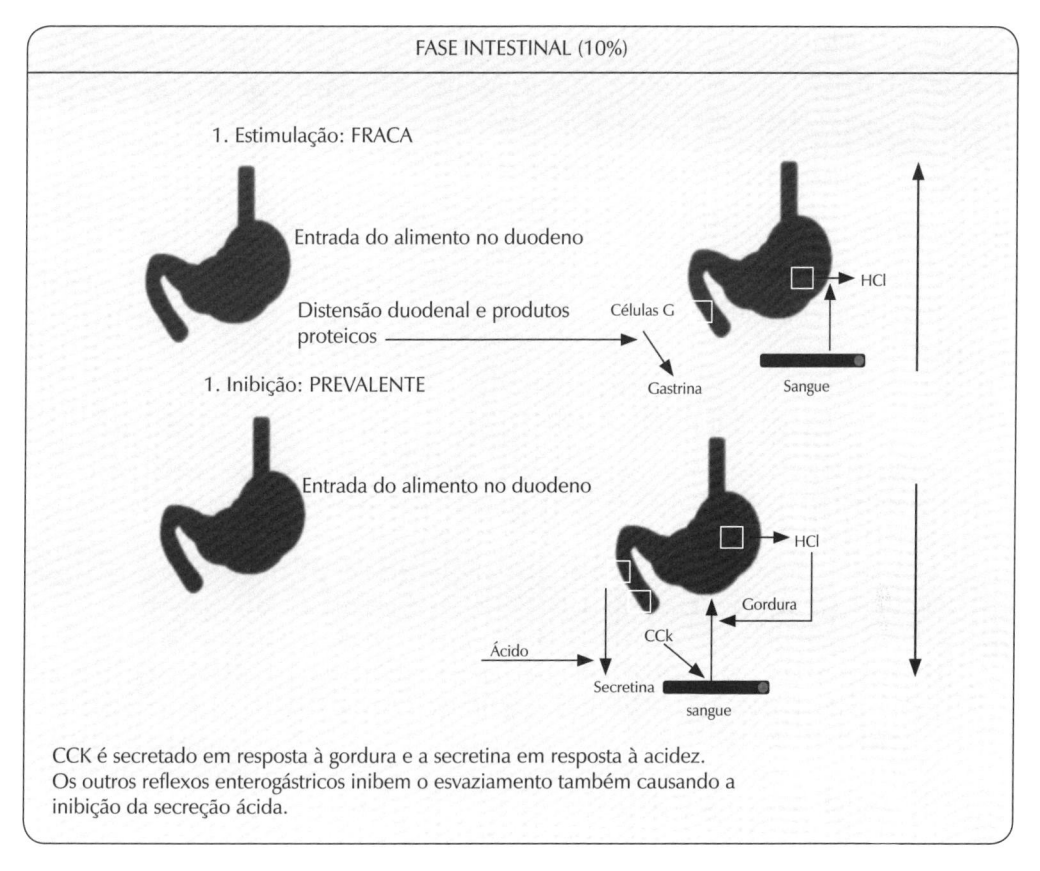

FIG. 4.15 – Fases da secreção gástrica.

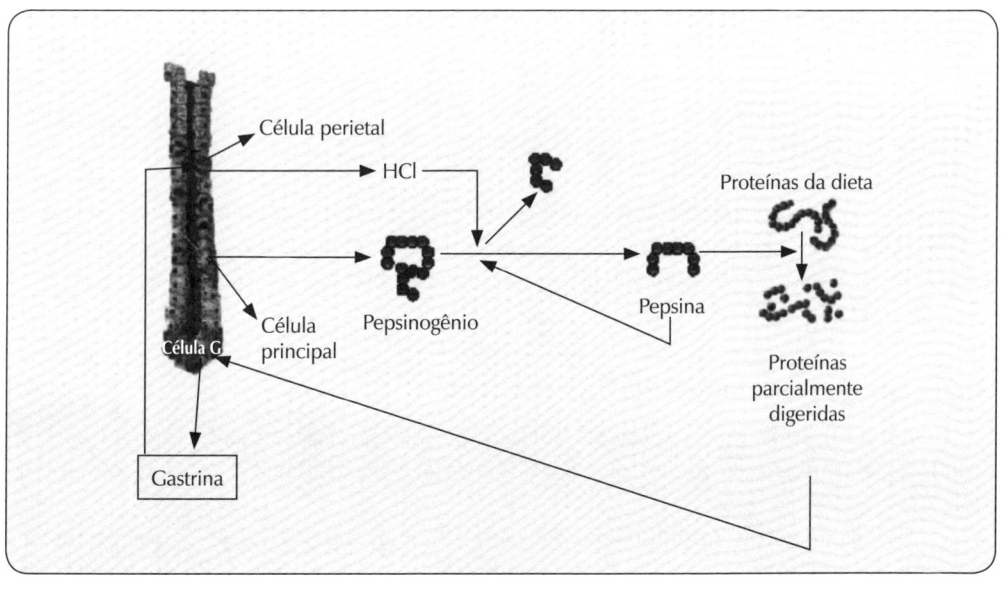

FIG. 4.16 – Síntese da digestão proteica no estômago.

Absorção Gástrica

Aspirina, álcool e algumas drogas, principalmente as solúveis em gordura, são exemplos de substâncias que podem ser absorvidas no estômago.

Fenômenos Intestinais

Funções do intestino delgado: secreção, digestão, absorção, motilidade, atividade imunitária, atividade neuroendócrina.

▶ INTESTINO DELGADO (ID): ESTRUTURA E FUNÇÕES

O intestino delgado é a porção mais longa do TGI, está relacionado com a digestão e absorção de nutrientes e é constituído de três segmentos que formam uma passagem do piloro ao intestino grosso:

- ▶ *Duodeno:* é o primeiro segmento do ID e mede cerca de 25 cm de comprimento, do piloro até o ângulo de Treitz. Mistura as secreções pancreáticas e biliares com o quimo e com o suco entérico. Apresenta absorção passiva por equilíbrio osmótico, rápida e pouco controlada, importante sobretudo para os glicídios, água e eletrólitos. É o único segmento que contém as glândulas de Brunner na submucosa para a produção de muco alcalino, que neutraliza a acidez do quimo proveniente do estômago.
- ▶ *Jejuno:* apresenta de 3 a 4 metros de comprimento. Nesta porção intestinal ocorre absorção de glicídeos, lipídeos e protídeos. Local de intensa movimentação hidroeletrolítica.
- ▶ *Íleo:* aproximadamente 3 metros de comprimento. No íleo terminal ocorre a absorção específica de vitamina B_{12} e sais biliares.

O intestino tem também muitas infusões linfocitárias, parte do GALT (*Gut Associated Lymph Tissue*), tecido linfoide associado ao intestino, que defende o organismo da agressão de patógenos e representa aproximadamente 80% do potencial imunológico do organismo.

Gut Associated Lymphoid Tissue (GALT):

- ▶ Mucosa e submucosa
- ▶ Leucócitos
- ▶ Placas de Peyer

Embora os limites precisos entre estes três segmentos não sejam observados macro ou microscopicamente, há diferenças histológicas entre o duodeno, jejuno e íleo. É no ID que a digestão enzimática final acontece, liberando moléculas pequenas passíveis de absorção.

Secreções do Intestino Delgado

ID secreta fluidos, muco aquoso e hormônios. As secreções intestinais originam um líquido extracelular com pH entre 7,5 e 8,0 com produção diária de aproximadamente 1.5L.

A presença de gordura no duodeno estimula a liberação de CCK, que então promove a contração da vesícula biliar e a liberação de bile para o duodeno através do ducto colédoco, passando pelo esfíncter de Oddi. Também inibe o esvaziamento gástrico, estimula a liberação do suco pancreático e relaxa o esfíncter de Oddi.

O ácido no duodeno causa a liberação de secretina, que estimula a liberação de bicarbonato pelo fígado e pâncreas para dentro do duodeno (Fig. 4.17).

A distensão do ID e/ou o quimo ácido e hipertônico desencadeiam reflexo neural, que aumenta a secreção do suco entérico.

Além das secreções provenientes dos órgãos adjacentes, o ID produz o suco entérico. Existem dois tipos de glândulas responsáveis pela secreção entérica. Criptas de Lieberkühn e glândulas de Brunner.

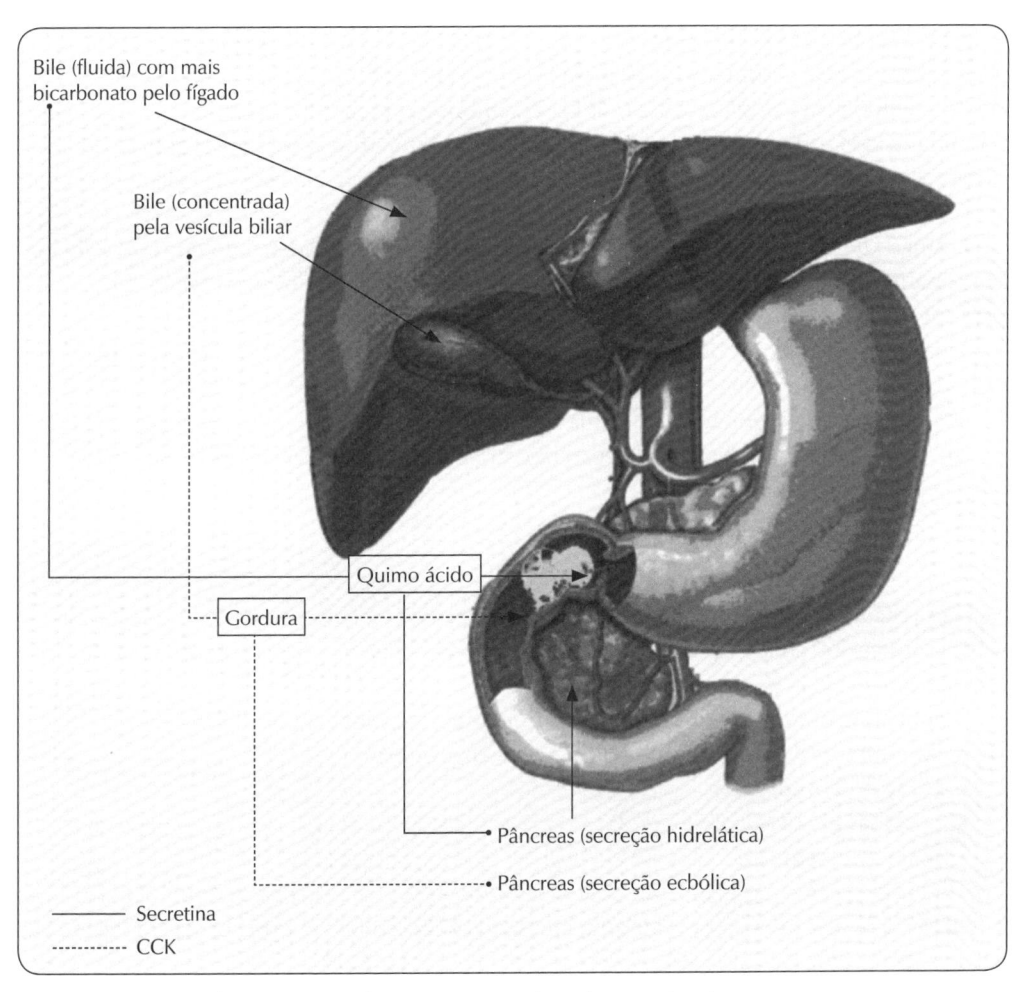

▶ **FIG. 4.17** – Ação da CCK e secretina na presença de quimo no duodeno.

Na base das vilosidades estão as criptas de Lieberkühn, também chamadas de glândulas intestinais porque são as células secretoras da mucosa. Estas células são constantemente renovadas por mitose e se prolongam para cima por toda a vilosidade até a superfície. O ciclo tem um *turnover* de aproximadamente cinco dias. Apresentam dois tipos de células: caliciformes e enterócito. As células caliciformes secretam muco para proteger e lubrificar as superfícies intestinais. Os enterócitos células que existem em grande número reabsorvem grandes quantidades de H_2O e eletrólitos, juntamente com os produtos finais da digestão.

Enzimas Digestivas da Secreção das Glândulas de Lieberkühn

Os enterócitos contêm enzimas digestivas que digerem substâncias alimentares. Estas enzimas estão localizadas na borda em escova. São elas:

- peptidases;
- sacarase, maltase, isomaltase e lactase;
- lipase intestinal.

As glândulas de Brunner localizam-se no duodeno proximal, principalmente entre o piloro e a ampola hepatopancreática, onde desembocam o suco pancreático e a bile. Estas glândulas secretam grande quantidade de muco alcalino em resposta aos estímulos táteis e irritantes da mucosa, aos estímulos vagais e aos hormônios gastrintestinais, particularmente a secretina.

A função do muco alcalino consiste em proteger a parede duodenal do quimo ácido, por isto contém grande quantidade de HCO_3^- que se soma aos secretados pelas secreções pancreática e hepática, com função de neutralizar o HCl proveniente do estômago.

Estimulação simpática: desestimula a secreção da glândula devido à vasoconstrição dos vasos que a irrigam.

Estimulação parassimpática: estimula a produção de muco.

Quarenta por cento das úlceras ocorrem entre a ampola hepatopancreática e o piloro.

Digestão e Absorção no Intestino Delgado

A digestão dos macronutrientes possibilita a absorção efetiva dos mesmos. Portanto, estas duas funções são indissociáveis e dependentes das outras funções, tais como a motilidade e a secreção.

O bolo alimentar que chega no duodeno é composto pelos seguintes nutrientes:

- carboidratos de cadeia longa parcialmente digeridos;
- dissacarídeos intactos;
- proteínas parcialmente digeridas (longas cadeias peptídicas);
- lipídeos intactos.

Nenhuma das formas acima pode ser absorvida. Assim, a ação das enzimas pancreáticas, intestinais e os sais biliares presentes na bile são fundamentais na transformação destes nutrientes para formas absorvíveis.

O ID é o principal local do TGI para a absorção de aminoácidos e monossacarídeos. A maioria dos lipídeos é igualmente absorvida neste órgão. A área de superfície absortiva do ID é de aproximadamente 250 m^2 – tamanho de uma quadra de tênis. Isto é possível devido a três características que aumentam significativamente esta área: as dobras, as vilosidades e as microvilosidades (borda em escova). As vilosidades possuem uma lâmina própria que se comunica tanto com os capilares sanguíneos, quanto com os linfáticos para a absorção do conteúdo intestinal. A muscular da mucosa contrai para mover as vilosidades e aumentar a área de exposição do conteúdo com o lúmen (Fig. 4.18)

Assim, praticamente toda a absorção dos produtos digeridos ocorre no ID.

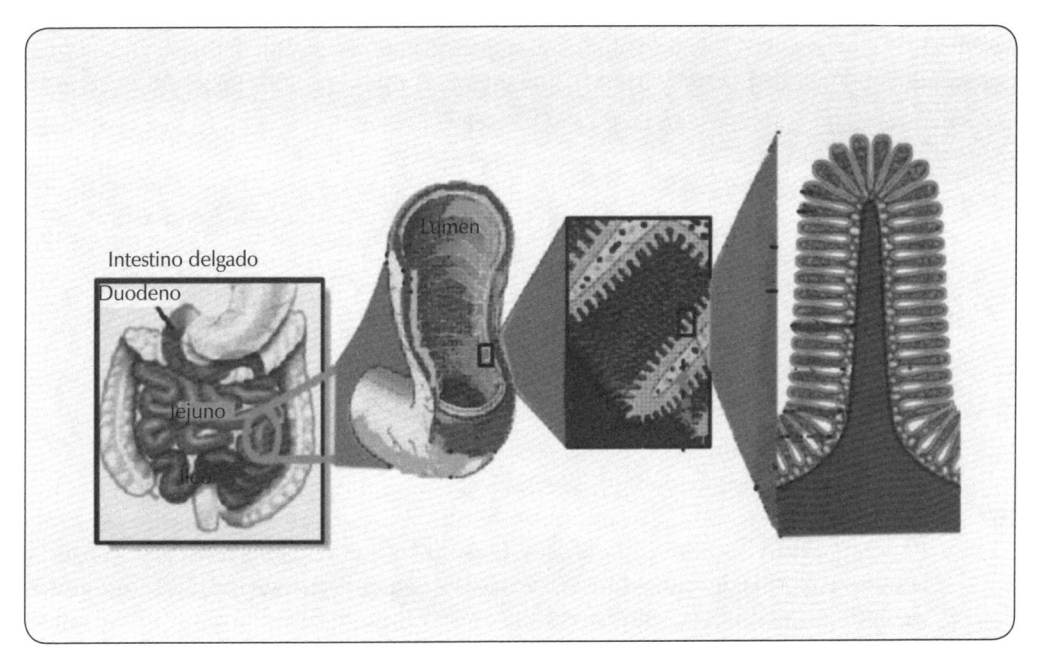

▶ FIG. 4.18 – Superfície absortiva do ID.

A absorção depende mais das vilosidades e menos do comprimento do intestino: atrofia vilositária *versus* ressecção intestinal.

Absorção no ID: Mecanismos Gerais

A absorção ocorre através dos enterócitos. A maioria dos nutrientes digeridos é absorvida pelos capilares sanguíneos do sistema porta entero-hepático. No entanto, a maior parte da gordura digerida é absorvida pelos capilares linfáticos.

Assim, o transporte dos produtos finais da digestão ocorre em três passos:

▶ para dentro do enterócito
▶ para fora dos enterócitos e para dentro da lâmina própria
▶ da lâmina própria para o sangue ou linfa.

O intestino delgado absorve cerca de 8.5 L de fluidos e a maioria dos nutrientes provenientes da alimentação.

▶ *Carboidratos:* São compostos constituídos por carbono, hidrogênio e oxigênio. É, em situações normais, o único substrato utilizado pelos neurônios. Isto explica e justifica a extrema importância deste nutriente, bem como alerta para os perigos de dietas com restrição severa em carboidratos. Os carboidratos alimentares incluem os simples e os complexos. Quimicamente, os carboidratos simples são os monossacarídeos e os dissacarídeos e os complexos são os polissacarídeos. A seguir, uma breve revisão dos carboidratos alimentares:

– *Glicose:* é fonte essencial de energia para todas as atividades do organismo. Como pode ser observado na representação acima, faz parte de todos os outros carboidratos. É comumente referenciada como "o açúcar do sangue".

▶ TABELA 4.4 – Carboidratos Alimentares

Carboidratos simples: Monossacarídeos	Carboidrato simples: Dissacarídeos	Carboidrato complexo: Polissacarídeos
Glicose	Maltose (glicose+glicose)	Amido
Frutose	Sacarose (glicose+frutose)	Celulose
Galactose	Lactose (glicose+galactose)	

- *Frutose:* é o mais doce dos carboidratos. Encontrada naturalmente nas frutas e no mel e também na forma de rafinose (trissacarídio) e estaquiose (tetrassacarídio) em algumas leguminosas, como soja, lentilha, ervilha e feijão. Essas formas não são absorvidas pelo intestino humano, sofrendo então fermentação pelas bactérias colônicas com consequente produção de gases. Queixa comum ao consumo destas leguminosas.
  Não é dependente de insulina; entretanto, a indicação de seu uso por diabéticos é controversa, não havendo consenso entre os especialistas.
- *Galactose:* é o monossacarídeo do leite. Raramente aparece isolado na alimentação.
- *Maltose:* é produto intermediário da digestão do amido. Acontece também durante o processo de fermentação alcoólica.
- *Sacarose:* é o "açúcar de mesa". Produzido a partir da cana de açúcar ou da beterraba.
- *Lactose:* é o principal carboidrato do leite.
- *Amido:* é o reservatório energético das plantas. Por este motivo é o carboidrato mais abundante na alimentação.
- *Celulose:* principal constituinte das paredes das plantas. É exemplo de fibra insolúvel, muito utilizada para o tratamento da constipação intestinal. Outros exemplos de fibras insolúveis são a *hemicelulose*, componente importante dos cereais e a *lignina*. As fibras solúveis são representadas pelas pectinas, gomas, mucilagens, amido resistente e outros polissacarídeos. Todos estes compostos apresentam ação prebiótica.

Classificação das fibras e de substâncias semelhantes a elas:

▶ TABELA 4.5 – Fibras Alimentares

Fibras insolúveis	• Celulose • Hemicelulose • Lignina

Fibras solúveis	• Pectinas
	  Gomas
	  Mucilagens
	  Outros polissacarídeos

Substâncias Semelhantes às Fibras	• Inulina Frutooligossacarídeos (FOS) • Amido resistente • Açúcares não absorvidos

A digestão dos carboidratos começa na boca sob ação da alfa amilase salivar. O amido é digerido em dextrinas, maltotriose e maltose pela amilase salivar (Fig. 4.19). A amilase pancreática (pH ótimo ~7) continua a digestão no duodeno.

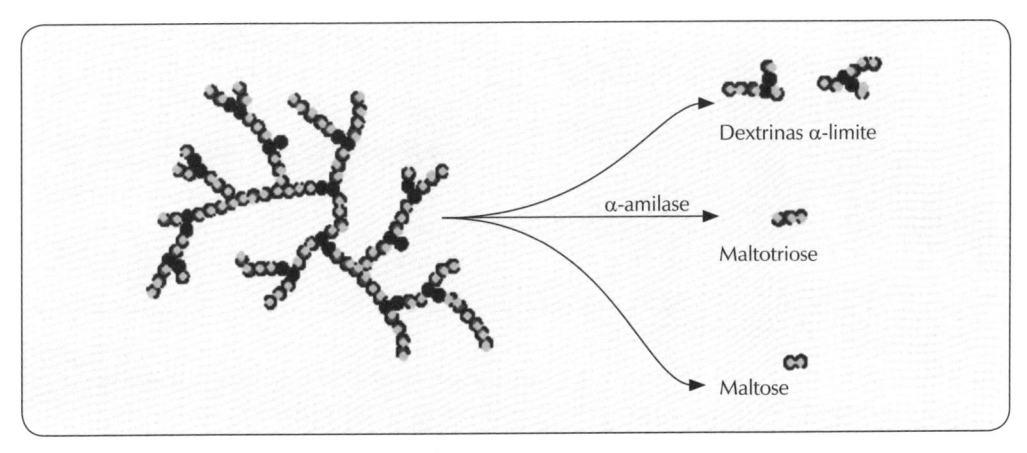

▶ **FIG. 4.19** – Digestão do amido pela amilase.

A lactose e a sacarose provenientes do alimento ingerido e as dextrinas, maltotriose e maltose, produtos da digestão inicial do amido, sofrem ação das enzimas da borda em escova: lactase, sacarase, α-dextrinase e glicoamilase, respectivamente. A Tabela 4.6 resume a ação da digestão dos carboidratos:

▶ **TABELA 4.6** – Digestão de Carboidratos

Enzima	Local de produção	Substrato	Fonte	Produtos
Amilase salivar	Glândulas salivares - boca	Amido	Alimentar	dextrinas, maltotriose e maltose
Amilase pancreática	Ácinos - Pâncreas	Amido	Alimentar	dextrinas, maltotriose maltose
Lactase	Borda em escova-intestino delgado	Lactose	Alimentar	Glicose e galactose
Sacarase	Borda em escova-intestino delgado	Sacarose	Alimentar	Glicose e frutose
α-dextrinase	Borda em escova-intestino delgado	α-dextrinas ou isomaltase	Amido alimentar	Glicose
Glicoamilase	Borda em escova-intestino delgado	Maltotriose e maltose	Amido alimentar	Glicose

A glicose e a galactose são absorvidas no enterócito por cotransporte de sódio, utilizando o mesmo transportador (SGLUT-1). A frutose é absorvida por meio de difusão facilitada com outro transportador (GLUT-5) (Fig. 4.20).

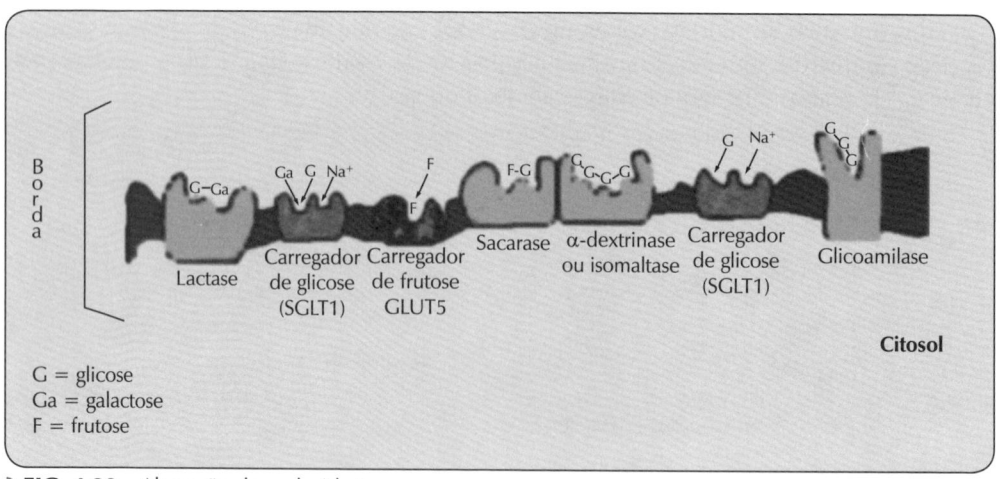

▶ FIG. 4.20 – Absorção de carboidratos.

A absorção da glicose e dos outros monossacarídeos se dá pelos capilares sanguíneos da circulação portal êntero-hepática.

Os carboidratos não digeríveis, como rafinose, celulose, hemicelulose e outros, passam ao intestino grosso, onde sofrem ação da bactérias colônicas. Os produtos desta ação incluem o ácido acético, o ácido propiônico e o ácido butírico.

Proteínas

A digestão intraluminal é realizada pela pepsina (gástrica) e proteases pancreáticas (tripsina, quimiotripsina e carboxipeptidases). A ação destas enzimas resulta em peptídeos de tamanhos variados. Estes sofrem a ação das peptidases produzidas na borda em escova que resultam em aminoácidos, di e tri peptídeos. Desta forma, a absorção torna-se possível.

A absorção dos aminoácidos ocorre no intestino proximal por transporte ativo secundário (gradiente eletroquímico de Na^+). O sistema de transporte é por difusão facilitada.

A absorção dos di e tri peptídeos ocorre por sistema específico de cotransporte H^+-peptídeo. O gradiente H^+ depende da atividade da Na-K-ATPase.

A absorção ocorre do pólo basolateral do enterócito para o sangue portal.

Lipídeos

A maioria dos lipídeos alimentares é constituída de triacilgliceróis (TAG) (80%), de fosfolipídeos e de colesterol.

No estômago, os TAG (cadeia média) são submetidos à ação da lipase gástrica e degradados em diacilglicerol e ácidos graxos.

No intestino, os TAG de cadeia longa sofrem emulsificação pelos sais biliares e são submetidos à ação da lipase pancreática facilitada pela colipase e degradados em monoacilgliceróis e ácidos graxos. Após, formam micelas e migram até os vasos quilíferos para absorção.

A digestão de fosfolipídeos é unicamente intestinal após a formação das micelas e ação da fosfolipase A_2 pancreática.

A absorção ocorre por difusão passiva de ácidos graxos e de monoacilgliceróis. Ocorre a reesterificação dos ácidos graxos em TAG e a formação de quilomícrons. Estes são desembocados na circulação linfática.

Sumário das enzimas liberadas no duodeno pelo pâncreas e pela borda em escova:

▌ **TABELA 4.7** – Enzimas Liberadas no Duodeno

- Enzimas pancreáticas:
  - Amilase: amido (polissacarídeo) → maltose (dissacarídeo)
  - Tripsina, quimiotripsina: polipeptídeos → dipeptídeos
  - Carboxipeptidase: dipeptídeos → aminoácidos
  - Lipase: triacilgliceróis → ácidos graxos e glicerol

- Enzimas da borda em escova (intestinal)
  - Aminopeptidases → dipeptídeos → aminoácidos
  - Sacarase, lactase e glicoamilase
  - Sacarose → glicose + frutose
  - Lactose → glicose + galactose
  - Maltose → glicose + glicose

Motilidade Intestinal

A motilidade promove a mistura do quimo com as enzimas e o expõe à mucosa para que ocorra a absorção. Isto é possível por meio de dois tipos de fenômenos motores: a peristalse e a segmentação. Segmentação e peristalse propelem o conteúdo através do ID em 4 a 6 horas.

O controle efetivo destes movimentos obedece a fatores excitatórios e inibitórios. No quadro abaixo estão listados alguns fatores envolvidos no controle da motilidade intestinal:

▌ **TABELA 4.8** – Fatores Envolvidos no Controle da Motilidade Intestinal

Excitatórios	*Inibitórios*
SNP – acetilcolina	SNS – noradrenalina
Gastrina	Adrenalina
CCK	Secretina
Motilina	GIP
Encefalinas	VIP
Serotonina	

Atividade Imunitária

A mucosa gastrintestinal forma uma barreira entre o corpo e o ambiente luminal que contém não apenas nutrientes, mas também microrganismos e toxinas potencialmente hostis. O desafio é permitir o transporte eficiente dos nutrientes através do epitélio e impedir a passagem de moléculas e de organismos prejudiciais ao corpo. A propriedade seletiva da mucosa gástrica e intestinal é chamada de "barreira gastrintestinal".

A barreira GI apresenta componentes importantes para as defesas:

- ❱ a própria mucosa intestinal: importância da integridade da parede.
- ❱ o sistema imune localizado no epitélio intestinal (GALT).
- ❱ a microbiota intestinal.

Atividade Neuroendócrina

Desde o início do século passado, o intestino passou a ser reconhecido como órgão endócrino. O primeiro hormônio a ser isolado foi a secretina. Atualmente, muitos são os hormônios e peptídeos intestinais conhecidos, elevando o *status* de órgão puramente relacionado às funções alimentares a um dos maiores órgãos endócrinos do organismo, juntamente com o tecido adiposo. Estes hormônios e peptídeos intestinais podem facilitar o crescimento e o desenvolvimento do intestino com manutenção da integridade da mucosa (por exemplo, GLP-2), facilitar as secreções do intestino (por exemplo, Secretina, CCK), modular a motilidade intestinal e o sinal ao cérebro a respeito da presença da qualidade dos nutrientes para a absorção (por exemplo, Peptídeo YY, GLP-1); a última função depende de sua posição nas células que comunicam-se com o lúmen intestinal. Negociam assim não somente os aspectos sensoriais (aferente) que envolvem a saciedade, mas igualmente instalam uma via eferente que comunica sobre mudanças gastrintestinais à ingestão de nutriente e alteram as secreções e a motilidade intestinais. Assim, um eixo cérebro-intestino existe para a efetiva regulação da ingestão de nutrientes por meio do controle do apetite, saciedade e habilidade na digestão e absorção.

Os efeitos fisiológicos mais importantes dos hormônios intestinais estão representados na Tabela 4.9.

❱ **TABELA 4.9** – Efeitos Fisiológicos mais Importantes dos Hormônios Intestinais

Ação	Gastrina	CCK	Secretina	GIP	Motilina
Secreção ácida	+		–	–	
Secreção pancreática de HCO_3-		+	+		
Secreção pancreática de enzimas		+			
Secreção biliar de HCO_3-			+		
Contração da VB		+			
Esvaziamento gástrico		–	–	–	
Liberação de insulina				+	
Crescimento da mucosa		+			
Motilidade gástrica					+
Motilidade intestinal					+

(+) = estimulação; (–) = inibição

Existem também no TGI, peptídeos isolados em grande variedade, mas três têm, atualmente, maior interesse fisiológico: enteroglucagon, polipeptídeo pancreático e peptídeo YY (Tabela 4.10).

▶ **TABELA 4.10** – Peptídeos Intestinais

Peptídeo	Liberados por	Ações
Polipeptídeo pancreático	Proteínas Lipídeos glicose	↓ secreção pancreática de bicarbonato e enzimas
Peptídeo YY	Lipídeos	↓ secreção gástrica ↓ esvaziamento gástrico
Enteroglucagon	hexose	↓ secreção gástrica

Inicialmente, julgou-se que todos os peptídeos tinham origem em células endócrinas. Entretanto, hoje se sabe que alguns peptídeos estão localizados no tecido neural do intestino. Existem três peptídeos neurócrinos com funções fisiológicas estabelecidas: peptídeo intestinal vasoativo (VIP), peptídeo liberador de gastrina ou bombesina (GRP) e as encefalinas (Tabela 4.11).

▶ **TABELA 4.11** – Peptídeos Neurócrinos

Peptídeo	Localização	Ações
VIP	Mucosa e muscular intestinal	Relaxamento do músculo liso
GRP ou bombesina	Mucosa gástrica	↑ liberação de gastrina
Encefalinas	Mucosa e muscular intetsinal	↑ tônus muscular liso

▶ INTESTINO GROSSO (IG): ESTRUTURA E FUNÇÕES

O intestino grosso é o último compartimento do TGI e reponde pelas fases finais da digestão. Situa-se entre o íleo e o ânus. A passagem do intestino delgado para o intestino grosso é realizada através do esfíncter íleo cecal, que relaxa somente quando a peristalse chega ao íleo. O intestino grosso é dividido em três segmentos: o ceco, onde é localizado o apêndice vermiforme; os cólons, que representam a maior parte do IG e são divididos em ascendente, transverso, descendente e sigmoide; o reto, menor segmento, é contínuo com o canal anal e possui musculatura esquelética que participa do reflexo da defecação. O IG realiza importantes processos:

- ▶ recuperação de água e eletrólitos do conteúdo intestinal: antes do conteúdo adentrar o íleo terminal, entre 80% e 90% do conteúdo hídrico já foi absorvido. Cabe ao intestino grosso absorver quase toda a água e os eletrólitos restantes;

▶ formação e armazenamento das fezes: enquanto o conteúdo é movido pelo intestino grosso, ocorre a absorção da água e adquire consistência pastosa. Mistura-se com as bactérias intestinais e o muco formando o bolo fecal. As fezes normais apresentam aproximadamente 75% de água e 25% de sólidos. Os sólidos são representados pelas bactérias, material orgânico e fibras não digeridas. A cor marrom das fezes é devida ao urobilinogênio e estercobilina, ambos produzidos pela degradação bacteriana da bilirrubina (Fig. 4.23). O odor fecal resulta dos gases produzidos pelo metabolismo bacteriano;

▶ fermentação bacteriana dos nutrientes não digeridos;

▶ eliminação de dejetos e de materiais não digeridos por meio da defecação.

Para realizar todos estes processos o mais eficientemente possível, o cólon reage a diferentes estímulos: *a distensão retal* é percebida e permite a transição entre a função de armazenamento e a função excretora. Esta resposta é possível graças a interação dos sistemas nervosos intrínseco e extrínseco. A *redução do volume circulante* provoca, por intermédio da aldosterona, reabsorção aumentada de íons sódio e água. A chegada de ácidos graxos livres no cólon provoca a liberação do peptídeo YY que inibe a maior parte das funções do TGI, da secreção gástrica à motilidade colônica (Fig. 4.21).

Estes processos duram cerca de 12 horas.

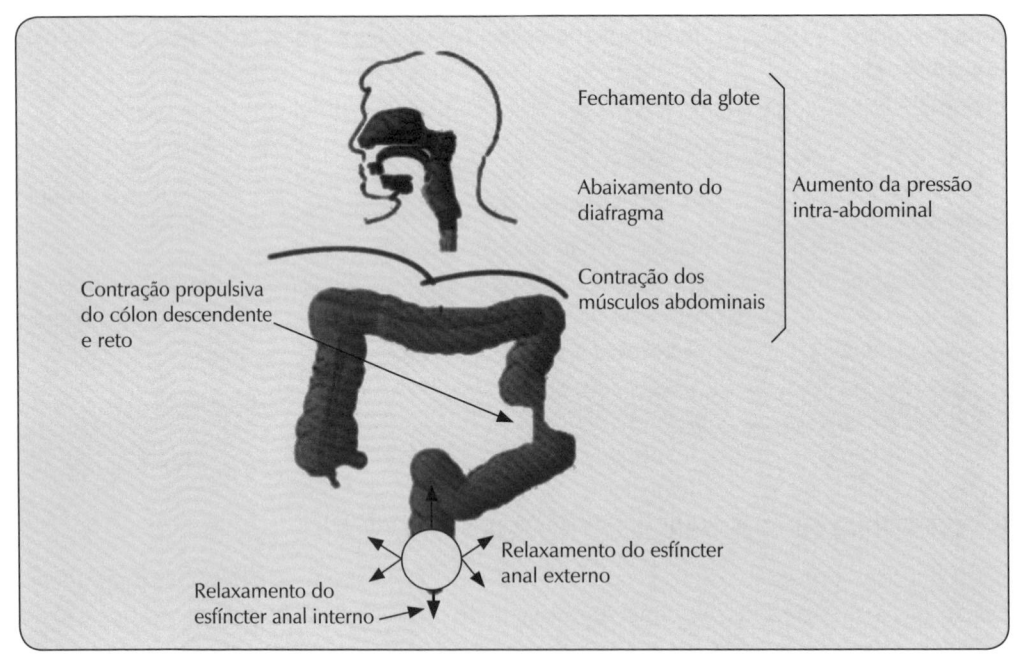

▶ **FIG. 4.21** – Processos realizados pelo intestino grosso.

Microbiota Intestinal

A microbiota intestinal é composta por aproximadamente 100 trilhões de bactérias, com 100 variedades em média. Participam da digestão, absorção e síntese de vitaminas. As funções da microbiota no organismo revelam o importante papel que exerce na manutenção da saúde (Tabela 4.12).

▶ **Tabela 4.12** – Ações da Microbiota no Organismo

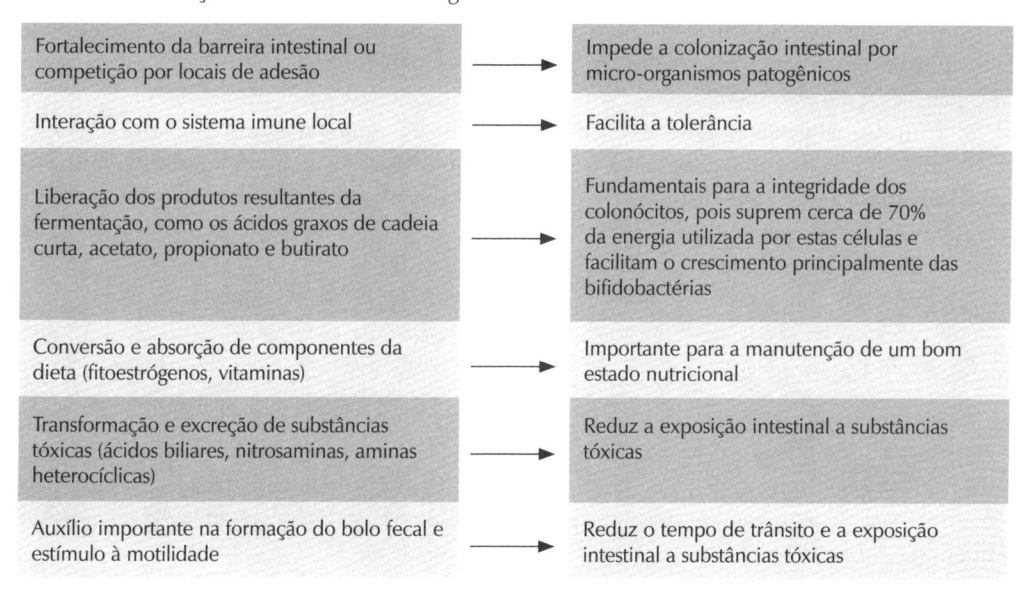

Fortalecimento da barreira intestinal ou competição por locais de adesão	Impede a colonização intestinal por micro-organismos patogênicos
Interação com o sistema imune local	Facilita a tolerância
Liberação dos produtos resultantes da fermentação, como os ácidos graxos de cadeia curta, acetato, propionato e butirato	Fundamentais para a integridade dos colonócitos, pois suprem cerca de 70% da energia utilizada por estas células e facilitam o crescimento principalmente das bifidobactérias
Conversão e absorção de componentes da dieta (fitoestrógenos, vitaminas)	Importante para a manutenção de um bom estado nutricional
Transformação e excreção de substâncias tóxicas (ácidos biliares, nitrosaminas, aminas heterocíclicas)	Reduz a exposição intestinal a substâncias tóxicas
Auxílio importante na formação do bolo fecal e estímulo à motilidade	Reduz o tempo de trânsito e a exposição intestinal a substâncias tóxicas

Existem evidências científicas mostrando que muitos fatores podem alterar a microbiota intestinal reduzindo seus efeitos benéficos. Dentre eles, o uso de antibióticos, estresse físico e emocional, radiação, imunodeficiência e diversas doenças que causam alteração da motilidade intestinal, como, por exemplo: esclerodermia e diabetes ou doenças inflamatórias crônicas do intestino, como a Doença de Crohn e a Colite Ulcerativa, bem como o uso crônico de laxantes.

Algumas substâncias alimentares não digeríveis no TGI superior ao atingirem o cólon são metabolizadas e promovem o crescimento da microbiota intestinal benéfica. Estas substâncias são os prebióticos, presentes naturalmente em alimentos, como os ricos em fibras e frutooligossacarídeos, como alcachofra, chicória, cebola, alho poró, alguns grãos e mel.

Por sua ação intestinal, os prebióticos favorecem o indivíduo de diversas maneiras:
▶ reduzem da ativação de xenobióticos;
▶ modulam a produção de muco e estimulam o sistema imune;
▶ aumentam a excreção de nitrogênio;
▶ induzem a produção de hormônios intestinais;
▶ reduzem o pH, facilitando a absorção de cálcio;
▶ induzem apoptose;
▶ modulam a produção de lipídeos e glicose pelo fígado;
▶ modulam a flora intestinal.

Atividade Motora

Os movimentos do cólon consistem em:
▶ ondas peristálticas menores;
▶ haustrações: ondas produzidas que servem para misturar o conteúdo para melhor absorção;

▶ peristalse em massa; grandes movimentos que ocorrem em intervalos, normalmente associados com as refeições. Estes movimentos são frequentemente iniciados pelo reflexo gastrocólico (ou gastroileal ou duodenocólico) (Tabela 4.14) que estimula o cólon em resposta e entrada de alimento no estômago. Este reflexo é especialmente ativo após jejum e quando o alimento apresentar extremos de temperatura.

Estes movimentos permitem que o conteúdo intestinal avance pelos cólons, onde em cada porção torna-se mais concentrado formando as fezes. Neste processo, algumas vitaminas, como a K e certas vitaminas do complexo B, são produzidas e absorvidas juntamente com a água e os eletrólitos.

Reflexo da Defecação

Como resultado dos movimentos de massa descritos acima, a pressão exercida no reto e no esfíncter anal interno, como é músculo liso, resulta em relaxamento involuntário. Impulsos aferentes são levados ao cérebro, indicando a necessidade da defecação. O esfíncter externo consiste de músculos voluntários e é relaxado com a contração retal e prensa abdominal no reflexo da defecação.

▶ **TABELA 4.13** – Resumo dos Reflexos Intestinais

• reflexo enterogástrico: ativado por receptores intestinais sensíveis ao íon hidrogênio, à distensão e à osmolaridade. Isto causa diminuição na motilidade gástrica e retarda o esvaziamento gástrico, protegendo o intestino de acidez excessiva
• reflexo ileocecal ou ileocólico: estimulado pela distensão do íleo. Aumenta a motilidade do íleo e relaxa o esfíncter ileocecal, permitindo que o quimo passe do íleo ao ceco. Também a distensão dos cólons faz com que o esfíncter ileocecal contraia reflexamente, fornecendo proteção ao refluxo dos conteúdos colônicos
• reflexo gastroileal: iniciado com a distensão gástrica, causando motilidade ileal aumentada. Este reflexo pode ser controlado pela gastrina
• reflexo inibitório intestino-intestinal é causado quando um segmento do intestino é distendido e conduz ao relaxamento do restante do intestino
• reflexo inibitório colocólico é um reflexo similar observado nos cólons. Estes são controlados por estímulos simpáticos

Transporte de Água pelo TGI

A quantidade de líquidos que passam pelo TGI por dia é de aproximadamente 10 litros (Tabela 4.14). São eliminados pelas fezes, aproximadamente 200 mL.

Após entender os mecanismos básicos relacionados à função intestinal, é possível compreender o papel deste órgão não apenas como fundamental na digestão, absorção de nutrientes e formação de fezes, mas também como um grande e importante órgão neuroendócrino e imunológico.

Alimentação	2 litros
Saliva	1,5 litros
Estômago	2,5 litros
Pâncreas	1,5 litros
Bile	0,5 litros
Intestino	2,0 litros

Para relembrar: o intestino possui mais de 100 milhões de neurônios. Ora, sendo o organismo esta máquina perfeita que é, não teria sentido haver tantos neurônios para pouca função.

Hoje se sabe que várias doenças são caracterizadas por perturbações na regulação neuronal da função gastrintestinal. O conceito de hipersensibilidade visceral, a caracterização de redes neuronais no "eixo cérebro-intestino" e a identificação de importantes mecanismos mediadores de 5HT(serotonina) têm contribuído para este entendimento.

Secreções no Intestino Grosso

O intestino grosso secreta muco alcalino contendo bicarbonato e potássio para proteção contra as bactérias e o ácido. O muco também lubrifica as fezes e protege o intestino contra os danos mecânicos.

▶ ÓRGÃOS ANEXOS DO SISTEMA DIGESTÓRIO

O fígado, vesícula biliar e pâncreas liberam seus produtos no interior do duodeno. Estes produtos são essenciais para a completa digestão dos nutrientes.

Fígado

O fígado situa-se no quadrante superior direito do abdômen, imediatamente abaixo do diafragma. É permeado por um complexo e organizado sistema de canais que transportam o suprimento sanguíneo e a bile. É a maior glândula do corpo humano e pesa cerca de 1.500g em um adulto.

Desempenha importante papel no armazenamento de nutrientes, filtração do sangue, defesa imune, detoxificação, metabolismo, secreção e liberação da bile. É responsável por 25-30% do débito cardíaco. Divide-se em lobos e funciona como um filtro sobre a circulação sanguínea. O sangue que entra no fígado é proveniente da veia porta hepática e da artéria hepática. Pela veia porta chega ao fígado todo material absorvido nos intestinos (com exceção de parte dos lipídios que é transportada por via linfática) e contém bilirrubina, produto da quebra de hemoglobina no baço. Pela artéria hepática chega ao fígado o sangue oxigenado contendo metabólitos, nutrientes e bilirrubina dos tecidos periféricos. O sangue sai do fígado pela veia hepática. A bile sintetizada no fígado é secretada no ducto hepático comum para a vesícula e da vesícula para o intestino através do ducto colédoco (Fig. 4.22). O fluxo sanguíneo total que passa pelo fígado de um indivíduo adulto é de aproximadamente 1.500 mL/min. Destes, apenas 20% é arterial.

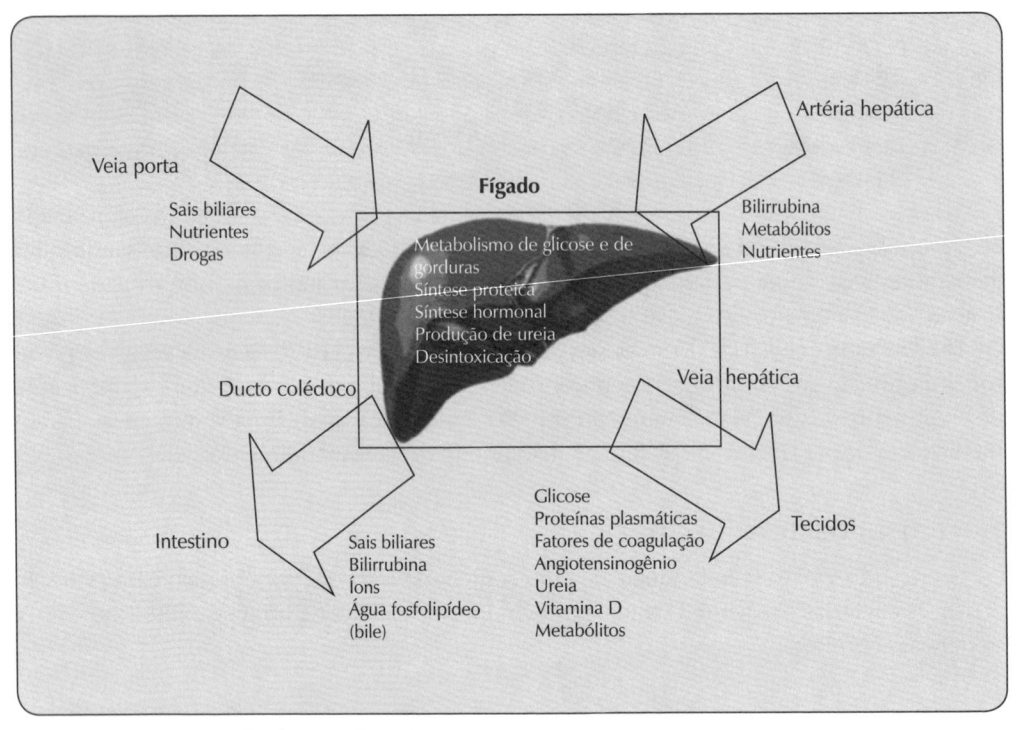

▶ **FIG. 4.22** – Resumo das funções hepáticas.

Fisiologicamente – baixa resistência vascular (pequena diferença entre pressões na veia portal e veia hepática) – em caso de alterações patológicas (esteatose ou cirrose), a resistência vascular aumenta e o fluxo sanguíneo diminui → hipertensão portal, ascite.

Inervação Hepática

A inervação hepática é proveniente unicamente do SNA:
- ▶ simpático: medula torácica – gânglio celíaco;
- ▶ parassimpático: hipotálamo ventro medial- nervo vago.

Células Hepáticas

Os hepatócitos são os constituintes principais do fígado. Correspondem a aproximadamente 65% da população das células hepáticas. A disposição dos hepatócitos forma estruturas poligonais chamadas de lóbulos hepáticos, que se arranjam lado a lado em quase toda sua extensão. Em cada lóbulo, os hepatócitos estão dispostos ao redor de uma veia central (Fig. 4.23) . Oriundas dos vários lóbulos, unem-se formando a veia hepática, que desemboca na veia cava inferior. A veia porta se ramifica dando origem a vasos que se distribuem entre os hepatócitos, formando os capilares sinusoides para onde flui o sangue que chega à veia central. Os sinusoides também recebem sangue da artéria hepática.

No lúmen das células endoteliais que formam os sinusoides, estão presentes macrófagos, chamado de células de Kupffer, e representam cerca de 15% das células presentes no fígado. Estas células são responsáveis, principalmente, pela fagocitose de hemácias senis, onde removem o grupo heme da porção globina, formando a biliverdina. Esta será posteriormente convertida no pigmento bilirrubina e secretada nos ductos biliares, sendo armazenada na vesícula biliar para posteriormente ser eliminada para o duodeno.

Entre as células endoteliais e os hepatócitos existe um espaço subendotelial denominado de espaço de Disse. Neste espaço estão presentes os microvilos dos hepatócitos e as células de Ito. As células de Ito possuem inclusões lipídicas ricas em vitamina A. Também estão correlacionadas com a produção de proteínas e proteoglicanos do espaço intersticial, fatores de crescimento e citocinas. Estas células representam 5% das células presentes no fígado.

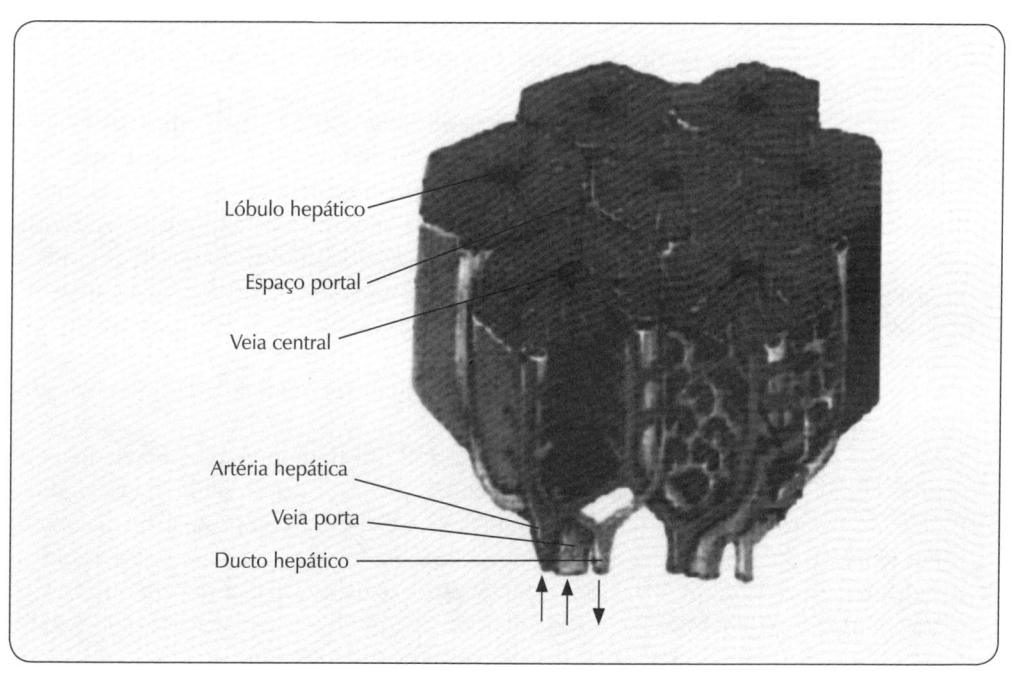

▶ **FIG. 4.23** – Representação dos lóbulos hepáticos.

Funções Metabólicas do Fígado

▶ *Carboidratos:* O fígado é essencial para a homeostase glicídica. Quando a oferta de glicose é maior que a necessidade do organismo, parte deste excesso é utilizada para a síntese de glicogênio (glicogenogênese) e, desta forma, armazenada nos hepatócitos. Por outro lado, quando a glicemia reduz e não ocorre oferta suficiente de glicose pela alimentação (períodos interprandiais ou restrição severa no consumo de carboidratos), o fígado é capaz de sintetizar glicose a partir do glicogênio (glicogenólise) e de outros substratos, como lactato, aminoácidos ou ácidos graxos (gliconeogênese). Estes mecanismos são intrínsecos do fígado, porém influenciados por fatores de controle neuroendócrino extra-hepático, como insulina, glucagon, cortisol, tiroxina e estimulação adrenérgica pelo sistema nervoso simpático.

- ▶ *Armazenamento de glicogênio (1-4 %):* remove excesso de glicose do sangue, armazena e devolve à circulação quando a concentração no sangue diminui → *manutenção da glicemia*
- ▶ Ainda promove:
  - – Conversão de galactose e frutose para glicose;
  - – Gliconeogênese

Formação de muitos compostos químicos por meio de produtos intermediários do metabolismo de carboidratos

Mais detalhes sobre as funções realizadas pelo fígado estão na Tabela 4.16.

- ▶ *Proteínas:* o fígado é responsável pela síntese de diversas proteínas: albumina (na cirrose → hipoalbuminemia → ascite e edema), fatores de coagulação (V, VII, IX, X), fibrinogênio, proteínas de transportes específicos (ceruloplasmina- Cu e transferrina- Fe), proteínas de inflamação, fatores de crescimento (HGF, TGFα, IGF1). É também o órgão mais importante na deaminação dos aminoácidos. Neste processo, acontece a síntese de ureia e glutamina a partir da amônia. Interconversões de vários aminoácidos e síntese de outros composto aminados também acontecem no fígado.

- ▶ *Lipídeos:* o fígado exerce papel na homeostase do colesterol e de TAG. Sintetiza as apoproteínas necessárias à síntese de lipoproteínas. Sintetiza a LCAT (lecitina colesterol acil transferase), enzima que permite a esterificação do colesterol. Sintetiza e hidrolisa os TAG e fosfolipídeos, que serão incorporados às lipoproteínas. Promove a utilização energética dos ácidos graxos livres (pela via da β-oxidação mitocondrial) gerando a formação de corpos cetônicos (cetogênese). A quantidade oxidada é dependente da disponibilidade de carboidratos, aumenta na inanição, restrição no consumo de carboidratos ou no diabetes.

- ▶ O fígado é o responsável pela inativação e excreção de esteroides e pela síntese de gordura por meio de proteínas e carboidratos.

- ▶ *Bile:* representa a secreção exócrina do fígado. É um líquido verde-amarelado, com produção diária entre 500-1.000 mL e pH entre 7,1-7,3, podendo ser liberado no duodeno ou armazenado na vesícula biliar (entre as refeições). É composto principalmente por água, eletrólitos, colesterol, pigmentos e sais biliares. O pico de secreção é desencadeado pela refeição. A formação depende de fluxo osmótico de água em resposta ao transporte ativo de soluto. O epitélio biliar possui grande capacidade de reabsorção. A síntese e reabsorção são reguladas pela secreção de somatostatina.

A coloração típica da bile é devido à presença do pigmento bilirrubina, produto de degradação do heme. Provém 80% da hemoglobina e 20% de outras hemoproteínas. A heme oxigenase quebra o anel porfirina, liberando biliverdina, que é rapidamente convertida em bilirrubina. Uma vez formada é transportada no sangue associada à albumina, já que é insolúvel em água. Assim, seu transporte plasmático é assegurado pela albumina (bilirrubina não conjugada ou indireta). O fígado capta e conjuga a bilirrubina com o ácido glicurônico (bilirrubina conjugada ou direta), que é então transportada pela bile para o intestino. No intestino são efetuadas a desconjugação, hidrogenação e urobilinogenação (dando origem ao urobilinogênio e estercobilina, responsáveis pela coloração da fezes) (Fig. 4.24). A eliminação se faz por via urinária (após reabsorção) ou fecal. Em adultos, a eliminação diária de urobilinogênio pela urina é <5mg/dia. Aumenta em enfermidades que cursam com grande catabolismo da hemoglobina (anemia falciforme, talassemias, anemia hemolítica).

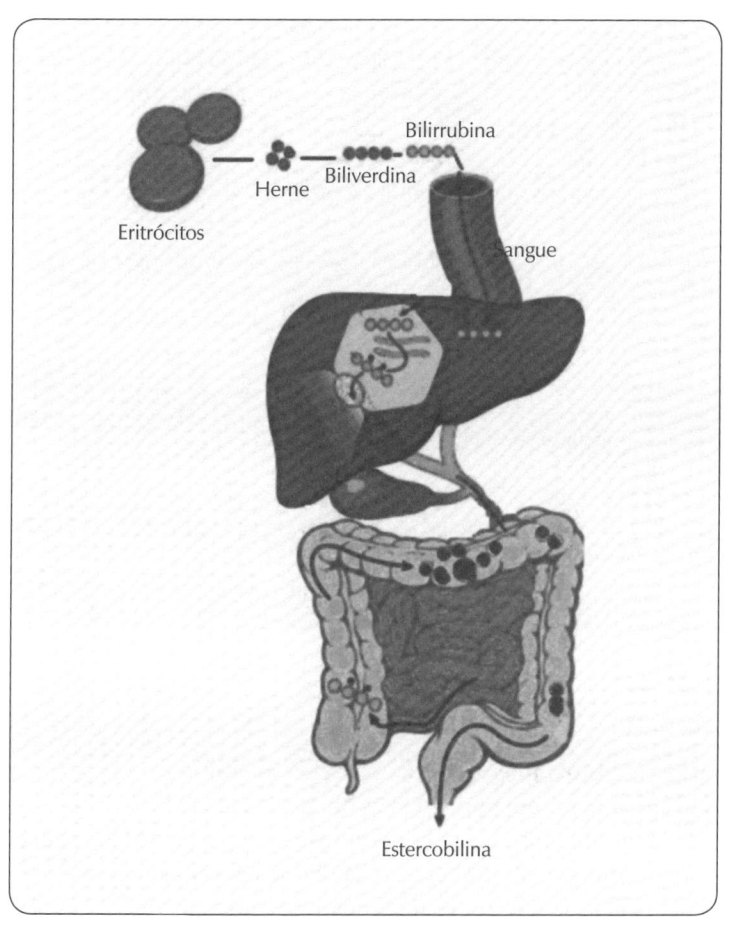

▶ **FIG. 4.24** – Formação dos pigmentos biliares.

Vesícula Biliar

A vesícula biliar (VB) é um órgão pequeno situado à face inferior do fígado, conectado ao ducto colédoco pelo ducto cístico. Tem como principais funções armazenar e concentrar a bile. A quantidade de bile secretada pelas células hepáticas oscila entre 500 e 1.000 mL/dia. A capacidade da VB é de aproximadamente 50 mL. Não fosse pela sua grande capacidade em concentrar a bile, sua função no armazenamento seria inexpressiva. A bile secretada pelo fígado, entre as refeições e principalmente pelo jejum noturno é armazenada na vesícula biliar, porque nestas situações o tônus do esfíncter hepatopancreático (Oddi), que controla a entrada do conteúdo do colédoco no duodeno, é alto, não permitindo a passagem. Assim, grande parte da bile é desviada para a VB. A concentração da bile se dá pela remoção do Na^+, Cl^- e H_2O. O Na é trocado pelo H^+, o que faz com que o pH da bile diminua. Ocorre a concentração de sais biliares e bilirrubina.

- Formação e secreção de bile
- Detoxificação de várias substâncias:
    - Produtos do metabolismo dos micro-organismos intestinais
    - Toxinas exógenas (medicamentos, álcool, drogas)
    - Hormônios (tiroxina, estrógeno, cortisol, aldosterona)
- Sínteses de proteínas plasmáticas:
    - Proteínas de fase aguda
    - Albumina
    - Fatores de coagulação
    - Hormônios derivados de colesterol e de proteínas
- Coagulação:
    - Vitamina K é requerida para a formação dos fatores II (protrombina), VII (proconvertina), IX e X
- Reservatório sanguíneo:
    - filtração e reserva de sangue (450 mL = cerca de 10 % do volume total de sangue do organismo). Em falência cardíaca pode:
    - ser reservado até 1L de sangue
- Imunidade (células de Kupffer = macrófagos)
- Vitaminas: metabolismo e armazenamento das vitaminas A, D e B12
- Relação com a formação de sangue:
    - Armazenamento de vitamina B12
    - Metabolismo do ferro e seu armazenamento, como ferritina (células hepáticas contêm apoferritina e quando excede no sangue, na forma de ferritina)
    - Participação na produção de eritropoietina

Esvaziamento da VB

Começa vários minutos após o início da refeição por estimulação neuroendócrina. Quando o quimo chega no duodeno, as células duodenais liberam CCK, que realiza vigorosa contração na VB ao mesmo tempo em que promove o relaxamento do esfíncter hepatopancreático. Este mecanismo garante a liberação da bile armazenada para o ducto cístico, canal colédoco, esfíncter hepatopancreático e finalmente ao duodeno, onde irá promover a emulsificação das gorduras. A capacidade emulsificante se dá pela grande presença de sais biliares na bile proveniente da vesícula biliar.

Pâncreas

Generalidades

O pâncreas é uma glândula mista. A parte exócrina é a responsável pela produção do suco pancreático, onde há grande quantidade de enzimas indispensáveis ao processo digestório, pois possibilitam adequada absorção. A parte endócrina sintetiza e secreta os hormônios insulina, glucagon, polipeptídeo pancreático e somatostatina. As células endócrinas situam-se nas ilhotas de Langerhans. O pâncreas secreta cerca de 1,5 litro de suco pancreático por dia. Sua característica alcalina (pH: 7 a 8,4) neutraliza o quimo duodenal e seu conteúdo enzimático digere as proteínas, lipídeos e carboidratos.

Secreção Pancreática Exócrina e Endócrina

O pâncreas exócrino representa 90% da massa tissular. Os ácinos e lóbulos drenam a secreção para o ducto pancreático principal que desemboca no duodeno pela ampola hepatopancreática (zona comum entre o colédoco e o ducto) e passa pelo esfíncter hepatopancreático (Oddi). As células zimogênicas são responsáveis pela secreção enzimática (ecbólica) e células dos canais pela secreção hidroeletrolítica (hidrelática) (Tabela 4.16).

▶ **TABELA 4.16** – Secreções Pancreáticas Exócrinas

	Secreção Ecbólica	Secreção Hidrelática
Estímulo	CCK	secretina

Produtos	• Enzimas para a digestão de carboidratos:
	  – α-amilase pancreática: amido → dissacarídeos e trissacarídeos.
	• Enzimas para a digestão de gorduras:
	  – Lípase pancreática: TAG → ácidos graxos e monoglicerídeos.
	  – Colesterol-esterase: hidrolisa os ésteres de colesterol.
	  – Fosfolipase: ácidos graxos → fosfolipídios.
	• Enzimas para a digestão de proteínas:
	  – Tripsinogênio e quimotripsinogênio: proteínas íntegras e parcialmente hidrolisadas → peptídeos de vários tamanhos.
	  – Carboxipeptidases: alguns peptídeos → aminoácidos isolados.
		$H_2O + NaHCO_3^-$

▶ CONSIDERAÇÕES

As enzimas proteolíticas estão inativas dentro do pâncreas, pois de outro modo o pâncreas sofreria autodigestão. São ativadas quando chegam ao duodeno pela ação da enteroquinase. O tripsinogênio é ativado em tripsina e é capaz de ativar as outras enzimas proteolíticas.

▶ **TABELA 4.17** – Proteases Pancreáticas

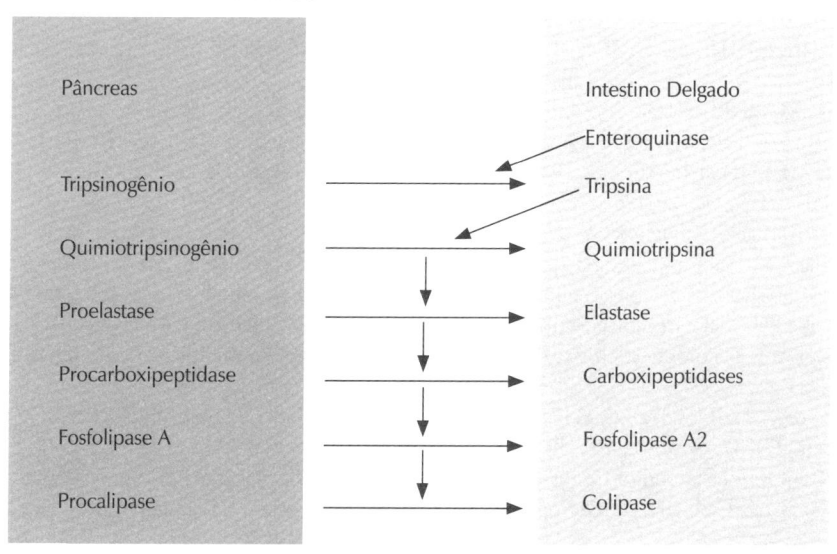

Controle da Secreção Pancreática

▶ TABELA 4.18 – Fases da Secreção Pancreática

Fase	Estímulo	Mediadores	Resposta
Cefálica	Cheiro, sabor, pensamento sobre o alimento, mastigação e deglutição.	Liberação de Ach e gastrina pela estimulação vagal	Aumento da secreção, principalmente ecbólica
Gástrica	Proteína alimentar	Gastrina	Aumento da secreção, principalmente ecbólica
	Distensão gástrica	Reflexo vago-vagal	Aumento da secreção principalmente ecbólica
Intestinal	Quimo ácido	Secretina	Aumento da secreção hidrelática
	Ácidos graxos de cadeia longa	CCK e reflexo vago-vagal	Aumento da secreção, principalmente ecbólica
	Peptídeos e aminoácidos	CCK e reflexo vago-vagal	Aumento da secreção, principalmente ecbólica

Referências Bibliográficas

1. Aires MM. Fisiologia. 2ª ed. Guanabara-Koogan, Rio de Janeiro. Artmed, Porto Alegre. 1999.
2. Barreiros RC et al. Frutose em humanos: efeitos metabólicos, utilização clínica e erros inatos associados. Campinas: Rev Nutr, 18(3):377-389, 2005.
3. Bear MF et al. Neurociências – Desvendando o Sistema Nervoso. 2ª ed. Porto Alegre: Artmed Editora, 2002.
4. Berne & Levy. Fundamentos de Fisiologia. 4 ed. Ed. Elsevier, 2006.
5. Berne RM, Levy MN, Koeppen BM, Stanton BA. Fisiologia. 5ª ed. Rio de Janeiro: Elsevier, 2004. In: Chaves, PC et al. Regulação Neuroendócrina da Secreção e Motilidade Gatrointestinais. Porto Alegre, 2001.
6. Cingolani HE, Houssay AB et al. Fisiologia Humana de Houssay. 7ª ed. Artmed, Porto Alegre, 2003.
7. Constanzo LS. Fisiologia. 3ª. ed. Rio de Janeiro: Elsevier, 2007.
8. Costa MMB. Avaliação da dinâmica da deglutição e da disfagia orofaringea. In: Castro, Savassi-Rocha, Melo e Costa. Tópicos 10 em Gastroenterologia – Deglutição e Disfagia. Rio de Janeiro: MEDSI, p. 177-185, 2000.
9. Davies A, Asa GH, Blakeley AGH, Kidd C. Fisiologia Humana. Porto Alegre: Artmed, 2003.
10. Douglas CR. Tratado fisiologia aplicada a ciência da saúde. 4ª ed. R. Editorial, 1999.
11. Estall JL, Drucker DJ. Dual Regulation of Cell Proliferation and Survival via Activation of Glucagon-Like Peptide-2 Receptor Signaling, J Nutr 133:3708–11, 2003.
12. Ganong WF. Fisiologia Médica. 19ª ed. Rio de Janeiro: McGraw-Hill Interamericana do Brasil, 1999.
13. Guyton AC, Hall JE. Tratado de Fisiologia Médica. 11ª ed. Rio de Janeiro: Elsevier, 2006.
14. Hansen JT, Koeppen BM. Atlas de Fisiologia Humana de Netter, 2003.
15. Johnson LR. Fundamentos de Fisiologia Médica. 2ª ed. Rio de Janeiro: Guanabara-Koogan, 2003.
16. Junqueira LC, Carneiro J. Histologia Básica. 10ª ed. Rio de Janeiro: Guanabara Koogan, 2004.

17. Moura SAB et al. Valor Diagnóstico da Saliva em Doenças Orais e Sistêmicas: Uma Revisão de Literatura. João Pessoa: Pesq Bras Odontoped Clin Integr, 7(2):187-194, 2007.
18. Rautava S, Isolauri E. The Development of Gut Immune Responses and Gut Microbiota: Effects of Probiotics in Prevention and Treatment of Allergic Disease. Curr Issues Intest Microbiol 3:1-14, 2002.
15. Rodrigues SS, Fonseca CC, Neves MTD. Células endócrinas do sistema gastroenteropancreático: Conceitos, distribuição, secreções, ação e controle. Arq Cien Vet zool UNIPAR, 8(2):171-180, 2005.
16. Ross MH, Rowrell L, Lynn J. Histologia Texto e Atlas. 2ª ed. São Paulo: Editora Médica Panamericana, 1993.
17. Sibernagl S, Despopoulos A. Fisiologia – texto e atlas. 5ª ed. Porto Alegre: Artmed, 2003.
18. Silverthorn DU, Fisiologia Humana – Uma Abordagem Integrada. 2ª ed. Ed. Manole, 2003.
19. Jeurissen SHM et al. Parameters and Techniques to Determine Intestinal Health of Poultry as Constituted by Immunity, Integrity and Functionality. London: Curr Issues Intest Microbiol, 3:1-14, 2002.
20. Usdin TB et al. Gastric Inhibitory Polypeptide Receptor, a Member of the Secretin-Vasoactive Intestinal Peptide Receptor Family, Is Widely Distributed in Peripheral Organs and the Brain. National Institute of Mental Health, and the Clinical Neuroscience Branch, National Institute of Neurological Diseases and Stroke. Bethesda, Maryland, 1993.
21. Vander AJ, Sherman JH, Luciano DS. Human Physiology: The Mechanisms of Body Function. 7 ed. New York: McGraw-Hill, 1998.
22. Widmaier EP, Raff H, Strang KT. Vander, Sherman, Luciano's Human Physiology: The Mechanisms of Body Function. 9ª ed. New York: McGraw-Hill, 2004.
23. Yamada EK et al. A influência das fases oral e faríngea na dinâmica da deglutição. São Paulo: Arq Gastroenterol, 41:1, 2004.

Capítulo 5

Histologia, Bioquímica e Fisiologia da Pele

Leandro Giavarotti

▶ INTRODUÇÃO

A pele do homem corresponde a 15% de seu peso corporal. É um órgão externo que reveste e delimita o organismo, protegendo-o; pela sua resistência e flexibilidade, determina a sua plasticidade. O teor de água da pele é de cerca de 70% do seu peso (livre de tecido adiposo); ela contém 20% do conteúdo total de água do organismo e varia em espessura entre 0,5 e 4 milímetros, apresentando grandes variações de flexibilidade e elasticidade ao longo de sua extensão. Numa área de 3 cm de diâmetro, a pele possui mais de 3 milhões de células; entre 100 e 340 glândulas sudoríparas; 50 terminações nervosas; e 90 cm de vasos sanguíneos.

A pele desempenha inúmeras funções no organismo, tais como conservação da homeostasia (por meio da termorregulação e excreção de metabólitos), proteção contra alterações do meio externo (agindo como barreira microbiana e imunológica, química, contra as radiações, térmica e elétrica) e recepção dos estímulos externos, captando informação sensorial tátil, dolorosa e térmica. Além disso, a pele é responsável por inúmeras secreções glandulares, incluindo aquelas que desempenham um importante papel na atração sexual.

Classicamente, considera-se que a pele é composta de três camadas de tecidos: a epiderme (epitélio estratificado), a derme (denso estroma fibroelástico no qual situam-se as estruturas vasculares, nervosas e os órgãos anexiais da pele, glândulas sebáceas, sudoríparas e folículos pilosos) e a hipoderme (tecido adiposo). Só existe descontinuidade estrutural entre a derme e a epiderme, separadas pela lâmina basal epidérmica; não obstante, atualmente a hipoderme não é mais considerada parte da pele, sendo chamada apenas de gordura subcutânea. Assim sendo, a acepção mais atual do termo pele abrange somente a epiderme e a derme.

▶ EPIDERME

A epiderme é um tecido epitelial estratificado córneo cujos principais componentes celulares são as células epilteliais, as células do sistema melânico e as células de Langerhans, que atuam como macrófagos e estão envolvidas em várias patologias, como micoses e dermatites de contato. Essas células se distribuem em 5 camadas epiteliais:

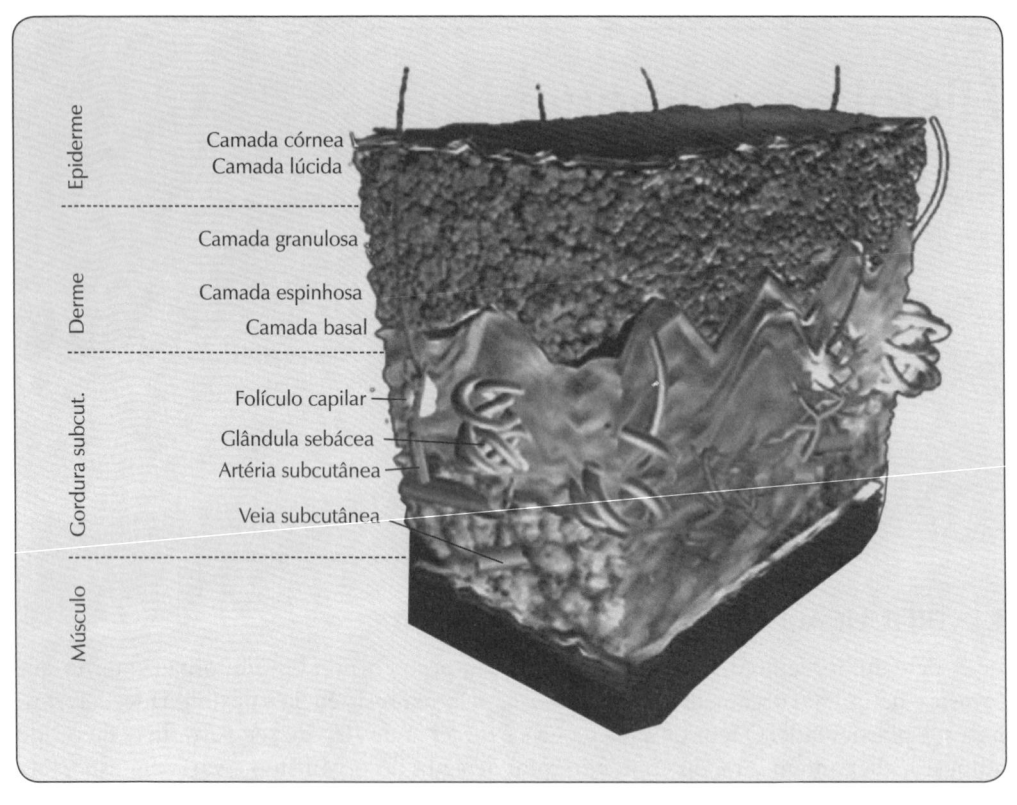

Legendas da figura:
- Epiderme
- Camada córnea
- Camada lúcida
- Camada granulosa
- Camada espinhosa
- Camada basal
- Derme
- Folículo capilar
- Glândula sebácea
- Artéria subcutânea
- Veia subcutânea
- Gordura subcut.
- Músculo

▶ **FIG. 5.1** – Estrutura histológica da pele. Adaptado de: http://www.fpnotebook.com/_media/ DermSkinAnatomy.jpg

▶ Camada córnea (camada de descamação): região mais ou menos espessa de células anucleadas, cujo protoplasma está queratinizado. As células queratinizadas do epitélio vão-se destacando, sendo substituídas por outras continuamente. É a camada morta da epiderme.

▶ Camada lúcida: Células achatadas, com núcleos pouco aparentes ou mesmo invisíveis, apresentando um aspecto homogêneo e translúcido. Essa camada é mais abundante e expressiva nas regiões palmoplantares.

▶ Camada granulosa: Células muito achatadas, de estrutura granulosa. Nessa camada, começa o processo de queratinização da célula, como indicado pela presença de grânulos queratoialínicos no seu citoplasma.

▶ As camadas granulosa e lúcida constituem a camada de transição, com importantes funções de barreira, pois impede a saída de água e a entrada de substâncias exógenas.

▶ Camada espinhosa ou de Malpighi: Camada composta por células poliédricas perfeitamente justapostas.

▶ Camada germinativa (camada basal): Camada composta por células jovens, justapostas e em multiplicação constante. Esta camada se encontra diretamente posicionada sobre a lâmina dermoepidérmica.

As células da epiderme são unidas entre si e com a derme por desmossomos e hemidesmossomos (estruturas proteicas que garantem a adesão entre células vizinhas).

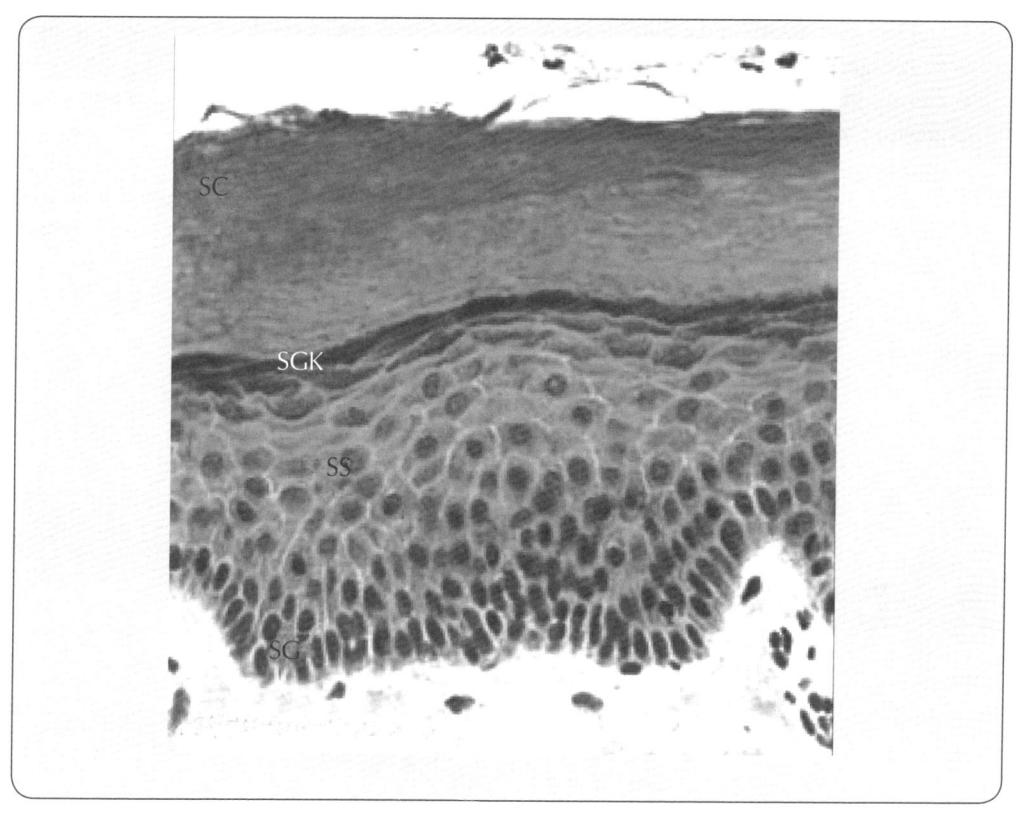

▶ **FIG. 5.2** – Estrutura histológica da epiderme. SC – Camada córnea; SGK – Camada granulosa; SS – Camada espinhosa; SG – Camada basal.

Assim sendo, as células da epiderme são criadas na camada basal e são eliminadas na camada córnea, num movimento ascendente contínuo. O ciclo de renovação completa, desde a divisão da célula basal até a eliminação da camada córnea, faz-se em 59-75 dias:

▶ Divisão celular: 19 dias
▶ Trânsito pela camada de Malpighi: 26-42 dias
▶ Trânsito pelo estrato córneo: 19 dias

Além dos queratinócitos (células epiteliais), a epiderme também possui melanócitos, células responsáveis pela produção de melanina. Estes se localizam principalmente na camada basal da epiderme, na proporção de um melanócito para cada dez queratinócitos. É interessante notar que o número de queratinócitos não varia entre as diferente etnias humanas; as diferenças de coloração da pele entre essas etnias é principalmente devida a diferenças na atividade dos melanócitos.

▶ DERME

A derme é constituída primordialmente por substância fundamental (intersticial), fibras, vasos e nervos, além dos folículos pilossebáceos e das glândulas sudoríparas. É uma região relativamente pobre em células, quando comparada à epiderme. Estas estruturas se distribuem em três regiões principais:

- Derme superficial ou papilar: Nessa região, predominam as células e os feixes fibrilares de colágeno, mais finos e dispostos em sentido perpendicular à superfície.
- Derme profunda ou reticular: Região localizada entre a derme papilar e a camada de gordura subcutânea. Nessa região, predominam feixes de colágeno mais grossos, ondulados e dispostos paralelamente à superfície da pele.
- Derme adventícia: Camada presente em torno dos folículos pilossebáceos, glândulas e vasos. Nessa região, a derme é constituída de feixes finos de colágeno, como a derme papilar.

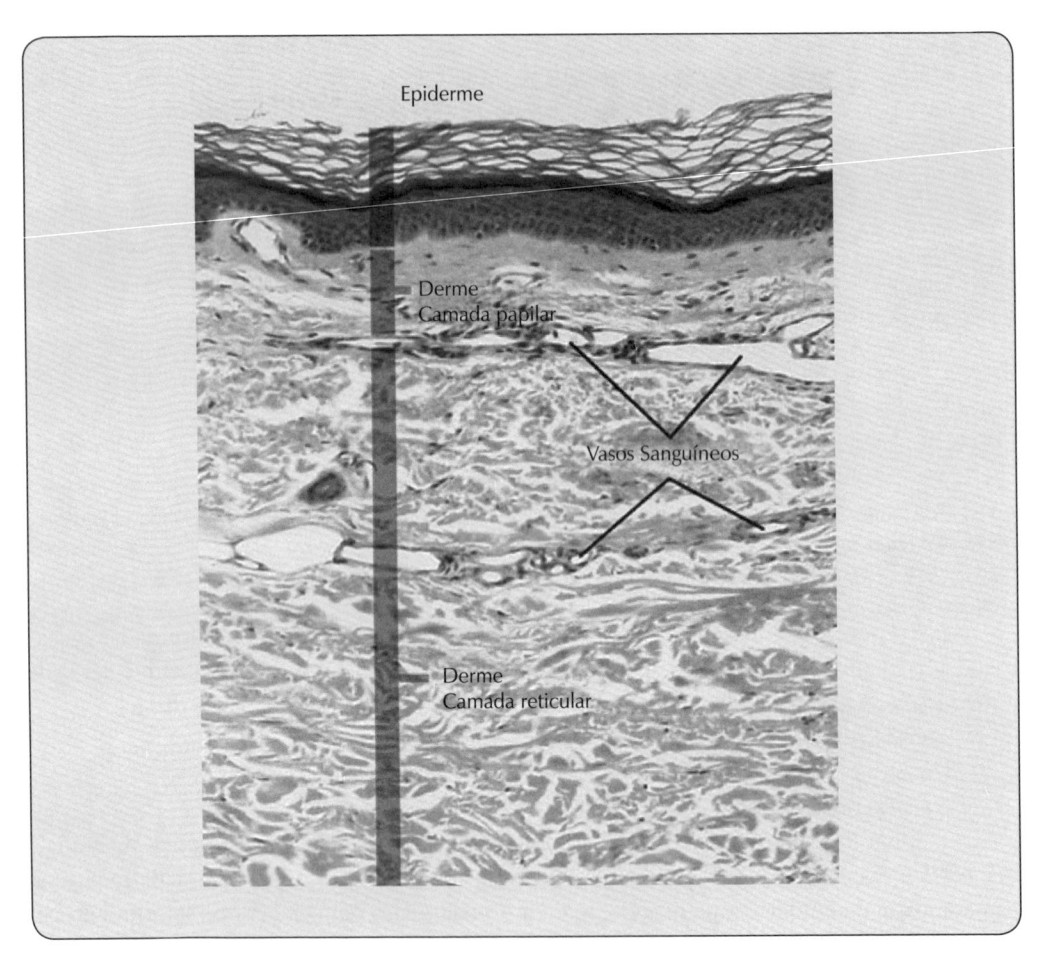

▶ **FIG. 5.3** – Regiões da derme.

A substância fundamental, ou intersticial, é composta por:
- • Células. As células da derme podem ser residentes ou migratórias. Entre as células residentes, podemos destacar os fibroblastos, responsáveis pela síntese de colágeno, elastina e mucopolissacarídeos; os histiócitos, que possuem propriedades fagocitárias; e os macrófagos e mastócitos, responsáveis pela produção de histamina e heparina. Entre as células migratórias, podemos destacar os linfócitos, eosinófilos e plasmócitos, que estão envolvidos no processo de imunidade.

- Fibras de natureza variada. A maior parte das fibras é composta por colágeno, mas a derme também possui fibras elásticas, pre-elásticas e de ancoragem, compostas de tropocolágeno.
- Substância amorfa. Constituída principalmente por glicoproteínas (mucopolissacarídeos ácidos). Os mais abundantes são o ácido hialurônico, sulfato de condroitina, sulfato de dermatano e sulfato de ceratano.

▶ PERMEAÇÃO, PENETRAÇÃO E ABSORÇÃO CUTÂNEA

Dentre todos os nossos órgãos, a pele ocupa uma posição exclusiva, considerando que se encontra em contato, ao mesmo tempo, com os meios externo e interno. Como consequência, a pele está sujeita a seguidas agressões físicas e químicas. Isto faz com que uma das mais importantes funções da nossa pele seja proteger o organismo, por um lado impedindo a entrada de substâncias nocivas, e por outro outro evitando a evaporação excessiva, que levaria à desidratação. Por essa razão, a pele foi por muito tempo considerada uma barreira impermeável. Entretanto, essa ideia foi modificada, e no princípio do século passado reconheceram-se diferentes graus de permeabilidade cutânea; sabemos, por exemplo, que a pele é principalmente permeável a substâncias lipossolúveis.

Essa possibilidade de permeação nos permite administrar fármacos e nutrientes através da pele. Essa via de administração é muito atrativa, pois é um método não invasivo (evita a utilização de injeções), diminui a ocorrência de distúrbios gastrointestinais associados aos fármacos, e evita a primeira barreira de biotransformação no organismo.

A responsabilidade pela travessia de substâncias cabe, sobretudo, à permeabilidade da camada córnea, que a porção menos permeável da epiderme em função das suas células mais queratinizadas e do seu alto teor de lipídios, e dos apêndices cutâneos. O trânsito de substâncias através da pele pode ser influenciado por vários fatores, como a espessura da camada córnea, a temperatura e grau de hidratação, e pelo contato prévio dessa camada da pele com solventes orgânicos ou tensoativos, que causam deslipidação, podendo haver alteração da barreira enquanto não são restabelecidos os lipídios cutâneos naturais.

Nos dias de hoje, quando se fala em absorção cutânea, não nos referimos à permanência de substâncias na camada córnea (penetração) e difusão para o interior da epiderme (permeação), mas sim à passagem para a microcirculação através da derme.

O processo de permeação realiza-se essencialmente da superfície da pele até à derme por difusão. A velocidade de difusão dependerá da estrutura química dos compostos, das condições do veículo onde os compostos se encontram, do estado das membranas, do tamanho e peso molecular do composto, sua carga elétrica, e da solubilidade do veículo no estrato córneo, entre outros fatores. Para maximizar a difusão de um composto através da pele, é desejável que a concentração de cada substância a penetrar através da pele iguale, pelo menos, a sua solubilidade no veículo escolhido, devendo até excedê-la para segurança de saturação.

O envelhecimento também altera a função de barreira da pele; sabemos que o uso tópico de algumas substâncias (ex.: corticosteroides) é mais perigoso nas crianças do que nos adultos. Sabemos também que a perda transepidérmica de água é menor nos recém-nascidos do que nos adultos, e nestes menor que nos idosos, em algumas regiões do corpo; noutras, porém, dá-se o inverso. Dessa maneira, a influência da idade não é homogênea sobre a permeabilidade da pele à água.

O grau de hidratação da pele interfere na sua permeação. O aumento transitório da hidratação da camada córnea, por oclusão ou por imbebição com água, aumenta a absorção de moléculas polares e da própria água. Os compostos hidrófilos existentes na camada córnea exercem uma ação reguladora do seu estado hídrico, mas existirá maior irritabilidade cutânea se a hidratação for excessiva.

Recentemente, um dos avanços na administração de compostos através da pele tem sido a utilização de promotores de absorção. Esse promotores são substâncias não tóxicas que aumentam a permeabilidade da camada córnea, podendo promover a penetração das drogas para efeitos locais ou sistêmicos. Incluem moléculas usualmente utilizadas como conservantes, antioxidantes, anti-hidrolíticos ou aromatizantes, como, por exemplo, o DMSO (dimetilsulfóxido), DMF (dimetilformamida), DMA (dimetilacetamida), laurocapram (azona), pirrolidonas, ácidos graxos e seus ésteres, ureia (atuando como agente queratolítico), tensoativos e lipossomas (para ação lenta).

❱ BIOQUÍMICA DA PELE

Carboidratos

A epiderme e a derme são sedes importantes de compostos necessários à vida da pele, órgão onde há inúmeros processos fisiológicos e de desintoxicação. Na pele, encontramos compostos plásticos e energéticos, prostaglandinas e esteroides, bem como toda uma enorme gama de enzimas. Além disso, tem-se a síntese de melanina a partir do aminoácido tirosina.

Obviamente, toda essa atividade metabólica consome grandes quantidades de energia, que pode ser obtida a partir do glicogênio ou da glicose. A quantidade de glicogênio é maior na epiderme de recém-nascidos (até aos 6 meses), diminuindo durante o crescimento e sendo encontrado apenas em pequenas quantidades na camada espinhosa do adulto. Em condições inflamatórias ou traumáticas, o glicogênio aparece na camada basal, podendo acumular-se, como ocorre após a exposição da pele à radiação UV. A glicose, por sua vez, existe na pele sempre em concentração inferior à que existe no sangue (40% a 75% da concentração plasmática).

Admite-se que apenas 2% da glicose cutânea entrem no Ciclo de Krebs e que 70% sejam convertidos em lactato. A presença de lactato parece estar relacionada com as fases anagênica e telogênica dos folículos pilosos e com a excreção do suor. Um homem de 70 kg sintetiza diariamente 17 g de lactato em sua pele.

É curioso notar que pode haver um aumento significativo da glicose-6-fosfato desidrogenase e 6-fosfogliconato na pele de doentes com psoríase, possivelmente sinalizando sua maior necessidade de NADPH.

Lipídios

Os lipídios da superfície cutânea provêm das glândulas sebáceas ou da própria epiderme. De um modo geral, podemos dizer que os solventes tipicamente apolares (hexano) extraem apenas os lipídios superficiais da pele, enquanto os mais polares (metanol/clorofórmio) dissolvem igualmente os lipídios do sebo. Entre os ácidos graxos notam-se compostos variando entre C¬¬7 e C22, saturados ou insaturados, alguns com cadeias ramificadas, outros hidroxilados. A sua composição, concentração e estrutura variam com a idade do indivíduo, sendo, também, dependente do sexo.

Há, na pele sã, esteróis livres e esterificados (entre os quais o colesterol), além de ácidos graxos essenciais que desempenham, entre outras funções, a de conservar íntegra a barreira cutânea; sua ausência pode permitir maior perda de água transepidérmica. Esses ácidos graxos também exibem propriedades antimicrobianas em relação às bactérias gram-positivas, embora não tenham efeito perante as gram-negativas. Entre esses ácidos podemos citar o laúrico (mais ativo), cáprico, mirístico, miristoleico, palmítico, palmitoleico, linoleico e linolênico.

Proteínas

No tecido conjuntivo existem diferentes tipos de fibras (proteínas fibrosas). Dentre elas, as mais importantes são as fibras de colágeno e as fibras elásticas.

O colágeno é a proteína mais abundante nos vertebrados, representando 1/3 ou mais das proteínas do corpo. Cerca de 80% da massa da pele seca é constituída por colágeno.

O colágeno é construído primordialmente a partir dos aminoácidos glicina (33%), prolina (13%) e 4-hidroxiprolina (9%). A unidade molecular madura de colágeno, o tropocolágeno, contém três cadeias polipeptídicas. Existem vários tipos de cadeias distintas de tropocolágeno, cada uma com seus próprios genes.

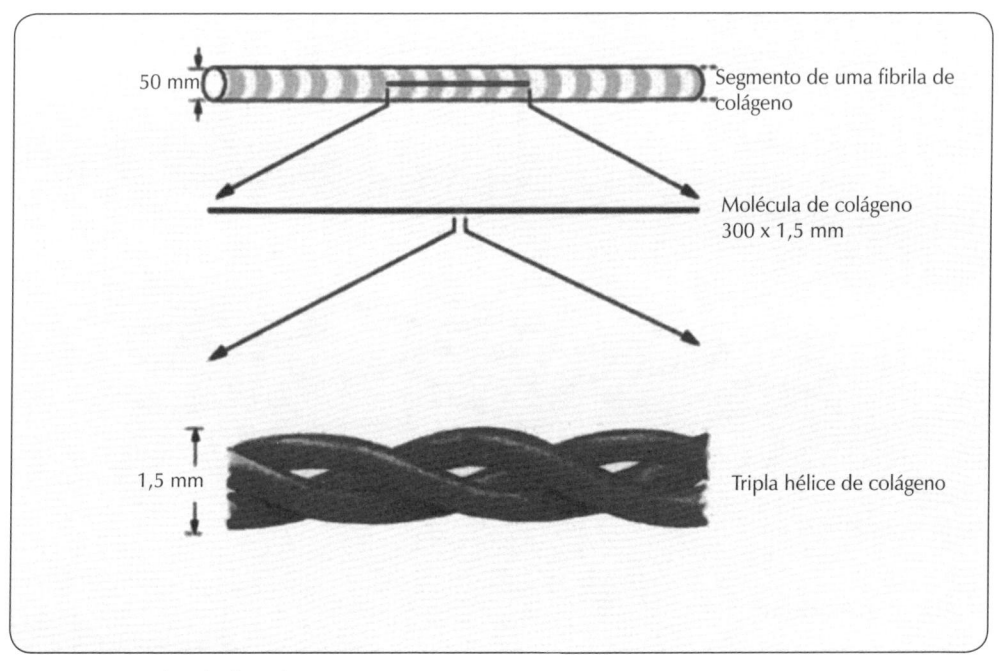

▶ FIG. 5.4 – Molécula de colágeno.

A sequência de aminoácidos nas cadeias de colágeno é incomum: gly-x-pro e gly-x-hyp (onde x pode ser qualquer aminoácido). A formação da molécula de colágeno se inicia com a síntese das cadeias de tropocolágeno no retículo endoplasmático rugoso, seguida da hidroxilação de resíduos de prolina e lisina. As moléculas formadas são então transferidas para o sistema golgiense, onde são glicosiladas e estabilizadas na forma de uma tripla hélice. Em seguida, essas moléculas são transportadas para o meio extracelular através de vesículas de transporte, onde finalmente se associam em fibrilas, que se agregam formando as fibras de colágeno.

As fibras elásticas podem ser de três tipos: as oxitalânicas, encontradas na derme papilar; as elaunínicas, encontradas na junção dermoepidérmica; e as elásticas propriamente ditas, encontradas na derme reticular. Independentemente do seu tipo, as fibras elásticas são constituídas por elastina, uma proteína fibrosa, tendo muitas das suas cadeias polipeptídicas unidas por ligações covalentes em resíduos de desmosina. A elastina é uma proteína resistente tanto aos ácidos como às bases, e difere do colágeno, em composição, por não conter sequências repetidas de gly-y-pro ou gly-x-hyp, nem estrutura em hélice ou super hélice.

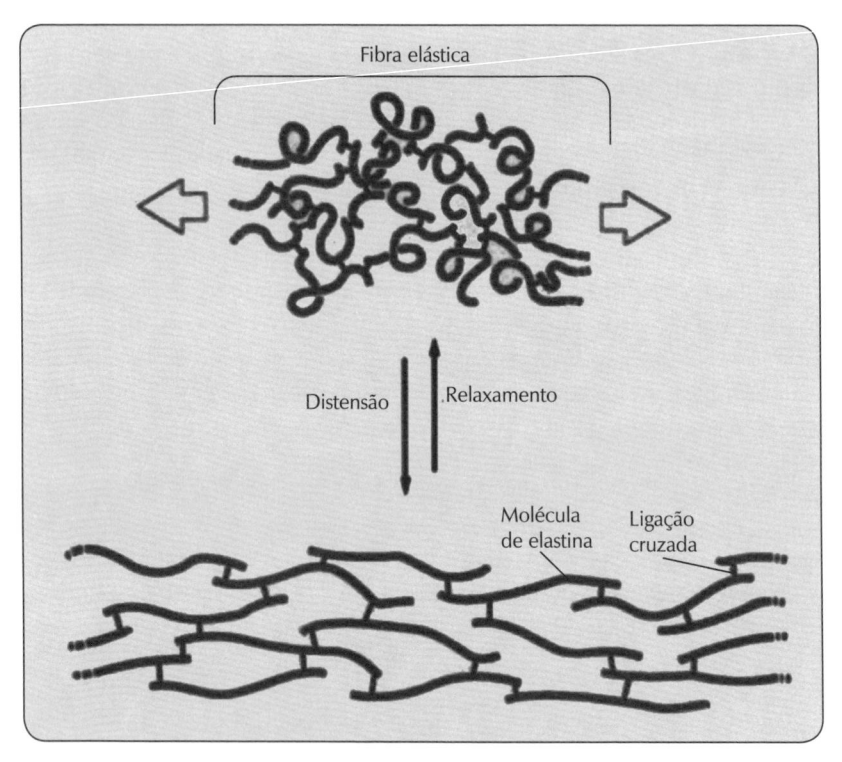

▶ **FIG. 5.5** – Moléculas de elastina.

Matriz Extracelular

A matriz extracelular (MEC) é uma rede complexa de macromoléculas localizadas no espaço extracelular, contendo colágeno, elastina, glicoproteínas e proteoglicanas. A composição da MEC varia entre os tecidos, dependendo da estrutura e função.

A maioria das proteínas da MEC apresenta açúcares ligados covalentemente em alguns aminoácidos, especialmente as proteoglicanas e glicoproteínas. Esses carboidratos são responsáveis por diversas funções, tais como estabilização da proteína protegendo contra a desnaturação, proteção contra a degradação proteolítica, aumento de solubilidade, e facilitação da interação celular.

As proteoglicanas interagem com outras proteínas na matriz extracelular; por exemplo, com colágeno e elastina (função estrutural), fibronectina (envolvida na adesão e migração celular), e a laminina (lâmina basal). São proteínas que contêm muitas cadeias de glicosaminaglicanas (também chamados de mucopolissacarídeos), que são longas cadeias de polissacarídeos não ramificados composto de unidades de dissacarídeos repetitivos. Esses dissacarídeos geralmente contêm um ácido glicurônico e uma hexosamina, sendo frequentemente sulfatados. As principais glicosaminoglicanas são o sulfato de queratano e sulfato de condroitina. Solúveis em água, têm carga negativa em pH 7,0.

As glicoproteínas apresentam pequenas cadeias de carboidratos (oligossacarídeos), geralmente ramificadas, contendo glicose, galactose e seus amino derivados, manose, l-fucose e ácido n-acetilneuramínico (NANA).

As proteoglicanas e as glicoproteínas são sintetizadas no retículo endoplasmático e no Complexo de Golgi e são degradadas por enzimas lisossomais.

Síntese de Melanina

A síntese de melanina, na pele, é realizada pelos melanócitos, que são células resentes na camada basal da epiderme. Na coloração hematoxilina-eosina, eles se apresentam como células claras, com núcleo pequeno, hipercromático e citoplasma transparente, levemente basófilo. Na coloração pela prata, podemos observar a natureza dendrítica dos melanócitos, com seus prolongamentos extensos e ramificados, que se relacionam com células espinhosas supradjacentes. Essa associação de melanócitos e queratinócitos adjacentes forma o que chamamos de umidades epidermomelânicas da pele.

A quantidade de melanócitos varia de 2.000/mm^2 na pele da cabeça e antebraços a 1.000/mm^2 no restante do tegumento. Como anteriormente mencionado, sabemos que quantidade de melanócitos não varia em relação às raças; portanto, as diferenças raciais de pigmentação não dependem do número, mas sim da capacidade funcional dos melanócitos. Além da pele, os melanócitos são encontrados no aparelho ocular, na retina e úvea; no ouvido, na stria vascularis; no SNC, nas leptomeninges; nas mucosas e nos pelos.

A síntese e deposição da melanina ocorrem em uma organela citoplasmática chamada melanossoma através da ação das enzimas tirosina hidroxilase e de tirosinase. Os melanossomas repletos de melanina serão injetados no interior dos queratinócitos da unidade epidermomelânica, através dos prolongamentos dendríticos do melanócito.

O pigmento melânico compreende dois tipos de melanina, que habitualmente se apresentam misturados: a eumelanina, um polímero marrom derivado da conversão da tirosina, e a feomelanina, composto amarelo-avermelhado, que também se origina da tirosina combinada à dopaquinona em resíduos de cisteína ou glutationa, formando cistenildopa. Os dois pigmentos possuem as mesmas funções: auxiliam na proteção contra luz UV, inibem a peroxidação lipídica e neutralizam a ação de espécies reativas, embora a eumelanina seja mais eficiente que a feomelanina nessas funções.

Os polímeros de melanina contêm muitos elétrons desemparelhados, cujo movimento entre diferentes níveis de energia auxilia na absorção da luz UV. A iluminação das eumelaninas gera ânion superóxido dentro da célula, mas este é rapidamente removido por sistemas antioxidantes.

❱ PELE E HORMÔNIOS

Atualmente, acredita-se que a pele responda agudamente a várias alterações hormonais, inclusive as que ocorrem durante o processo de envelhecimento. Na menopausa, observamos um maior ressecamento da pele, aumento das rugas, fragilidade cutânea, menor elasticidade e redução da vascularização; a reposição hormonal durante a menopausa pode aumentar a quantidade de colágeno na pele em até 48%. O aumento da tiroxina (hormônio da tireoide) causa aumento da circulação sanguínea e sudorese, enquanto sua diminuição leva a um ressecamento da pele. A testosterona causa ativação das glândulas sebáceas, aumento da pilosidade facial e acne, como observado na síndrome do ovário policístico.

Durante a gravidez, é comum observarmos o melasma, causado pelo excesso de melanina. O melasma pode ser tratado com hidroquinona, retinoides, ácido azelaico e alfa-hidroxiácidos, além de poder ser suavizado com a aplicação regular de protetor solar. Na gravidez, também podemos observar engrossamento de pelos, aceleração do crescimento das unhas e aumento de densidade dos cabelos, seguido de queda pós-parto. Essa queda se normaliza em aproximadamente 4 a 6 meses.

A pele também é o sítio principal da produção de Vitamina D, através de sua exposição a UV.

O estresse e suas alterações hormonais associadas também alteram o funcionamento da pele. Enquanto o estresse agudo leva a um aumento da resposta imune, o estresse crônico acarreta sua depressão. O estresse é mediado principalmente pelo cortisol, hormônio produzido pelas suprarrenais (adrenais). A produção desse hormônio, normalmente, obedece a ritmos circadianos, sendo mais elevada durante a manhã. Quando produzido em resposta ao estresse, o cortisol é responsável pela recuperação da homeostase, através do aumento da glicemia mediado por gliconeogênese e glicogenólise, aumento da lipólise e aumento da degradação de proteínas. Seus efeitos também incluem a diminuição de síntese e aumento de degradação de colágeno (principalmente na pele), inibição de captação de aminoácidos pelos músculos, retenção de sódio, diminuição da síntese óssea, aumento da pressão sanguínea e efeitos anti-inflamatórios.

Outro hormônio cujo efeito sobre a pele vem sendo muito estudado é o hormônio de crescimento (HGH). O HGH é um hormônio peptídico, responsável pelo controle do metabolismo e pelo crescimento e manutenção de músculos e ossos. Sua produção diminui com a idade, sendo que, aos 60 anos de idade, sua produção é 50% menor que aos 20 anos.

O efeito desse hormônio sobre a pele tornou-se conhecido a partir do estudo chave do Dr. Daniel Rudman em 1990, publicado no New England Journal of Medicine. Neste estudo, o tratamento de voluntário com HGH promoveu o aumento de espessura da pele, a redução de rugas e gordura corporal e o aumento de massa muscular. Esses efeitos foram comparados à reversão dos efeitos de 10 ou 20 anos de envelhecimento, em pacientes sexagenários e septuagenários. Estudos subsequentes relataram, entre os efeitos benéficos do HGH, o aumento do bem-estar mental, aumento da libido e aumento da taxa metabólica nos pacientes estudados.

Entretanto, a terapia com HGH na estética ainda não é aprovada pelos órgãos de controle, principalmente devido à falta de estudos sobre seus efeitos a longo prazo. Esta situação promoveu uma verdadeiro mercado "negro" de HGH; estima-se que até 1/3 das prescrições de HGH nos EUA se destinam ilegalmente a terapias antienvelhecimento. Esse mercado paralelo inclui formas de administração orais, que não são eficientes devido à destruição do hormônio pelos ácidos estomacais.

O descontrole nas vendas de HGH sem receita acaba por facilitar o aparecimento e formulações com dosagens muito elevadas. Entre os efeitos de doses excessivas de HGH, já se relatou sobrecarga das adrenais, inchaço severo de mãos, pés, nariz e lábios, aumento do maxilar, hipertensão e diabetes.

Além disso, estudos adicionais parecem indicar que os resultados obtidos pelos estudos pioneiros são discutíveis. Boa parte dos estudos apontam apenas um pequeno aumento de massa muscular com o uso contínuo do HGH; esse uso contínuo, nas doses seguras, pode custar aproximadamente US$ 60.000,00 por ano. Ainda assim, esse efeito pode ser facilmente anulado por ingestão de álcool; um copo de vinho por dia já anula os efeitos das dosagens típicas.

Recentemente, surgiram algumas formas de aplicação tópica de HGH. Entretanto, como já discutido, a pele exerce uma importante função de barreira, o que coloca em dúvida a eficiência da permeação desse método de administração. Uma possível via de permeação poderia se utilizar dos folículos pilosos. Há indícios de que uma boa parte dos receptores de HGH da pele estão localizados nessa estrutura.

Não obstante, existem várias recomendações para aumentar a produção e ação do HGH no organismo sem a necessidade de suplementação externa. Entre elas, podemos citar: dormir pelo menos 8 horas por dia, beber o mínimo de álcool possível, consumir uma alimentação rica em proteínas, controlar o estresse e reduzir a exposição a poluentes.

Referências Bibliográficas

1. Blatt T, Lenz H et al. Stimulation of skin's energy metabolism provides multiple benefits for mature human skin. Biofactors, 25(1-4):179-85, 2005.
2. Boulais N, Misery L. The epidermis: a sensory tissue. Eur J Dermatol, 18(2):119-27, 2008.
3. Bristow J, Carey W et al. Tenascin-X, collagen, elastin, and the Ehlers-Danlos syndrome. Am J Med Genet C Semin Med Genet, 139C(1):24-30, 2005.
4. Brown MB, Martin GP et al. Dermal and transdermal drug delivery systems: current and future prospects. Drug Deliv, 13(3):175-87, 2006.
5. Brown MB, Traynor MJ et al. Transdermal drug delivery systems: skin perturbation devices. Methods Mol Biol, 437:119-39, 2008.
6. Callaghan TM, Wilhelm KP. A review of ageing and an examination of clinical methods in the assessment of ageing skin. Part I: Cellular and molecular perspectives of skin ageing. Int J Cosmet Sci, 30(5):313-22, 2008.
7. Carroll PV, Christ ER et al. Growth hormone deficiency in adulthood and the effects of growth hormone replacement: a review. Growth Hormone Research Society Scientific Committee. J Clin Endocrinol Metab, 83(2):382-95, 1998.
8. Costin GE, Hearing VJ. Human skin pigmentation: melanocytes modulate skin color in response to stress. Faseb J, 21(4):976-94, 2007.
9. El Maghraby GM, Barry BW et al. Liposomes and skin: from drug delivery to model membranes. Eur J Pharm Sci, 34(4-5):203-22, 2008.
10. Gallop PM, Paz MA. Posttranslational protein modifications, with special attention to collagen and elastin. Physiol Rev, 55(3):418-87, 1975.
11. Gilchrest BA, Park HY et al. Mechanisms of ultraviolet light-induced pigmentation. Photochem Photobiol, 63(1):1-10, 1996.
12. Godin B, Touitou E. Transdermal skin delivery: predictions for humans from in vivo, ex vivo and animal models. Adv Drug Deliv Rev, 59(11):1152-61, 2007.
13. Green KJ, Simpson CL. Desmosomes: new perspectives on a classic. J Invest Dermatol, 127(11):2499-515, 2007.
14. Gunes AT, Fetil E. Hormones: androgens, antiandrogens, anabolic steroids, estrogens--unapproved uses or indications. Clin Dermatol, 18(1):55-61, 2000.
15. Holbrook KA, Byers PH et al. The structure and function of dermal connective tissue in normal individuals and patients with inherited connective tissue disorders. Scan Electron Microsc, 4:1731-44, 1982.

16. Jungersted JM, Hellgren LI et al. Lipids and skin barrier function – a clinical perspective. Contact Dermatitis, 58(5):255-62, 2008.
17. Kaushik DP, Batheja et al. Percutaneous permeation modifiers: enhancement versus retardation. Expert Opin Drug Deliv, 5(5):517-29, 2008.
18. Keene DR, Marinkovich MP et al. Immunodissection of the connective tissue matrix in human skin. Microsc Res Tech, 38(4):394-406, 1997.
19. Kielty CM, Shuttleworth CA. Microfibrillar elements of the dermal matrix. Microsc Res Tech, 38(4):413-27, 1997.
20. Kunii T, Hirao T et al. Stratum corneum lipid profile and maturation pattern of corneocytes in the outermost layer of fresh scars: the presence of immature corneocytes plays a much more important role in the barrier dysfunction than do changes in intercellular lipids. Br J Dermatol, 149(4):749-56, 2003.
21. Labrie F, Luu-The V et al. Intracrinology and the skin. Horm Res, 54(5-6):218-29, 2000.
22. Levin J, Maibach H. Human skin buffering capacity: an overview. Skin Res Technol, 14(2):121-6, 2008.
23. Madison KC. Barrier function of the skin: "la raison d'etre" of the epidermis. J Invest Dermatol, 121(2):231-41, 2003.
24. Menon G, Ghadially R. Morphology of lipid alterations in the epidermis: a review. Microsc Res Tech, 37(3):180-92, 1997.
25. Nguyen DT, Keast D. Energy metabolism and the skin. Int J Biochem, 23(11):1175-83, 1991.
26. Parra EJ. Human pigmentation variation: evolution, genetic basis, and implications for public health. Am J Phys Anthropol, Suppl 45:85-105, 2007.
27. Perez MI, Kohn SR. Cutaneous manifestations of diabetes mellitus. J Am Acad Dermatol, 30(4):519-31; quiz 532-4, 1994.
28. Perez-Lopez FR. Vitamin D: the secosteroid hormone and human reproduction. Gynecol Endocrinol, 23(1):13-24, 2007.
29. Rosenbloom J, Abrams WR et al. Extracellular matrix 4: the elastic fiber. Faseb J, 7(13):1208-18, 1993.
30. Rudman D, Feller AG et al. Effects of human growth hormone in men over 60 years old. N Engl J Med, 323(1):1-6, 1990.
31. Salmon JK, Armstrong CA et al. The skin as an immune organ. West J Med, 160(2):146-52, 1994.
32. Segre J. Complex redundancy to build a simple epidermal permeability barrier. Curr Opin Cell Biol, 15(6):776-82, 2003.
33. Senoo H, Hata R. Extracellular matrix regulates cell morphology, proliferation, and tissue formation. Kaibogaku Zasshi, 69(6):719-33, 1994.
34. Shulman DI. Metabolic effects of growth hormone in the child and adolescent. Curr Opin Pediatr, 14(4):432-6, 2002.
35. Smith NB. Applications of ultrasonic skin permeation in transdermal drug delivery. Expert Opin Drug Deliv, 5(10):1107-20, 2008.
36. Thornton MJ. Oestrogen functions in skin and skin appendages. Expert Opin Ther Targets, 9(3):617-29, 2005.
37. Thornton MJ. The biological actions of estrogens on skin. Exp Dermatol, 11(6):487-502, 2002.
38. Tschachler E. Psoriasis: the epidermal component. Clin Dermatol, 25(6):589-95, 2007.
39. Verdier-Sevrain S, Bonte F. Skin hydration: a review on its molecular mechanisms. J Cosmet Dermatol, 6(2):75-82, 2007.
40. Wysocki AB. Skin anatomy, physiology, and pathophysiology. Nurs Clin North Am, 34(4):777-97, 1999.
41. Zouboulis CC. Human skin: an independent peripheral endocrine organ. Horm Res, 54(5-6):230-42, 2000.
42. Zouboulis CC, Chen WC et al. Sexual hormones in human skin. Horm Metab Res, 39(2):85-95, 2007.

Capítulo 6

Bioquímica e Fisiologia dos Cabelos e Unhas

Cinthia Roman Monteiro Sobral

▶ INTRODUÇÃO

A pele é um dos órgãos mais extraordinários do corpo. É a interface entre o interior e os componentes do exterior. Ela reveste todo o organismo e é indispensável à vida. É constituída por uma complexa estrutura de tecidos em proporções adequadas de maneira a conferir, de forma harmônica, o desempenho de suas funções. Para tanto, está associada a outras estruturas denominadas anexos da pele, e que são compreendidos os pelos, as unhas e as glândulas.

O único pelo longo que o homem possui é o fio de cabelo que, nos dias atuais, apresenta uma importante função ornamental. Da mesma forma, acontecem com as unhas, porque além de proteger os dedos e aumentar a capacidade de pegar objetos pequenos, está também relacionada a um importante aspecto estético que deve fazer parte dos cuidados com a beleza e higiene.

Sendo assim, este capítulo abordará os aspectos fisiológicos e bioquímicos que envolvem os cabelos e as unhas.

▶ BIOQUÍMICA E FISIOLOGIA DOS CABELOS

Os cabelos são pelos que recobrem o couro cabeludo. São estruturas filiforme, constituídas por células queratinizadas produzidas pelos folículos pilosos e que se projetam na superfície da epiderme[15].

Dentre os dois tipos de pelos existentes: curtos e terminais, o cabelo é considerado o do segundo grupo, assim como os da barba, do púbis, da pálpebra, dos braços, das pernas e das axilas porque são mais espessos, grandes e pigmentados[6,12].

A principal função dos cabelos é proteger o couro cabeludo contra o calor, o frio e os raios ultravioletas, além de reduzir o atrito[6,15].

Assim como todos os pelos, os cabelos são formados a partir de uma invaginação da epiderme, denominada de folículo piloso, que se aprofunda na derme[6]. Este é formado pelas seguintes porções: o *infundíbulo*, situado entre o óstio e o ponto de inserção da glândula sebácea; o *acrotríquio*, que é a porção intraepidérmica do folículo; o *istmo*, entre a abertura da glândula sebácea no folículo e o ponto de inserção do músculo eretor do pelo; e o *segmento inferior*, que é a porção restante, situada abaixo do músculo eretor. Nesta porção mais inferior do folículo piloso, encontra-se uma expansão, o *bulbo piloso,* que contém a matriz do pelo, onde se introduz a *papila*, uma pequena estrutura conjuntiva, vascularizada e inervada (Fig. 6.1). A maior parte da atividade mitótica dos cabelos encontra-se na metade inferior do bulbo. Enquanto as células germinativas da epiderme resultam em uma única linhagem de células, já as células da matriz do pelo são capazes de produzir seis diferentes linhagens, as três camadas componentes da bainha radicular interna e as três camadas do pelo propriamente ditas[15].

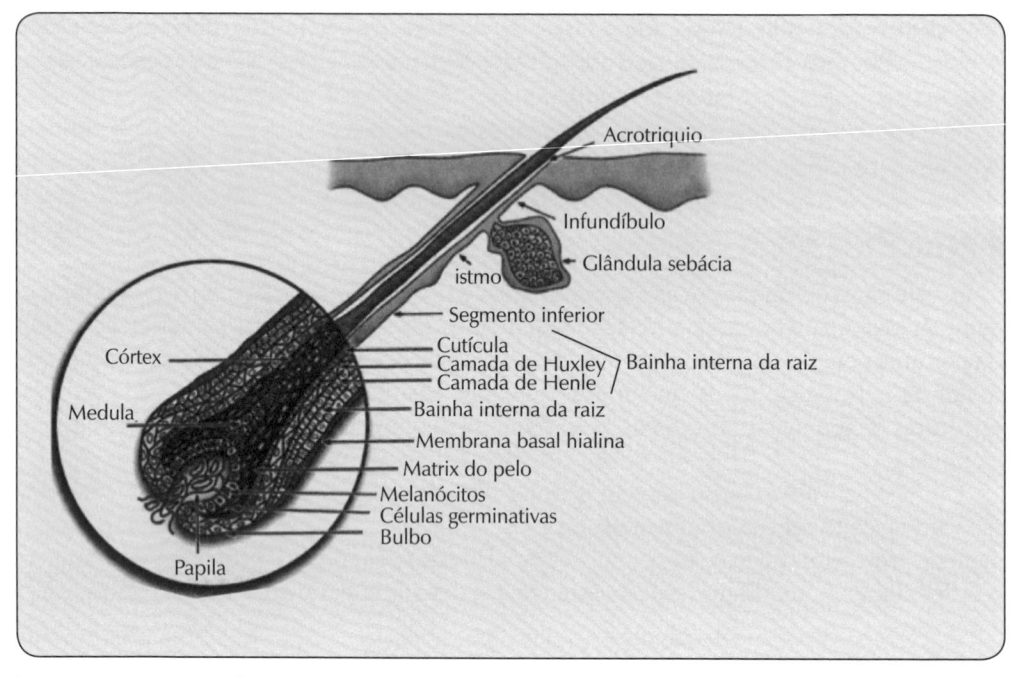

▶ **FIG. 6.1** – Estrutura do pelo. (Fonte: Sampaio e Rivitti[15]).

A bainha radicular interna também denominada de bainha epitelial interna é formada por três camadas celulares distintas: a camada de Henle, mais externa e formada por células cúbicas e hipercromáticas, ricas em trico-hialina; a camada de Huxley, mais interna e formada por uma ou duas camadas de células córneas achatadas hipocromáticas por conter poucos grânulos de trico-hialina e, por último, a cutícula, formada por finas escamas sobrepostas. Suas bordas projetam-se para baixo em direção à base dos folículos e entrelaçam-se com as escamas da cutícula que se projetam para cima. Estas camadas, após sua queratinização completa, desintegram-se ao alcançar o istmo e, neste mesmo nível, a bainha radicular externa inicia a queratinização[12].

A bainha radicular externa alonga-se desde a epiderme até as porções laterais do bulbo piloso, diminuindo progressivamente de espessura da superfície até a profundidade. Externamente, a esta bainha, dispõem-se uma membrana delgada homogênea e eosinófila, denominada camada vítrea ou basal. Na derme, estão, de forma concêntrica, feixes colágenos grossos que vão constituir em torno da raiz do folículo piloso – bainha radicular fibrosa[15].

A haste do pelo é composta por três partes: a *cutícula externa*; o *córtex intermediário* e *medula interna*. A cutícula é composta por uma única camada de células queratinizadas, com um tipo muito duro de queratina. Suas células imbricam-se fortemente com a cutícula da bainha radicular interna, resultando firme adesão do cabelo. A camada cortical é composta por queratinócitos compactados, enquanto na parte medular, esses se agregam mais frouxamente[15].

No estudo realizado por Mulinari-Brenner e cols.[11] verificou-se a possibilidade de haver relação entre o tipo de haste com o formato do folículo piloso. Os ovalados ou elípticos estão associados com os cabelos mais ondulados ou crespos e aqueles com formato mais circulares dão origem aos fios mais lisos. Além disso, as características do folículo parecem ser estabelecidas pela papila anágena. Entretanto, o envelhecimento, doenças sistêmicas e medicamentos podem mudar o padrão de crescimento.

É sabido que a base para a heterogeneidade dos folículos pode resultar de determinantes iniciais no desenvolvimento folicular, expressos por um complexo padrão genético[11].

Os cabelos não crescem continuamente, tendo, ao invés disso, um crescimento cíclico a partir da divisão mitótica no bulbo piloso, constituído por três fases distintas: anágena, catágena e telógena[12].

A fase *anágena* compreende o período em que o pelo está crescendo. Para tanto, há uma intensa atividade mitótica da matriz, e o cabelo se apresenta na máxima expressão estrutural. No couro cabeludo, sua duração é de dois a cinco anos no máximo. Posteriormente, segue a fase *catágena*, quando os folículos regridem 1/3 de suas dimensões anteriores. Nesta, a melanogênese na matriz é interrompida e a proliferação celular diminui até cessar por completo. Caracteriza-se pela brevidade, estendendo-se por três semanas e decorre de uma parada mitótica. Após esta fase, segue então a fase *telógena,* em que o cabelo cai ou é arrancado. No couro cabeludo, tem duração cerca de três meses e os folículos mostram-se completamente quiescentes, estão reduzidos à metade ou menos do tamanho normal e há uma desvinculação completa entre a papila dérmica[2,13,15].

Após um período de descanso, um novo cabelo emerge em substituição ao anterior[12].

O ser humano possui entre 100 mil e 150 mil hastes de cabelos a serem substituídos a cada período de três a cinco anos. Acredita-se que possa haver uma perda de 50 a 100 fios por dia. É importante destacar que os fios, os quais caem espontaneamente, estão todos na fase telógena[13].

Analisando o couro cabeludo, 85% a 95% dos cabelos estão na fase anágena, 45 a 14% na fase telógena e 1% na fase catágena, o que corresponde o tricograma normal do couro cabeludo. As médias de velocidade para o crescimento são de 0,4mm por dia na região do vértex e 0,35mm por dia nas têmporas, o que representa 1,5mm a 2,2mm por semana, chegando a alcançar de 1cm a 1,5cm por mês e de 15cm a 20cm por ano. Nas mulheres, ocorre mais rapidamente do que nos homens[15].

O crescimento dos cabelos chega a durar até quatro anos e com mais força no período dos 16 aos 46 anos de idade, decaindo depois dos 50 anos. É comum também, após o parto, haver um aumento temporário da queda, pois os cabelos entram conjuntamente na fase telógena[12].

Os fatores reguladores do ciclo de crescimento são desconhecidos, mas se sabe que existem influências de condições intrínsecas ao folículo, além de fatores sistêmicos, nutricionais, emocionais, humorais e andrógenos[15].

Dentre os fatores hormonais que influenciam o crescimento folicular, destaca-se o 17-β-estradiol. Há receptores deste hormônio na papila folicular, o que leva à indução da fase anágena no sexo feminino. Apesar da necessidade de mais estudos, este fato pode justificar o motivo dos cabelos femininos crescerem mais rapidamente do que nos homens[11].

Mesmo assim, é frequente a queixa de queda de cabelos e modificações das características das hastes por parte das mulheres. Os fios de cabelo podem sofrer vários tipos de alterações ocasionadas por fatores congênitos ou adquiridos. É bem frequente a quebra dos fios por manipulação cosmética; entretanto, as patologias capilares ganham mais destaque, devendo receber, portanto, maior atenção quanto aos cuidados médicos[13].

Em um levantamento retrospectivo das fichas de 291 mulheres com diagnóstico de Alopécia Difusa atendidas em clínicas privadas, constatou-se que dentre as causas mais relacionadas com esta enfermidade estão o estresse/depressão (26,1%), uso de drogas (12,7%) e má qualidade da dieta (11,3%)[16].

A desnutrição produz efeitos catastróficos nas características dos cabelos, já que necessitam de muita proteína para seu crescimento normal. O componente principal do pelo é a queratina e participam de sua estrutura vinte ou mais aminoácidos, especialmente a cisteína, a arginina e a citrulina. Este último é encontrado apenas nos humanos[12]. Lembrando que a queratina dos cabelos é diferente da presente na epiderme. Nos fios, a células queratinizadas formam uma massa compacta, córnea e muito dura que não se descama[6].

As vitaminas também estão relacionadas com o comprometimento no crescimento e na queda dos cabelos. Dentre elas, destacam-se a biotina e o ácido pantotênico. Este é indispensável ao ciclo de Krebs, principal fonte de energia para o crescimento dos cabelos. O inositol é um outro composto importante para o desenvolvimento dos fios de cabelo, pois sua carência deixa-os frágeis e escassos, além de conferir ação importante na proteção e neutralização do bulbo piloso[12].

Os cabelos são estruturas muito resistentes, suportando tensões da ordem de 40 a 160g. São ainda flexíveis e elásticos, alongando-se de 20% a 30% quando secos e até 100% quando estão molhados[15].

As proteínas que compõem os fios de cabelos apresentam ligações peptídicas fortes e múltiplas pontes dissulfeto (C-S-S-C), o que confere uma maior resistência aos fios. Dentre os níveis estruturais, há uma predominância da conformação α-hélice. Elas são altamente enrugadas e, em várias conformações, há a presença de lipídeos[8].

A aparência dos cabelos varia de acordo com a herança genética. Quanto à pigmentação, sabe-se que é formada por melanócitos situados no bulbo piloso próximo à papila. A diferença entre as cores é produzida por dois pigmentos: a melanina marrom ou preta e a feomelanina amarelada. A primeira é derivada da tirosina e a segunda do triptofano. Já os cabelos grisalhos ou brancos podem ocorrer por falha nos melanócitos na matriz germinativa em continuarem a formar grânulos de pigmentos ou também pelo surgimento de pequenas bolhas de ar no córtex e na medula da haste pilosa[6,12].

A oleosidade dos cabelos ocorre pela hiperprodução de sebo proveniente das glândulas sebáceas que é descarregado no folículo piloso pelo ducto e liberado na superfície dos fios. O sebo é composto por triacilgliceróis, ácidos graxos, esqualeno, éster de cera, colesterol e ésteres de colesterol. É um lubrificante natural, responsável pela prevenção da quebra dos fios. Acredita-se, ainda, que protege contra o excesso de água na superfície, além de conferir ação bactericida, antifúngica e emulsora de substâncias[12].

▶ BIOQUÍMICA E FISIOLOGIA DAS UNHAS

O termo unha é derivado do latim *ungula,* diminutivo de *unguis,* que significa garras[3].

No contexto histórico, as unhas e suas doenças despertam interesse desde os primórdios da medicina. Nos relatos de Celsus, antes da era Cristã, já existiam referências a doenças como a paroníquia. Em 1684, foram encontrados os primeiros estudos sobre o crescimento ungueal feitos por Robert Boyle. Um pouco mais adiante, em 1852, foi publicado o livro *Manual of Human Histology,* o que trouxe contribuições ainda mais relevantes, isto porque seu autor, Rudolph von Kölliker, fez uma descrição de quinze páginas a respeito do chamado complexo ungueal. Mais publicações foram ganhando destaque após a publicação desse livro[17]. No Brasil, o primeiro trabalho encontrado na literatura médica foi o de Clóvis de Castro em 1948, em que foi relatado um caso de pigmentação ungueal relacionado com o uso de creme contendo mercúrio.

A unha é um anexo cutâneo formado por queratina. São placas córneas, translúcidas e achatadas, situadas na superfície dorsal das extremidades distais dos dedos das mãos (quirodáctilos) e dos pés (pododáctilos) que recobrem a última falange dos dedos[12,15]. Apresentam formato mais ou menos retangular e ligeiramente curvo[6].

As unhas contêm filamentos de proteínas fibrosas do tipo α. Nos humanos, elas crescem perpendicularmente ao crescimento do eixo, diferentemente dos outros animais. Estudos indicam que a sua estrutura é semelhante ao do cabelo e que a conexão existente entre suas células contribuem para manter a resistência do tecido[1].

Elas atuam como uma forma de proteger a porção final dos dedos, facilitando certos movimentos precisos, além de facilitar a preensão de pequenos objetos[14]. Comparando estudos de anatomia, pode-se perceber interessantes correlações entre as unhas com estruturas afins em outras espécies de animais. Nos primatas, por exemplo, sabe-se que a evolução da unha está relacionada com a possibilidade de maior destreza manual. Nos animais com cascos, elas aparecem nos dedos rudimentares que necessitam tocar o solo. Já nos equinos, há uma lâmina córnea única que origina o casco e corresponde ao terceiro dedo[17].

O aparelho ungueal desenvolve-se entre a nona e vigésima semana de vida intrauterina, quando se inicia o movimento distal até atingir a ponta dos dedos em torno da trigésima sexta semana. Durante esses processos iniciais de formação e durante a vida, as unhas têm atividade intensa e complexa[14].

As unhas são formadas por quatro partes (Fig. 6.2), sendo a proximal denominada de *posterior* ou *raiz,* que está na dobra da pele e emerge de uma ranhura para formar o corpo da unha, região que fica exposta. É recoberta por uma prega da pele, denominada *prega ungueal proximal*. A camada córnea dessa prega estende-se sobre o corpo da unha por certa distância, constituindo, assim, a cutícula e, abaixo desta, o *eponíquio,* que adere à lâmina ungueal. As *bordas laterais* ou *borda livre* do corpo da unha são cobertas por dobras da pele denominadas pregas ungueais laterais. O *leito ungueal* é representado pelo o que há abaixo do corpo da unha, onde está a epiderme, e é constituída somente pela camada germinativa ou basal. Esta camada torna-se mais espessa e opaca na parte proximal ao leito ungueal, formando, então, a *lúnula*. Esta tem grande capacidade proliferativa e é responsável pelo crescimento da lâmina ungueal denominada matriz ungueal. Nesta região, há uma rica rede vascular, dependente de duas artérias digitais para a nutrição da matriz ungueal[12,15].

Em caso de dano importante nesses troncos, há um suprimento de vasos acessórios que podem compensá-los. Um sistema capilar e muitas anastomoses arteriovenosas que ficam abaixo da unha, denominadas de glomos, são responsáveis pela termorregulação. Em condições adversas, elas têm a capacidade de se dilatarem enquanto as arteríolas se contraem[14].

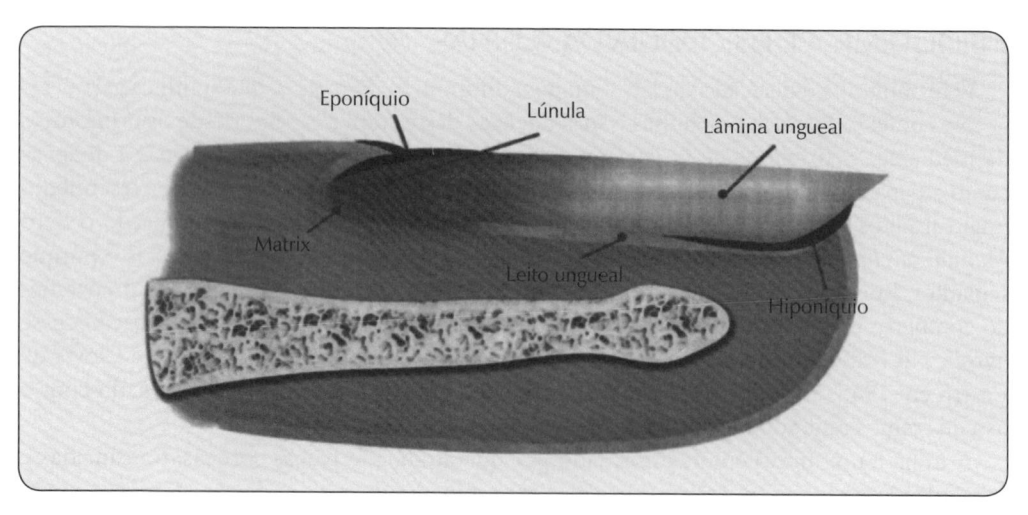

▶ **FIG. 6.2** – Esquema da anatomia ungueal em corte longitudinal (Fonte: Sampaio SAP, Rivitti EA[15]).

O crescimento da unha ocorre de maneira contínua, deslizando sobre o leito em direção à extremidade distal a uma velocidade aproximada de 0,1mm por dia ou 1,2mm por semana nos quirodáctilos e mais lentamente nos pododáctilos. Crescem mais rapidamente nas pessoas jovens do que nas mais velhas e se sabe que há variações sazonais, isto é, no verão crescem mais do que no inverno. Em relação à espessura, há uma variação entre 0,5 e 0,75 mm[15].

Não se conhece a razão pela qual a unha cresce aplainada, mas existem algumas hipóteses sustentadas quanto à limitação das pregas ungueais ou ao fato de que as células se movem distalmente[4].

Em relação ao crescimento, sabe-se ainda que as unhas da mão direita crescem mais rápido do que as da mão esquerda, mais durante o dia e menos à noite, mais nos homens do que nas mulheres ou naqueles indivíduos que precisam imobilizar os dedos[17].

A flexibilidade da lâmina ungueal é dada pela grande quantidade de fosfolipídeos e de água presentes em sua composição. É rica em cálcio, encontrado sob a forma de fosfato em cristais de hidroxiapatita. São encontrados ainda cobre, manganês, zinco e ferro. Já a dureza ocorre pela alta quantidade de matriz proteica com alto teor de enxofre, que contrasta com a queratina suave da epiderme e não pela presença do cálcio[6,7,14].

Assim como os cabelos, as unhas também são formadas por proteínas, cujas ligações peptídicas são fortes, contendo múltiplas pontes dissulfeto (C-S-S-C) e predominância de estruturas do tipo conformação α-hélice. Estudos indicam que a composição de lipídeos que fazem parte da estrutura varia com a idade e sexo, além de sofrer influências do consumo de drogas, presença de doenças metabólicas, uso de agentes tóxicos e cosméticos[9].

O estado de hidratação e a capacidade de reter das unhas são importantes para várias funções, entretanto, este fato depende de indivíduo para indivíduo. Sabe-se que a quantidade de água é mais baixa durante o inverno e maior no verão. Em relação à água absorvida, varia conforme condições das unhas[5,10].

Ao longo da vida, as unhas apresentam variações fisiológicas. Por exemplo, na adolescência, elas estão mais finas com características de coiloníquia transitória, ou seja, em formato de colher. Nos recém-nascidos, podem ser encontradas as linhas de Beau (sucos transversais).

Entretanto, na fase adulta é o momento em que ocorre o maior número de modificações. Acredita-se que estejam ligadas às alterações vasculares ou à influência dos raios ultravioleta. Já nos idosos, a lâmina ungueal é mais pálida, com perda de brilho, apresentando estriações longitudinais e esbranquiçadas[17].

A semi-transparência da lâmina ungueal e a coloração rósea-clara é resultado da característica do leito ungueal. Em relação à lúnula apresentar cor mais esbranquiçada pode ser consequência da dispersão luminosa nas células da matriz ungueal. De maneira geral, a coloração das unhas depende da espessura e transparência da lâmina ungueal, da quantidade e composição do sangue e do estado dos vasos sanguíneos. Entretanto, alguns fatores podem contribuir para a alteração da coloração normal, como, por exemplo, processos patológicos, entre eles cirrose hepática, doença renal, anemia, anorexia, espasmo vascular, além de outras causas. Qualquer alteração da cor das unhas é denominada especificamente pelo termo cromoníquia[14].

Referências Bibliográficas

1. Baden HP. The physical properties of nail. J Invest Dermatol, 55:115-122, 1970.
2. Bergfeld WF, Mulinari-Brenner F. Shedding: a commons cause of hair loss. Cleve Clin J Med, 68(4):256-261, 2001.
3. Castro C. Pigmentação das unhas: um caso de pigmentação produzido pelo uso de creme contra sardas contendo mercúrio. An Bras Dermatol, p. 24-88, 1948.
4. Dawber RPR, Baran R. Disorders of the nails. In: Rook A, Wilkinsons DS et al. Textbook of Dermatology. 5 ed. Oxford: Blackwell Scientific Publications, p. 2497-532, 1993.
5. Egawa M, Ozaki Y, Takahashi M. In vivo measurement of water content of the fingernail and its seasonal change. Skin Res Tech, 12:126-132, 2005.
6. Farias AM. de S.T. Pele e Anexos. In: De Maio M. Tratado de Medicina Estética vol. 1. São Paulo: Roca, p. 19-35, 2004.
7. Finlay AY, Frost P, Keith AD et al. An assessment of factors influencing flexibility of human fingernails. Br J Dermatol, 103(4):357-365, 1980.
8. Gniadecka M, Nielsen OF, Christensen DH et al. Structure of water, proteins, and lipids in intact human skin, hair, and nail. J Invest Dermatol, 110(4):393-398, 1998.
9. Helmdack M, Thielitz A, Röpke EM et al. Age and Sex Variation in Lipids Composition of Human Fingernail Plates. Skin Pharmacology and Applied Skin Physiology, 13(2):111-119, 2000.
10. Martinsen OG, Grimnes S, Nilson SH. Water sorption and electrical properties of a human nail. Skin Res Technol, 14:142-146, 2008.
11. Mulinari-Brenner F, Fillus Neto J, Rosas FMB et al. Morfometria de folículos pilosos do couro cabeludo normal. An Bras Dermatol, 81(1):46-52, 2006.
12. Oliveira Filho J. de. Estrutura e Função da Pele. In: Cucé LC, Festa Neto C. Manual de Dermatologia. 2ed. São Paulo: Atheneu, p. 1-11, 2001.
13. Pereira JM. Análise dos cabelos eliminados espontaneamente. An Bras Dermatol, 71(6):517-524, 1996.
14. Ribeiro LHS, Novaes EMC, Neves RG. A unha: estudo da anatomia, fisiologia e alterações de cor. An Bras Dermatol, 76(6):567-77, 1995.
15. Sampaio SAP, Rivitti EA. Anatomia e Fisiologia. In: Sampaio SAP, Rivitti EA. Dermatologia. 2 ed. São Paulo: Artes Médicas, p. 3-35, 2001.
16. Santamaria JR, Spoladore R, Ribeiro AM. Alopecia difusa em mulheres. An Bras Dermatol, 87(4):195-197, 1992.
17. Scher RK, Ralph DR III. Nails: therapy, diagnosis, surgery. Philadelphia: WB Saunders Company, p. 2-30, 1990.

Parte 3

Avaliação Nutricional

Capítulo 7

Avaliação da Composição Corporal

Ana Paula Trussardi Fayh

▶ FINALIDADE DA AVALIAÇÃO DA COMPOSIÇÃO CORPORAL APLICADA À ESTÉTICA

A importância dada à imagem e à aparência é notória nos dias atuais. Cada vez mais um modelo de beleza vem ganhando força a despeito das reais necessidades e possibilidades da população. O ideal de um corpo magro ou bem delineado nem sempre é alcançado, proporcionando desconforto à pessoa que o busca. Em contrapartida, o sobrepeso vem crescendo de forma alarmante, apresentando-se como um problema de saúde pública mundial, inclusive no Brasil.

Já ficou bem estabelecido que o excesso de gordura corporal está associado com hipertensão, diabetes tipo 2, acidente vascular cerebral, doença coronariana e hiperlipidemia. Por outro lado, a escassez de gordura corporal também está relacionada com doenças cardiovasculares, uma vez que a alteração do padrão alimentar provoca alterações neuroquímicas e endócrinas, aumentando a suscetibilidade de infarto agudo do miocárdio, arritmias cardíacas e hipercolesterolemia. Com isso, surge a necessidade de avaliar a composição corporal em todos os indivíduos, nas diferentes fases da vida.

A pessoa obesa, além de ser alvo das doenças ocasionadas pelo excesso de peso, é excluída da sociedade, onde o culto ao corpo e ao belo é predominante. Assim, o incômodo com o corpo, mesmo que a pessoa não esteja obesa ou com sobrepeso, por vezes está presente devido às exigências impostas pela mídia.

O interesse pela área de estética se torna perceptível com a chegada da puberdade, pois, por ser um período onde está implícito a condição ou processo de crescimento e desenvolvimento, evidencia-se transformações ocorridas no corpo do adolescente que podem gerar instabilidade e insegurança aos mesmos. Portanto, a atenção para este público específico tem despertado interesse dos profissionais da saúde, principalmente pelo risco aumento de desenvolvimento de transtornos alimentares. Na idade adulta, o aumento da prevalência de sobrepeso e obesidade conduz milhares de pacientes aos consultórios nutricionais em busca da perda de peso e satisfação corporal.

É importante observarmos que o interesse pela estética não se restringe a uma faixa etária específica, nem é exclusivo das pessoas mais jovens. O interesse na nutrição de idosos tornou-se maior nos últimos anos devido ao grande aumento desse grupo etário na população em geral e suas implicações nos cuidados com a saúde. Com isso, iremos nos deparar com a necessidade de realizar avaliação antropométrica em pacientes idosos. Além da perda da massa óssea, mulheres no período peri e pós-menopausa apresentam variações em sua composição corporal e distribuição de gordura, com o aumento do peso, perda de massa muscular e aumento da gordura corporal. Adicionalmente, a presença de patologias que envolvem alterações nos compartimentos corporais requer também a utilização de metodologia específica.

A imagem corporal é, portanto, um tema de interesse geral na nossa sociedade, sendo tão preponderante que leva as pessoas a se preocuparem excessivamente com ela. É preciso salientar, no entanto, que o diagnóstico de uma pessoa obesa é clínico, e baseia-se no aspecto geral com evidente excesso de tecido subcutâneo. O objetivo deste capítulo é revisar os principais métodos de avaliação da composição corporal, e fazer uma análise crítica sobre o seu uso na prática clínica.

▶ MÉTODOS DE MENSURAÇÃO DA COMPOSIÇÃO CORPORAL

A composição corporal básica pode ser enunciada como o percentual relativo de massa corporal que é representado por gordura e por tecido isento de gordura (massa magra), utilizando-se de um modelo bi-compartimental. A composição corporal pode ser estimada com técnicas tanto de laboratório quanto de campo, que variam em termos de complexidade, custo e exatidão.

Os métodos de avaliação da composição corporal podem ser classificados de acordo com suas fontes de erros em métodos diretos, métodos indiretos e métodos duplamente indiretos. O único método direto para avaliação da composição corporal é a dissecação de cadáveres. Este método teoricamente não possui fonte de erros, entretanto não é aplicável na prática clínica. Com isso, surgiu a necessidade do desenvolvimento de métodos indiretos de valoração da composição corporal. Com apenas uma fonte de erro considerável, oriunda do equipamento, os métodos indiretos são representados pela pesagem hidrostática e métodos de imagem. Estes métodos também possuem aplicação limitada na prática clínica pelo alto custo dos equipamentos e necessidade de profissionais especializados para realizar tal avaliação. Portanto, os métodos duplamente indiretos, representados pela bioimpedância (BIA) e pela antropometria, são os mais utilizados na prática clínica, mesmo fornecendo duas possíveis fontes de erros durante a avaliação, ou seja, equipamentos inadequados e avaliadores inexperientes.

Métodos Indiretos de Avaliação da Composição Corporal

Estes métodos são assim conhecidos por possuírem uma principal fonte de erro durante a avaliação da composição corporal. Esta fonte de erro é oriunda do equipamento, que pode não estar devidamente ajustado para realizar tal avaliação.

O método indireto mais antigo para avaliação da composição corporal é a pesagem hidrostática. Esta técnica se baseia no Princípio de Arquimedes, o qual estabelece que, quando o corpo é submerso em água, é repelido por uma força igual contrária ao peso da água deslocada. Essa perda de peso na água permite fazer o cálculo do volume corporal. O osso e o tecido muscular são mais densos do que a água, enquanto o tecido adiposo é menos denso.

Portanto, a pessoa que tem mais massa corporal livre de gordura possui uma densidade corporal maior e mais baixo percentual de gordura. A limitação para este tipo de avaliação seria o requerimento de um equipamento especial, com alto custo, além da determinação exata do volume residual e uma cooperação significativa do indivíduo para realizar o mergulho por diversas vezes. Uma alternativa seria o uso da plestismografia, que mede o volume corporal através do deslocamento do ar, e não da água. Essa tecnologia é promissora e, em geral, reduz a ansiedade associada com a técnica da pesagem hidrostática. Entretanto, o equipamento possui um alto custo e ainda não é amplamente utilizado.

Atualmente considerado "padrão ouro" para avaliação da composição corporal, a avaliação da absorciometria com raios X de energia dupla (DXA) é um método de imagem confiável e preciso. Porém, o alto custo do equipamento, a necessidade de equipe treinada e a exposição à radiação limitam a aplicabilidade desta técnica na área clínica. É bastante conhecido que o DXA apresenta valores superiores de adiposidade corporal quando comparado com outros métodos duplamente indiretos, como a BIA e a antropometria. Fogelholm e colaboradores sugerem que este fenômeno pode ser explicado, parcialmente, pelo fato de que a distribuição de água entre os espaços intracelular e extracelular independe das alterações da gordura corporal.

Métodos Duplamente Indiretos da Avaliação da Composição Corporal

Estes métodos, representados pela antropometria e pela BIA, são assim conhecidos por possuírem duas fontes de erros importantes durante a avaliação: o equipamento e o avaliador.

Bioimpedância

A análise da composição corporal por meio da bioimpedância elétrica (BIA) é baseada na condução de uma corrente elétrica indolor, de baixa intensidade, aplicada ao organismo por meio de cabos conectados a eletrodos ou superfícies condutoras, que são colocados em contato com a pele. A impedância, dada pelos valores de reactância e resistência, é baixa no tecido magro, onde se encontram, principalmente, os líquidos intracelulares e eletrólitos, e alta no tecido adiposo.

Os equipamentos de BIA são classificados como bipolares (avaliação de membros inferiores ou superiores) e tetrapolares (avaliação do corpo inteiro), de acordo com o número de pólos geradores e receptores da corrente elétrica. Os aparelhos disponíveis fornecem os valores de massa de gordura, massa magra e água corporal por meio de equações preditivas ajustadas para sexo, idade, peso, altura e nível de atividade física. Entretanto, as equações de predição variam conforme o aparelho, e da mesma forma que as equações de medidas de dobras cutâneas, apresentam validade apenas para a população de origem.

Um equipamento muito popular de BIA é o modelo acoplado a uma balança digital (*"foot to foot"*), classificado como bipolar. Ele é um equipamento simples e rápido para determinar peso, massa de gordura e massa livre de gordura dos indivíduos. Também como vantagem deste equipamento, pode-se citar que não existe necessidade de o indivíduo permanecer na posição supinada e não se corre o risco de o indivíduo informar seu peso de forma inadequada, pois este é medido de forma simultânea à composição corporal. Entretanto, deve-se ressaltar que o valor de gordura corporal medido reflete, em grande parte, a gordura contida nos membros inferiores, uma vez que a corrente elétrica é de baixa voltagem e não teria capacidade de percorrer o corpo todo.

Quando se optar pelo uso da BIA como avaliação da composição corporal, deve-se dar preferência ao modelo tetrapolar. Este possui uma capacidade superior para predizer a gordura corporal total, pois a corrente elétrica percorre teoricamente o corpo todo. Entretanto, o equipamento continua apresentando as mesmas fontes de erro de qualquer método de avaliação duplamente indireto. Apesar de sua facilidade técnica e alta reprodutibilidade, a BIA pode resultar em estimativas menos precisas nas situações em que o balanço hidroeletrolítico está alterado. Com isso, os cuidados abaixo devem ser observados no momento da avaliação da composição corporal utilizando-se esta técnica:

▶ **TABELA 7.1** – Cuidados Prévios para a Realização da Avaliação pela BIA

1	Não comer ou beber quatro horas antes da avaliação.
2	Urinar 30 minutos antes da avaliação.
3	Não realizar exercícios físicos 24 horas antes da avaliação.
4	Não ingerir bebidas alcoólicas 48 horas antes da avaliação.
5	Não utilizar medicamentos diuréticos sete dias antes do teste.
6	Não consumir bebidas com cafeína nas 24h antes do teste.
7	Contraindicar o teste para mulheres no período pré-menstrual, pois apresentam retenção de líquidos corporais.

Muitos estudos científicos apontam que a BIA tende a subestimar a gordura corporal quando comparado com métodos de avaliação da gordura corporal de forma indireta (DXA). Em um estudo conduzido por Thomson e colaboradores, durante o período de perda de peso de indivíduos obesos, observou-se que a BIA foi eficaz para detectar alterações da composição corporal ao longo de 20 semanas de tratamento. Entretanto, os valores de gordura corporal registrado por este equipamento foi inferior quando comparado aos valores obtidos pelo DXA, em todos os momentos.

O equipamento InBody® (Biospace, Seul, Coreia) é um sistema de bioimpedância tetrapolar com oito pontos táteis, sendo dois em cada pé e dois em cada mão, que mede valores de impedância de cada segmento corporal, utilizando diferentes frequências de voltagem. Ele possui uma balança digital incorporada com capacidade de medição do peso na faixa entre 10 e 250kg, além de ser capaz de indicar a quantidade de fluido extracelular (edema). Adicionalmente, informações como proteína corporal, estimativa do conteúdo mineral ósseo e outras informações antropométricas são obtidas através da avaliação com o uso do equipamento. Com isso, atualmente ele é o equipamento indicado para avaliação de massa corporal e composição corporal de obesos mórbidos.

É necessário ressaltar que poucos estudos foram realizados com o equipamento InBody® para avaliação da composição corporal. Um estudo bastante recente conduzido por Völgy e colaboradores realizou a comparação entre a composição corporal obtida através de um método indireto (DXA) e através de um método duplamente indireto (bioimpedância InBody

720) em indivíduos adultos. Para melhor avaliação dos resultados, os autores dividiram os indivíduos em três grupos, de acordo com o seu estado nutricional: eutrófico, sobrepeso e obeso. Os resultados apontaram que a BIA subestimou a massa adiposa dos indivíduos em todos os grupos quando comparado ao padrão outro, apontando a necessidade de mais estudos avaliando a eficácia deste equipamento.

Antropometria

As mensurações de peso, estatura, circunferências e pregas cutâneas são usadas para estimar a composição corporal. A padronização de pontos antropométricos torna-se necessária para realização das medidas e, consequentemente, sua avaliação. As medidas devem ser realizadas com instrumentos específicos e devidamente padronizados. O tipo de medida a ser realizada dependerá dos propósitos do estudo que se pretende fazer.

O Índice de Massa Corporal (IMC – peso em quilogramas divido pelo quadrado da estatura em metros) é atualmente um dos indicadores antropométricos mais utilizados na avaliação do estado nutricional de populações e em estudos epidemiológicos, com a finalidade de explorar a associação entre obesidade e várias doenças, principalmente as cardiovasculares. Sua fórmula simples facilita a classificação do estado nutricional quando se necessita de um diagnóstico rápido. No entanto, existem muitas limitações com relação ao seu uso, já que ele não é capaz de fornecer informações sobre a composição corporal e a distribuição da gordura corporal. Caso o indivíduo avaliado tiver uma massa magra pronunciada, devemos ter o cuidado de atentar que o uso do IMC tornar-se-á inadequado para avaliação do seu estado nutricional. Isso porque este parâmetro leva em consideração apenas a massa corporal total do indivíduo, o que pode classificar erroneamente este indivíduo com grande massa muscular e, provavelmente, com baixo percentual de gordura, como um indivíduo com sobrepeso ou obesidade. Esse fenômeno é observado especialmente em indivíduos do sexo masculino, devido à presença do hormônio testosterona e à grande capacidade de aumentar a massa magra com o exercício. No estudo de Yao e colaboradores, por exemplo, mais de 30% dos indivíduos que apresentaram excesso de gordura corporal foram classificados como

▶ **TABELA 7.2** - Índice de Massa Corporal (kg/m²)

IMC (kg/m²)	Diagnóstico Nutricional
< 16,0	Desnutrição Severa
16,0 – 16,9	Desnutrição Moderada
17,0 – 18,4	Desnutrição Leve
18,5 – 24,9	Eutrófico
25 – 29,9	Sobrepeso
30,0 – 34,9	Obesidade grau I
35,0 – 39,9	Obesidade grau II
> 40,0	Obesidade grau III

Fonte: OMS (1995).

eutróficos pelo IMC, demonstrando sua baixa sensibilidade na identificação do excesso de gordura corporal.

Para evitar classificações errôneas do estado nutricional com o IMC, é recomendada a utilização concomitante de outros métodos para avaliar a adiposidade. Entretanto, cabe ressaltar que valores de IMC abaixo de 18,5 kg/m^2 ou superiores a 30 kg/m^2 estão relacionados com risco aumentado de desenvolvimento de doenças cardiovasculares, fenômeno conhecido como a curva em formato de J (risco moderado com IMC abaixo de 18,4 kg/m^2, baixo risco com IMC entre 18,5 e 24,9 kg/m^2, risco moderado com IMC entre 25 e 29,9 kg/m^2 e alto risco com IMC acima de 30 kg/m^2).

Vale lembrar que os pontos de corte propostos para o IMC são aplicados em uma faixa etária muito ampla, desconsiderando-se sexo e etnia. Sabe-se que, ao longo das décadas, ocorrem alterações fisiológicas na composição corporal, com aumento da quantidade de tecido adiposo e/ou redução da massa magra e redução da massa óssea, especialmente entre as mulheres que têm a composição corporal diretamente afetada pelas alterações hormonais observadas na menopausa. Com isso, Lipschitz sugere que os pontos de corte para classificação do estado de eutrofia para a população idosa seja entre 22 e 27 kg/m^2, excluindo a obesidade como classificação de estado nutricional nesta faixa etária.

As medidas de espessura das dobras cutâneas e das circunferências são técnicas muito utilizadas para a avaliação da gordura corporal e massa livre de gordura em diversos grupos de indivíduos e podem estimar a gordura subcutânea de forma razoavelmente acurada. Apesar de ser uma medida rápida e que não requer equipamentos extremamente caros, a estimativa da composição corporal pelas espessuras das dobras cutâneas é uma técnica mais sujeita a erros de medição envolvendo, por exemplo, imprecisão do aparelho e inabilidade do examinador, necessitando que os pesquisadores sejam altamente treinados.

As mensurações das circunferências podem ser usadas para prever a composição corporal, bem como indicar o padrão de distribuição da gordura corporal que o indivíduo apresenta através da relação cintura-quadril (RCQ = circunferência da cintura dividida pela circunferência do quadril). O risco para a saúde aumenta muito quando esta relação é superior a 0,95 para homens e 0,86 para mulheres. A circunferência abdominal pode ser usada isoladamente para predizer o risco cardiovascular em adultos. Os pontos de corte sugeridos pelo NCEP-ATP III são de 88 cm para mulheres e 102 cm para homens como valores máximos aceitáveis. Essas medidas podem ser usadas em conjunto com o IMC para avaliar o risco de doenças crônicas.

Alguns cuidados são recomendáveis no momento da averiguação das circunferências, como usar uma fita de qualidade e observar que a mesma não faça compressão da pele, além de manter o indivíduo em posição ereta em todos os momentos, porém com a musculatura relaxada.

As medidas de dobras cutâneas representam o método mais utilizado na determinação da gordura corporal em razão do baixo custo operacional e da relativa simplicidade de utilização em relação aos outros métodos de avaliação. Para a tomada das dobras cutâneas, todas as mensurações devem ser realizadas do lado direito do corpo, estando o compasso na mão direita do avaliador, que deverá pinçar a dobra com a mão esquerda e colocar o compasso cerca de 1 cm afastado do polegar e dedo (perpendicular à dobra cutânea). Deve-se aguardar cerca de dois segundos para realizar a leitura no compasso, e o pinçamento deverá ser mantido neste espaço de tempo. O ideal é realizar três medidas de cada dobra, em um sistema de rodízio, e fazer a média das medidas obtidas. O rodízio assegura um período de tempo para a pele recuperar a textura e a espessura normais.

▶ **TABELA 7.3** – Descrição dos Pontos Anatômicos das Circunferências

Tórax	Esta medida é tomada no ponto mesoesternal, com os braços estendidos ao longo do corpo
Braço	Esta medida é tomada no ponto médio entre o acrômio e o olecrano, com o braço retificado, estendido adiante do corpo e a palma para cima
Antebraço	Esta medida é tomada no perímetro máximo ao redor do antebraço, com o braço retificado, estendido adiante do corpo e com a palma para cima
Cintura	Esta medida é tomada com o indivíduo na posição ereta, braços ao lado do corpo, pés juntos e abdômen relaxado, no ponto de menor circunferência do tronco
Abdômen	Tradicionalmente realizada no ponto da cicatriz um umbilical, a I Diretriz Brasileira de Diagnóstico e Tratamento da Síndrome Metabólica sugere que seja tomada na metade da distância entre a crista ilíaca e o rebordo costal inferior
Quadril	Estando o indivíduo posicionado com os pés juntos, esta medida é realizada no ponto de maior circunferência das nádegas
Coxa	Tradicionalmente realizada no ponto médio entre a prega inguinal e o bordo superior da patela, estando o indivíduo em pé e os pés ligeiramente afastados, pode ser tomada no ponto do terço médio superior da coxa, em alguns protocolos específicos
Panturrilha	Esta medida é tomada com o indivíduo na posição ereta e os pés ligeiramente afastados, ao nível de maior circunferência entre o joelho e o tornozelo, perpendicular ao eixo longitudinal

Os fatores que podem contribuir para um erro de mensuração na avaliação das dobras cutâneas incluem uma técnica precária e/ou um avaliador inexperiente, um indivíduo extremamente obeso ou extremamente magro e um compasso mal calibrado. Além disso, existem, na literatura, mais de 100 equações que utilizam as medidas de dobras cutâneas e outras medidas antropométricas, como circunferências, para determinação da composição corporal. Entretanto, a validade de equações que utilizam medidas de dobras cutâneas para predizer a composição corporal é restrita para a população na quais estas equações foram derivadas. Portanto, a validade e acurácia dessas equações precisam ser cuidadosamente avaliadas no momento da sua escolha.

Para selecionar o método e a equação mais adequados, fatores como idade, sexo, etnia, nível de atividade física e quantidade de gordura corporal, precisam ser levados em consideração. O ideal é que as características da população que se quer avaliar sejam similares às da amostra utilizada no processo de validação da equação escolhida. Abaixo, estão descritas as fórmulas mais utilizadas na prática clínica para estimar a gordura corporal.

Após a determinação da densidade corporal, o percentual de gordura pode ser estimado utilizando-se equações de previsão disponíveis na literatura. É provável que essas equações venham a ser aprimoradas com o passar do tempo, à medida em que são realizados estudos adicionais em amostras maiores dentro de cada grupo populacional. No momento, a fórmula mais utilizada para converter densidade corporal e percentual de gordura é a de Siri (1956):

$$\%G = [(4,95/DENS) - 4,5] \times 100$$

▶ TABELA 7.4 – Descrição dos Pontos Anatômicos das Pregas Cutâneas

Subescapular (SB)	Tomada no sentido diagonal, 1 a 2 cm abaixo do ângulo inferior da escápula
Tríceps (TR)	Tomada no sentido vertical, na linha posterior do braço, a meio caminho entre o acrômio e o olecrano, com o braço mantido livremente ao lado do corpo
Bíceps (BI)	Tomada no sentido vertical, na linha anterior do braço, sobre o ventre do músculo bíceps, 1cm acima do nível usado para marcar o local do tríceps
Peitoral (PT)	Tomada no sentido diagonal, na metade da distância entre a linha axilar anterior e o mamilo (homens) e no terço superior da distância entre a linha axilar anterior e o mamilo (mulheres)
Axilar média (AM)	Tomada no sentido vertical, obtida no nível do processo xifoide e localizada na linha axilar média
Suprailíaca (SI)	Tomada no sentido diagonal, tradicionalmente realizada no ponto médio entre o último rebordo costal e a crista ilíaca, localizada na linha axilar anterior
Abdominal (AB)	Tomada no sentido vertical, a dois centímetros da cicatriz umbilical
Coxa (CX)	Tomada no sentido vertical, localizada no ponto médio entre a prega inguinal e a borda superior da patela
Panturrilha (PT)	Tomada no sentido vertical, medialmente no ponto de maior circunferência da perna

Tendo o conhecimento do percentual de gordura, outras equações matemáticas podem ser utilizadas para realizar o fracionamento da composição corporal e, com isso, facilitar a tomada de decisões acerca do tratamento nutricional:

- ▶ Peso Gordo ou Gordura Absoluta= (%gordura/100) x Peso do corpo (kg)
- ▶ Massa Magra= Peso do corpo (kg) - Peso gordo (kg)
- ▶ Peso Ideal = massa magra / 0,85 (homens) e massa magra / 0,75 (mulheres) **ou**
- ▶ Peso Ideal = massa magra / 1 – (%G desejado / 100)

Normalmente, a pesagem hidrostática é o método mais utilizado como referência para validação das equações envolvendo medidas de dobras cutâneas. Entretanto, nos últimos anos a sua utilização como método "padrão-ouro" vem sendo questionada, e outros métodos como o DXA e o modelo de quatro compartimentos têm sido utilizados em estudos de validação. É importante ressaltar que as estimativas de gordura corporal obtidas por equações da literatura são válidas somente na população em que estas foram validadas. Para que sejam aplicadas em outras populações, é necessária prévia validação para verificar a acurácia destas equações.

Como forma generalista de classificar o percentual de gordura corporal, podemos utilizar tabelas de valores preconizados para a população em geral. Entretanto, cabe ressaltar que percentual de gordura ideal é aquele em que o indivíduo sente-se confortável com o próprio corpo, desde que não ultrapasse os valores considerados como risco à saúde (valores mínimos e máximos).

▶ **TABELA 7.5** – Fórmulas para a Estimativa de Densidade Corporal e Percentual de Gordura

Autor	Grupo populacional	Equação proposta
Guedes (1994)	Mulheres brancas com idade entre 18-30 anos	DC = 1,1665 – 0,0706 x log (SB+SI+CX)
Guedes (1994)	Homens brancos com idade entre 18-30 anos	DC = 1,1714 – 0,0671 x log (TR+SI+AB)
Petroski (1995)	Mulheres brancas com idade entre 18-51 anos	DC = 1,19547130 – 0,07513507 x log (AM+SI+CX+PT) – 0,00041072 (idade)
Petroski (1995)	Homens brancos com idade entre 18-51 anos	DC = 1,10726863 – 0,00081201 x log (SB+TR+SI+PT) + 0,00000212 (SB+TR+SI+PT)^2 – 0,00041761 (idade)
Jackson, Pollock & Ward (1980)	Mulheres brancas com idade entre 18-55 anos	DC = 1,0994921 – 0,0009929 (TR+SI+CX) + 0,0000023 (TR+SI+CX)^2 – 0,0001392 (idade)
Jackson, Pollock & Ward (1980)	Homens brancos com idade entre 18-61 anos	DC = 1,10938 – 0,0008267 (PT+AB+CX) + 0,0000016 (PT+AB+CX)^2 – 0,0002574 (idade)
Katch & McArdle (1973)	Mulheres jovens com média de idade de 19 anos	DC = 1,09665 – 0,00103 (TR) – 0,00056 (SB) – 0,00054 (AB)
Katch & McArdle (1973)	Homens jovens com média de idade de 20 anos	DC = 1,08347 + 0,00060 (TR) – 0,00151 (SB) – 0,00097 (CX)
Weltman, Seip & Tran (1987)	Homens obesos com idade entre 24-68 anos	%G = 10,8336 – 0,31457 (CA) – 0,10969 (MC - kg)
Weltman et al (1988)	Mulheres obesas com idade entre 20-60 anos	%G = 51,03301 + 0,11077 (CA) – 0,17666 (estatura - cm) + 0,14354 (massa corporal - kg)
Jackson & Pollock (1978)	Homens fisicamente ativos com idade entre 18-60 anos	DC = 1,11200000 - [0,00043499 (SE+AM+TR+CX+SI+AB+PT) + 0,00000055 (SE+AM+TR+CX+SI+AB+PT)^2] - [0,0002882 (idade)]
Jackson & Pollock (1978)	Mulheres fisicamente ativas com idade entre 18-55 anos	DC = 1,0960950 – 0,0006952 (TR+CX+SI+AB) - 0,0000011 (TR+CX+SI+AB)^2 - 0,000714 (idade)
Lohman (1987)	Meninas e moças com menos de 18 anos	%G = 0,735 (TR+PT) + 5,1
Lohman (1987)	Meninos e rapazes com menos de 18 anos	%G = 0,735 (TR+PT) + 1,0
Aniteli et al (2006)	Mulheres idosas com osteopenia e osteoporose	%GC = 17,366 + 0,448 * (SI + BI + TR)

DC = densidade corporal; %G = percentual de gordura; log = logaritmo; MC = massa corporal.

▶ **TABELA 7.6** – Padrão de %G para população adulta. Fonte: Heyward & Stolarczyk (1996)

	Homens	Mulheres
Abaixo do normal	Até 12%	Até 16%
Normal	12 a 18%	16 a 25%
Acima do normal	18 a 25%	25 a 33%
Tendência à obesidade	> 25%	> 33%

Para classificação da adiposidade em crianças e adolescentes, não temos parâmetros universalmente aceitos como adequados. Lohman sugere que se faça o uso do somatório dos valores obtidos na averiguação das dobras cutâneas do tríceps e da panturrilha. Para meninos, valores considerados ideais são em torno de 15-25 mm, e para meninas estes valores modificam-se para 20-30 mm. Caso o valor deste somatório for inferior a cinco (5), classifica-se como risco nutricional (percentual de gordura muito baixo). Quando o valor deste somatório for superior a 55 mm, a adiposidade é considerada excessiva.

▶ CONSIDERAÇÕES FINAIS

Apesar dos numerosos métodos de avaliação da composição corporal, são poucos os estudos que avaliam a sua reprodutibilidade e acurácia na população. Poucos estudos têm se preocupado em estudar a aplicabilidade das diferentes técnicas de avaliação da composição corporal na prática clínica. Além disso, uma questão bastante discutida refere-se ao estabelecimento de pontos de corte de gordura corporal adequados para um "padrão corporal harmonioso e estético", sem aumentar o risco de alterações metabólicas. Portanto, é necessário utilizar-se de métodos seguros e acurados, com custo acessível e de facilidade técnica que possam ser utilizados, amplamente, pelos profissionais de estética na avaliação de indivíduos em centros de saúde, clínicas e em estudos populacionais, a fim de garantir o diagnóstico acertado e propor intervenções adequadas ao paciente.

Referências Bibliográficas

1. American College os Sports Medicine (ACSM). Manual do ACSM para avaliação da aptidão física relacionada à saúde. Rio de Janeiro: Guanabara-Koogan, 2006.
2. American College of Sports Medicine (ACSM). Diretrizes do ACSM para testes de esforço e sua prescrição. 7 ed. Rio de Janeiro: Guanabara-Koogan, 2007.
3. Aniteli TM, Florindo AA, Pereira RMR, Martini LA. Desenvolvimento de equação para estimativa da gordura corporal de mulheres idosas com osteoporose e osteopenia através da espessura de dobras cutâneas tendo como referência absorciometria por dupla emissão de raios X. Revista Brasileira de Medicina do Esporte, 12(6):366-70, 2006.
4. Brodie D, Moscrip V, Hutcheon R. Body composition measurement: a review of hydrodensitometry, anthropometry, and impedance methods. Nutrition, 14(3):296-310, 1998.
5. Castro SH, Mato HJ, Gomes MB. Parâmetros antropométricos e síndrome metabólica em diabetes tipo 2. Arquivos Brasileiros de Endocrinologia e Metabologia, 50(3):450-55, 2006.
6. Dea Braga P, Molina MDCB, Cade NV. Expectativas de adolescentes em relação a mudanças no perfil nutricional. Ciência & Saúde Coletiva, 12(5):1221-8, 2007.

7. Deurenberg P, Yap M, van Staveren WA. Body mass index and percent body fat: a meta analysis among different ethnic groups. International Journal of Obesity, 22(12):1164-71, 1998.
8. I Diretriz Brasileira de Diagnóstico e Tratamento da Síndrome Metabólica. São Paulo: Arq Bras Card, 84: suppl. 1, 2005.
9. Durnin JVGA, Wormersley J. Body fat assessed from total body density and its estimation from skinfold thickness: measurements on 481 men and women aged from 16 to 72 years. British Journal of Nutrition, 32(1):77-97, 1974.
10. Fogelholm GM, Sievänen HT, Lichtenbelt WD, van Marken W, Klaas R. Assessment of Fat-Mass Loss During Weight Reduction in Obese Women. Metabolism, 46(8):968-75, 1997.
11. Garn SM, Leonard WR, Hawthorne VM. Three limitations of the body mass index. American Journal of Clinical Nutrition, 44(6):996-7, 1986.
12. Guedes DP. Estudo da gordura corporal através da mensuração dos valores de densidade corporal e da espessura de dobras cutâneas em universitários. [Dissertação de Mestrado]. Santa Maria: UFSM, 1985.
13. Instituto Brasileiro de Geografia e Estatística (IBGE). Pesquisa de orçamentos familiares. Análise da disponibilidade domiciliar de alimentos e do estado nutricional no Brasil. Rio de Janeiro: IBGE, 2004.
14. Jackson AS, Pollock ML. Generalized equations for predicting body density of men. British Journal of Nutrition, 40(3):497-504, 1978.
15. Jackson AS, Pollock ML, Ward ANN. Generalized equations for predicting body density of women. Medicine and Science in Sports and Exercise, 12(3):175-82, 1980.
16. Jaffrin MY, Moreno MV. Measurements of total body water with a foot-to-foot impedancemeter. Medical Engineering & Physics, 30:483-9, 2008.
17. Lamounier JA, Parizzi MR. Obesidade e saúde pública. Cadernos de Saúde Pública, 23(6):1497-9, 2007.
18. Lean MEJ, Han TS, Deurenberg P. Predicting body composition by densitometry from simple anthropometric measurements. American Journal of Clinical Nutrition, 63(11):4-14, 1996.
19. Lipschitz DA. Screening for nutritional status in the elderly. Primary Care, 21(1):55-67, 1994.
20. Lohman TG. Body composition methodology in sports medicine. Physical Sportsmed, 10:47-58, 1982.
21. Maestá N, Cyrino ESN, Morelli MYG, Burini RC. Antropometria de atletas culturistas em relação à referência populacional. Revista de Nutrição de Campinas, 13(2):135-41, 2000.
22. Petroski EL. Desenvolvimento e validação de equações generalizadas para a estimativa da densidade corporal em adultos. [Tese de Doutorado], Santa Maria: UFSM, 1995.
23. Physical Status: The use and interpretation of anthropometry. Technical report series, 854. Genebra, OMS, 1995. Reporto f a WHO consultation on obesity. Obesity: preventing and managing the global epidemic. Geneve: WHO, 1988.
24. Rezende FAC, Rosado LEFPL, Priore SE, Franceschini SCC. Aplicabilidade de equações na avaliação da composição corporal da população brasileira. Revista de Nutrição Campinas, 19(3):357-67, 2006.
25. Siri WE. Body composition from fluids spaces and density. Univ Calif Donner Lab Med Phys Rep, 1956.
26. Thomson R, Brinkworth GD, Buckley JD Noakes M, Clifton PM. Good agreement between bioelectrical impedance and dual-energy X-ray absorptiometry for estimating changes in body composition during weight loss in overweight young women. Clinical Nutrition, 26:771–7, 2007.
27. Völgyi E, Tylavsky FA, Lyytikäinen A, Suominen H, Alén M, Cheng S. Assessing body composition with DXA and bioimpedance: effects of obesity, physical activity, and age. Obesity, 16(3):700-5, 2008.
28. Weyward VH, Stolarczyk LM (eds.) Applied Body Composition Assessment. Champaign, IL: Human Kinetics, 12p. 1996.
29. Yao M, Roberts SB, Ma G, Mccrory MA. Field methods for body composition assessment are valid in healthy Chinese adults. Journal of Nutrition, 132(2):310-7, 2002.

Capítulo 8

Avaliação Clínica e Bioquímica

Zilda Elizabeth de A. Santos

▶ AVALIAÇÃO CLÍNICA

A avaliação clínica é uma etapa importante na avaliação nutricional de qualquer paciente e, juntamente com a análise dos exames bioquímicos, com o conhecimento dos hábitos alimentares e com as medidas antropométricas, auxilia no diagnóstico nutricional, que irá direcionar a conduta dietética.

Uma avaliação clínica criteriosa, buscando identificar causas nutricionais ou clínicas para queixas, sobretudo na área estética, é fundamental. Muitos indivíduos acreditam que o uso de suplementos ou fórmulas milagrosas são necessários para a melhora da aparência de unhas, pele, cabelo, etc, não atentando para o fato que estas estruturas podem estar fragilizadas tanto por algum hábito alimentar ou de vida inadequados, quanto por uma doença mal diagnosticada ou tratada.

Este capítulo tem como objetivo organizar o raciocínio clínico para a avaliação clínica e estética, ao mesmo tempo que traz recomendações e observações pertinentes a cada tópico que deve ser avaliado. Estas recomendações e observações podem tanto ser utilizadas para analisar se o paciente está dentro dos padrões recomendados, como para auxiliar nas orientações gerais da consulta.

O primeiro passo para uma adequada avaliação clínica é conduzir uma anamnese detalhada; para isso, o profissional deve deixar o paciente à vontade, ouvi-lo com atenção e registrar os dados pertinentes. Sendo assim, a organização de uma ficha de coleta de dados, ou anamnese, detalhada e focada nos objetivos da consulta é imprescindível. Também fica claro que atualização profissional e conhecimento técnico abrangente são indispensáveis.

A primeira pergunta a ser feita é "qual o motivo da consulta"? Identificar expectativas e objetivos do paciente auxilia no direcionamento das orientações nutricionais. A partir daí, informações sobre hábitos, rotinas, sinais e sintomas devem ser avaliados.

- ▶ Não pode faltar no registro de uma avaliação clínica
  - *Informações sobre a rotina diária:* diferentes atividades nas 24h do dia, detalhando horários e frequência – trabalho, cursos, exercício físico etc.
  - O Colégio Americano de Medicina Esportiva recomenda que todo adulto, para promover e manter a saúde, deve realizar pelo menos 30 minutos de exercício aeróbico

de moderada intensidade, de forma contínua ou acumulada, 5 dias por semana, ou atividade física aeróbica, de vigorosa intensidade, por, no mínimo, 20 minutos, 3 dias na semana.

– Para melhor visualizar a rotina semanal do paciente, com as suas diferentes atividades, pode-se organizar um quadro que contemple os 7 dias da semana e os 3 turnos (Anexo 8.1).

▶ *Tabagismo:* tipo, quantidade/dia, tempo de uso

– Tabagismo é o ato de se consumir cigarros ou outros produtos (cigarrilha, cachimbo, charuto) que contenham tabaco.

– A fumaça do cigarro contém mais de 4000 substâncias que podem causar as mais diversas complicações clínicas, que vão desde o desenvolvimento de doenças como câncer de pulmão, estômago, esôfago e bexiga, doença pulmonar obstrutiva crônica e doença cardiovascular, até alterações na pele, secundárias a vasoconstrição e hipóxia tissular, responsáveis pelo envelhecimento cutâneo. Entre todas as substâncias nocivas do cigarro, parece ser a nicotina a grande responsável pelos efeitos deletérios na pele.

▶ *Consumo de bebida alcoólica:* tipo, frequência, quantidade/dia, tempo de consumo

– Para o consumo de bebidas alcoólicas, o limite máximo recomendado pela I Diretriz Brasileira de Diagnóstico e Tratamento da Síndrome Metabólica é de 30 g de etanol ao dia para o sexo masculino e metade para as mulheres. Evidências mostram que acima desse limites há elevação nos níveis da pressão arterial, triglicerídios, além de influenciar na carga calórica total.

– 15g de etanol ou 1 dose = 360 mL de cerveja, 150 mL de vinho ou 45 mL de bebida destilada.

▶ *Ingestão hídrica:* tipo, quantidade/dia

– A ingestão de líquidos é indispensável para o funcionamento adequado do organismo. A água corporal participa da regulação da temperatura, do transporte de nutrientes, da eliminação de substâncias tóxicas, dos processos digestivo, respiratório, cardiovascular e renal. O Guia Alimentar para a População Brasileira, lançado pelo Ministério da Saúde em 2005, preconiza que a ingestão hídrica seja em torno de 1 mL/Kcal, para adultos com gasto energético moderado e em temperatura ambiental não muito elevadas. Esta recomendação é para água, sucos de frutas frescas ou polpas congeladas, sem a adição de açúcar.

▶ *Padrão de sono:* horas totais de sono nas 24 h, horários destinados ao sono (dia, noite, após almoço etc.), dificuldades para dormir, qualidade do despertar

– Uma boa qualidade de sono é fundamental para o bem-estar. Não existe uma recomendação formal para o número de horas que um indivíduo deve dormir, pois a quantidade necessária parece ter variações individuais. Estudos evidenciam que dormir mais de 8 h/dia ou menos de 7 h/dia parece aumentar moderadamente o risco de desenvolver doenças cardiovasculares, diabetes e obesidade. A duração média de sono para os adultos saudáveis gira em torno de 7 h30min. a 8 h/dia, e o sono suficiente deve ser avaliado pela informação de um despertar descansado.

▶ *Hábito intestinal:* aspecto das fezes, frequência, presença de dor ou desconforto

– O hábito intestinal varia de pessoa para pessoa. O fato de um indivíduo não evacuar diariamente não o classifica como constipado. A forma padronizada internacionalmente para diagnosticar a constipação baseia-se nos "Critérios de Roma II para constipação funcional", onde são considerados constipados aqueles que apresentam dois ou mais dos seguintes sintomas: menos de três evacuações semanais, esforço ao evacuar, presença de fezes endurecidas ou fragmentadas, sensação de evacuação incompleta, sensação de obstrução ou interrupção da evacuação e manobras manuais para facilitar as evacuações. Estes sintomas devem ser relatados por pelo menos três meses (não necessariamente consecutivos), nos últimos 12 meses.

– Ao contrário, a maior frequência de dejeções formadas ou a ocorrência diária de dejeções pastosas, em pequeno volume, não definem diarreia. A diarreia é caracterizada por modificação na consistência e no número de dejeções, com aumento na quantidade de água nas fezes e, consequentemente, do seu peso. Pacientes que apresentam este padrão evacuatório (fezes líquidas e volumosas), por mais de 3 semanas, mesmo que não seja contínuo, estão com a denominada diarreia crônica, que pode se associar à emagrecimento, anemia, perda de cabelo e unhas fracas.

– A presença de diarreia acompanhada de muco, pus e sangue pode ser indicativo da presença de doença inflamatória intestinal. Diarreia de longa data sem repercussão sobre o estado geral pode indicar a presença de síndrome do intestino irritável.

▶ *Hábito urinário:* cor, odor, presença de dor ou desconforto
   – Diurese com odor forte e turva pode ser indicativo de infecção urinária.
   – Diurese escura e com odor forte pode ser indicativo de baixa ingestão hídrica ou secundária ao uso de fármacos.

▶ *Dificuldade de mastigação e/ou deglutição:* observar ausência de peças dentárias e a presença de lesões orais
   – A presença de aftas, cáries, gengivite e glossite podem dificultar a mastigação e a adequada mistura do bolo alimentar com a saliva, comprometendo a ingestão alimentar.
   – Disfagia é um distúrbio da deglutição decorrente de causas neurológicas e/ou estruturais, como: traumas de cabeça e pescoço, de acidente vascular encefálico, de doenças neuromusculares degenerativas, de câncer de cabeça e pescoço, de demências e encefalopatias. Sinais clínicos indicativos de disfagia podem incluir recusa ou ingestão alimentar diminuída, perda de peso, aumento do tempo necessário para completar uma refeição, atraso no início da deglutição, voz e tosse com som molhado, sensação de "bola" na garganta, excesso ou falta de saliva, desidratação e desnutrição.

▶ *Presença de queixas tipo pirose, náuseas, vômito, dor/distensão abdominal:* questionar tempo e intensidade dos sintomas, assim como se há relação com a ingestão de alimentos ou medicamentos.
   – A presença de qualquer um destes sintomas, por mais de 15 dias, pode colocar o indivíduo em risco nutricional, comprometendo a ingestão e absorção dos nutrientes.

▶ *Uso de medicamentos:* nome, frequência, quem prescreveu, efeitos colaterais já apresentados
   – É importante registrar os medicamentos utilizados e verificar sua indicação, pois seu uso esclarece sobre a presença de doenças crônicas, que muitas vezes os pacientes negam ou desconhecem.
   – Identificar a prática de automedicação e alertar sobre seus riscos também deve fazer parte da consulta nutricional. O uso crônico de laxantes, sem indicação médica e por tempo prolongado (hábito muito comum entre os indivíduos, principalmente do sexo feminino) representa um importante estímulo à constipação intestinal a médio e longo prazo.

▶ Cabe também salientar que, muitas vezes, os pacientes utilizam os medicamentos prescritos de forma inadequada, ingerindo-os conforme julgam ser necessário. Isso acarreta em inadequado controle da doença.

- Ainda sobre medicamentos, algumas drogas apresentam importante relação com a nutrição, sendo necessário estudar as principais interações droga-nutriente. Para citar um exemplo: levotiroxina, utilizado no tratamento do hipotireoidismo, se ingerido junto ou próximo de alimentos, pode não apresentar o efeito desejado.
  - Alguns medicamentos como corticoides e também o uso de altas doses de vitamina B12 estão envolvidos no aparecimento de acne.
- *Alergias e intolerâncias:* tipo de alérgeno, cuidados para evitar crises.
  - De acordo com a Organização Mundial de Alergia, o termo alergia indica uma reação de hipersensibilidade desencadeada por mecanismos imunológicos específicos.
  - Entende-se por alergia alimentar uma reação clínica adversa reproduzível após a ingestão de alérgenos presentes nas proteínas dos alimentos, mediada por uma resposta imunológica anormal. Enterocolite, doença celíaca, urticária, dermatite, rinite, conjuntivite, broncoespasmo e asma são manifestações clínicas observadas nas alergias alimentares.
  - Intolerância alimentar é uma resposta fisiológica anormal a um agente, que não é imunomediada. Na prática clínica, a intolerância alimentar mais observada é à lactose, caracterizada por uma menor produção da enzima lactase. Na ausência ou menor síntese desta enzima, a hidrólise da lactose fica comprometida, resultando em moléculas mal digeridas e mal absorvidas na luz intestinal. Nesta situação, flatulência, dor/distensão abdominal e diarreia são as manifestações mais prevalentes.
- *Acompanhamento médico:* especialidade, frequência das consultas (anual semestral, mensal etc.)
  - É importante verificar a frequência com que os pacientes estão fazendo o acompanhamento clínico e incentivá-los a consultar rotineiramente seu especialista. Muitos medicamentos devem ter suas doses ajustadas periodicamente para apresentarem o efeito desejado.
- *Cirurgias realizadas:* tipo, motivo, resultados (satisfatórios, insatisfatórios etc.), complicações.
- *Padrão menstrual:* intensidade do fluxo, intervalos, menarca, TPM, menopausa
  - A TPM ou tensão pré-menstrual é um conjunto de sintomas físicos e emocionais, ainda sem causa definida, de caráter cíclico, que aparecem entre 1 e 2 semanas antes do fluxo menstrual e, normalmente, desaparecem ou aliviam, com o início do mesmo. Aumento do apetite, desejo por alimentos específicos, retenção hídrica (com leve aumento no peso corporal), assim como queixas de constipação e aparecimento de acne podem estar presentes neste período.
  - O climatério é uma fase caracterizada por um declínio progressivo do hormônio sexual estrogênio e ocorre a partir dos 40 anos. Inúmeras modificações orgânicas a curto, médio e longo prazo começam a ser observadas. A curto prazo, ondas de calor, sudorese noturna e atrofia urogenital instalam-se; a médio prazo, acentua-se a atrofia do epitélio e menor síntese do colágeno, o que reflete em rugas e desidratação da pele; a longo prazo, observa-se aumento no risco cardiovascular e de osteoporose. Neste período observa-se também uma redução na massa corporal magra, que é gradativamente substituída por tecido adiposo, propiciando assim uma redistribuição na composição corporal. As mulheres, principalmente na menopausa (definida como ausência do fluxo menstrual por 12 meses consecutivos), observam aumento do tecido adiposo nas regiões do abdômen e quadril.

- *Doenças agudas recentes:* diagnóstico, causas
  - Cabe ressaltar aqui que doenças infecciosas, principalmente as que cursam com hipertemia importante e perda de apetite por tempo prolongado, com prejuízo na ingestão adequada de macro e micronutrientes, podem resultar em queda de cabelo, situação conhecida como efúlvio telógeno, assim como em síndrome das unhas frágeis, caracterizada por unhas quebradiças e descamantes.
- *Doenças crônicas em acompanhamento:* endocrinopatias, cardiopatias, pneumopatias, nefropatias, hepatopatias, neoplasias.
  - Distúrbios hormonais que comumente afetam o padrão de beleza dos indivíduos:
    - *Hipotireoidismo:* distúrbio caracterizado por diminuição dos níveis circulantes do hormônio tiroxina (T4). Sendo os hormônios da tireoide responsáveis pela manutenção de diversas rotas metabólicas e, consequentemente, pelo metabolismo energético como um todo, pode-se esperar que durante uma menor produção e circulação destes, o organismo fique desacelerado. Os sintomas geralmente manifestam-se como cansaço, desânimo, unhas e cabelos ressecados, aumento de peso e alterações metabólicas com hipercolesterolemia e hiperglicemia.
  - Síndrome dos ovários policísticos: endocrinopatia caracterizada por aumento circulante dos hormônios masculinos, irregularidades menstruais, hirsutismo (crescimento de pelos terminais em locais tipicamente masculinos) e infertilidade. Dentre as manifestações clínicas observa-se ainda: acne, seborreia, alopecia, resistência à insulina, dislipidemia e obesidade.
- *Rotina de beleza:* cosméticos e dermocosméticos de uso habitual – tipos e frequência
  - Segundo a ANVISA, cosméticos são produtos feitos com substâncias naturais e sintéticas ou suas misturas, para uso externo nas diversas partes do corpo humano (pele, sistema capilar, unhas, lábios, órgãos genitais externos, dentes e membranas mucosas da cavidade oral), com o objetivo de limpá-los, perfumá-los, alterar sua aparência, corrigir odores corporais, protegê-los ou mantê-los em bom estado.
  - Dermocosméticos é um termo usado para produtos com ação intermediária entre medicamentos e cosméticos, indicados tanto para prevenção quanto para tratamento.
  - Neste item é importante considerar que: produtos químicos podem desencadear reações alérgicas em pessoas hipersensíveis, caracterizadas por manchas, vermelhidão, descamação, coceira e outras manifestações cutâneas que devem ser avaliadas e tratadas por um dermatologista; a inadequada limpeza da pele após o uso de protetores e maquiagem pode obstruir poros da pele e favorecer o aparecimento de comedão e acne.
- *Avaliação da pele:* presença de lesões, manchas, rugas, cicatrizes, flacidez.
  - A presença de acne é uma queixa comum em estética. É uma lesão inflamatória que se desenvolve nos folículos pilossebáceos, principalmente na face e no tronco. Na sua etiologia estão envolvidos: a) herediatriedade – que predispõe à hiperqueratinização dos folículos (com obstrução e aparecimento do comedão ou cravo) e hipersecreção sebácea; b) proliferação de bactérias do tipo *Propionibacterium acnes* (que hidroliza os triglicerídeos do sebo determinando rompimento da parede folicular); e c) inflamação local. Estudos indicam que hormônios como LH (hormônio luteinizante), FSH (hormônio folículo estimulante), P (prolactina), T (testosterona), TL (testosterona livre), DHEA-S (sulfato de dehidroepiandroste), DHEA (dehidroepiandrosterona) e A (androstenediona) estão envolvidos no processo acneico. Os adolescentes são mais suscetíveis ao aparecimento da acne, como consequência da maior produ-

ção e circulação de androgênios, situação que tende a estabilizar na vida adulta. No entanto, disfunções hormonais podem propiciar a persistência do quadro de acne na idade adulta ou determinar seu aparecimento nesta fase.

– A celulite, ou hidrolipodistrofia (hidro = água/edema; lipodistrofia = gordura com crescimento anormal), é uma alteração patológica da hipoderme caracterizada pela presença de pequenas depressões na pele, secundárias ao edema e à disfunção venolinfática. Localiza-se principalmente nos glúteos, abdômen e quadril. Apresenta etiologia multifatorial, destacando-se: genética (a incidência é maior na raça branca, quando comparada à negra e amarela), idade (pelo aumento fisiológico do tecido adiposo), sexo (mais frequente em mulheres, por apresentarem maior quantidade de adipócitos), alterações hormonais (estrógenos estimulam enzimas que promovem acúmulo de gordura nos adipócitos, menor circulação de T3 reduz a lipólise), estresse (afeta a secreção hormonal), tabagismo (altera a microcirculação), alimentação inadequada (ingestão elevada de gorduras e carboidratos – favorece acúmulo de gordura; ingestão elevada de sal – favorece retenção hídrica; ingestão de bebidas gaseificadas alteram o pH dos tecidos com consequente endurecimento das fibras proteicas) etc.

– Manchas hipercrômicas (melasmas, sardas, manchas senis etc.) são desordens de pigmentação pela produção exagerada de melanina. A melanina é um polímero proteico originado da oxidação da tirosina, dentro de células especializadas denominadas melanócitos. A produção aumentada de melanina ocorre como consequência da exposição ao sol, do envelhecimento intrínseco, de alterações hormonais, de alergias, inflamações etc.

– As rugas são provocadas pela diminuição da camada de gordura e do conteúdo hídrico da células mais profundas da derme, assim como por alterações na síntese do colágeno e das fibras elásticas. Genética, exposição solar, tabagismo ativo e/ou passivo, alimentação carente em vitaminas A, C, E e B9 e com alto conteúdo de gordura e sal, hidratação inadequada, estresse, privação do sono e o próprio processo de envelhecimento intrínseco estão envolvidos na etiologia das rugas. Importante também considerar os movimentos repetitivos, que podem desencadear as rugas de expressão.

▶ *Avaliação do cabelo:* queda, ressecamento, falta de brilho.
– Alopécia é caracterizada por queda de pelos e cabelos. A etiologia da alopecia é variada, mas distúrbios (anorexia, bulimia) e carências alimentares (dietas restritivas, doenças debilitantes) estão fortemente envolvidos. Ainda é importante considerar distúrbios endócrinos, autoimunes e inflamatórios.

▶ *Avaliação das unhas:* fragilidade, descamação, manchas.
– Denomina-se "Síndrome das Unhas Frágeis" a diminuição da resistência ungueal. Acredita-se que atinja até 20% da população, sendo mais frequente no sexo feminino. Unhas quebradiças, dores, descamação e espessamento são as principais queixas apresentadas. Fatores químicos (esmalte, acetona etc.) ou mecânicos (traumas repetidos etc.) podem determinar seu aparecimento.

▶ AVALIAÇÃO BIOQUÍMICA

A análise dos exames bioquímicos complementa a avaliação clínica. É uma etapa essencial para identificar deficiências que possam estar influenciando em algum resultado estético ou clínico, assim como monitorar a adequação da terapia nutricional.

De acordo com o Conselho Federal de Nutrição (CFN), compete ao nutricionista a solicitação de exames laboratoriais necessários à avaliação, à prescrição e à evolução nutricional do cliente-paciente. Mas para isso o profissional deve: avaliar adequadamente os critérios técnicos e científicos de sua conduta, assim como considerar diagnósticos, laudos e pareceres de outros profissionais que acompanham o paciente. É importante considerar que nenhuma coleta, para exames bioquímicos, é isenta de riscos (podendo ocasionar ao paciente desconforto, dor, sangramento e até hematoma local).

Outro item fundamental é a adequada orientação quanto ao preparo do exame (tempo de jejum, dieta especial etc.) para evitar a necessidade de nova coleta, devendo o paciente ser orientado de forma clara e detalhada. Os laboratórios possuem diferentes orientações de preparo e também, por utilizarem diferentes metodologias para as dosagens bioquímicas, muitas vezes apresentam diferentes valores de referência, daí a importância de se considerar os valores informados no exame. Os valores de referência que seguem podem ter variações, assim como o tempo de jejum sugerido.

Glicemia/Hiperglicemia/Resistência à Insulina

A hiperglicemia estimula uma maior circulação de ácidos graxos, que, por sua vez, dificultam a sinalização e ação dos receptores de glicose, situação conhecida como resistência à insulina. O estado de hiperinsulinemia, consequente a resistência à insulina, está envolvida não só no aparecimento de síndrome metabólica como também na maior produção de andrógenos, pelos ovários de mulheres predispostas geneticamente à síndrome dos ovários policísticos. Também há relatos de que a hiperinsulinemia reduz a síntese hepática de beta-globulina (SHBG), proteína que transporta a testosterona, deixando o hormônio livre para atuar em células-alvo influenciando no aparecimento de acne e alopecia.

A ADA (Associação Americana de Diabetes) considera:

• *Glicemia adequada:* valores até 100 mg/dL, após jejum de 8h.

• *Hiperglicemia:* glicose plasmática de jejum com valores entre 10 0mg/dL e 125 mg/dL ou entre 140 mg/dL e 199 mg/dL, após 2h de sobrecarga oral com 75g de glicose

• *Diabetes:* glicemia plasmática a partir de 126 mg/dL, após jejum de 8h.

A *resistência à insulina* ocorre quando, mesmo em concentrações elevadas, o hormônio não consegue manter níveis glicêmicos adequados. Vários métodos podem indicar a presença de resistência à insulina, sendo o HOMA (Homeostasis Assessment Model) um dos mais utilizados na prática clínica. Para seu cálculo, utiliza-se a seguinte fórmula:

HOMA-R: insulinemia de jejum (mU/mL) x glicemia de jejum (mg/dL x 0,05551)/22,5

Muitos fatores influenciam a sensibilidade insulínica (gordura visceral, envelhecimento, sedentarismo, etnia e alimentação), o que dificulta estabelecer um ponto de corte para este índice. Na publicação original do modelo HOMA, os autores definiram que indivíduos hígidos, com menos de 35 anos e eutróficos apresentavam HOMA-R = 1. A partir de então diversos estudos apontam pontos de corte distintos, de acordo com as diferentes populações estudadas. A Sociedade Brasileira de Diabetes propõe que valores > 3,8 sejam indicativos de resistência à insulina.

Perfil lipídico (Colesterol total [CT], LDL-c, HDL-c, triglicerídios [TG])

A circulação em níveis anormais dos lipídios plasmáticos é denominado dislipidemia. O acúmulo de quilomícrons e/ou VLDL na circulação resulta em hipertrigliceridemia; o acúmulo de partículas ricas em colesterol, como LDL-c, resulta em hipercolesterolemia. Uma menor síntese ou circulação de HDL-c resulta em HDL baixo. Em qualquer uma destas situações, o risco cardiovascular aumenta sobremaneira.

O perfil lipídico é definido pelas determinações bioquímicas do CT, HDL-C, TG e do LDL-C, após jejum de 12 a 14 horas. O LDL-C pode ser calculado pela equação de Friedewald (LDL-C = CT - HDL-C - TG/5), em que TG/5 representa o colesterol ligado à VLDL-C, ou diretamente mensurado no plasma. Em pacientes com hipertrigliceridemia (TG>400mg/dL), hepatopatia colestática crônica, diabete melito ou síndrome nefrótica, a equação é imprecisa (nestes casos, o valor do LDL-C deve ser obtido por dosagem direta).

Para avaliar o quadro de dislipidemia pode-se considerar os valores de referência, recomendados pela Sociedade Brasileira de Cardiologia, respeitando-se um período de jejum de 12 a 14 horas:

- *Colesterol total:* desejável: < 200 mg/dL; limítrofe: 200-239 mg/dL; elevado: >239 mg/dL.
- *LDL-c:* ótimo: ≤100 mg/dL; desejável: 100-129 mg/dL; limítrofe: 130-159 mg/dL; elevado: 160-189 mg/dL; muito elevado: ≥189 mg/dL.
- *HDL-c:* baixo: < 40 mg/dL; alto: > 60 mg/dL.
- *Triglicerídios:* desejável: <150 mg/dL; limítrofe: 150-200 mg/dL; elevado: 201-499 mg/dL; muito elevado: > 499 mg/dL.

Hormônios da Tireoide

A secreção hipofisária do hormônio estimulador da tireoide (TSH) regula a liberação na circulação de tiroxina (T4) e triiodotironina (T3), que, por sua vez, exercem *feedback* negativo na hipófise regulando a liberação do TSH. Assim, pequenas alterações na circulação de T3 e T4 livres resultam em alterações séricas do TSH, tornando este hormônio um bom indicador de alterações tireoidianas. Doenças como hipo e hipertireoidismo podem ser diagnosticadas e acompanhadas através da avaliação bioquímica de T3, T4 e TSH. Triiodotironina e tiroxina circulam ligados às proteínas plasmáticas e apenas uma pequena fração circula na forma livre, sendo esta considerada a fração biologicamente ativa.

Valores de TSH e T4 livre elevados são indicativos de hipotireoidismo. O T3 tem pouca acurácia no diagnóstico e se mantém em valores normais até o hipotireoidismo se tornar severo. Níveis circulantes de T4 livre normais e TSH aumentado é sugestivo de hipotireoidismo subclínico.

Valores de TSH abaixo da normalidade e T4 livre aumentado são indicativos de hipertireoidismo. Na presença de quadro clínico compatível, ausência de T4 livre aumentado e TSH diminuído, dosar T3 livre. A dosagem das concentrações de T3 e T4 totais não está indicada porque podem apresentar alterações em função das proteínas nas quais circulam ligadas. A presença de hipertireoidismo subclínico é caracterizada pela presença de TSH diminuídos e T3/T4 normais.

Para a dosagem dos hormônios da tireoide, normalmente, não é necessário jejum.

- Valores de referência:
  - TSH: 0,4 a 4 mU/mL;

- T3: 70 a 100 µg/dL;
- T4: 4,5 a 12,5 µg/dL;
- T3 Livre: 1,5 a 4,1.

Dehidroepiandrosterona, Sulfato de Deidroepiandrosterona (S-DHEA), Androstenediona, Testosterona, Hormônio Luteinizante (LH), Hormônio Folículo Estimulante (FSH) e Prolactina

Em geral, são dosagens que não necessitam jejum. Alguns laboratórios solicitam 4h de jejum.

▶ *Dehidroepiandrosterona (DHEA):* pró-hormônio esteroide produzido a partir do colesterol pelas glândulas adrenais, gônadas, tecido adiposo, cérebro e pele; é um androgênio de fraca atividade, precursor da androstenediona, testosterona e estrógeno. Valores de referência: 0,3 a 9,8 ng/mL

▶ *Sulfato de Deidroepiandrosterona (S-DHEA):* metabólito da DHEA. Seus níveis sofrem menos variação do que a DHEA. É um indicador da função adrenocortical. Pode estar elevado em mulheres com síndrome dos ovários policísticos.

▶ Valores de referência:
  – Homens:
    ▪ 19 a 30 anos: 125 a 620 µg/dL;
    ▪ 31 a 50 anos: 60 a 450 µg/dL;
    ▪ 51 a 60 anos: 20 a 410 µg/dL;
    ▪ 61 a 83 anos: 10 a 280 µg/dL.
  – Mulheres:
    ▪ 19 a 30 anos : 30 a 780 µg/dL;
    ▪ 31 a 50 anos : 10 a 380 µg/dL;
    ▪ pós-menopausa: 30 a 260 µg/dL.

▶ *Androstenediona:* androgênio produzido pelas suprarrenais, ovários e testículos, sendo o principal precursor de testosterona na circulação periférica das mulheres em idade adulta. Seus níveis se elevam após a puberdade e decrescem após a menopausa.

▶ Valores de referência em idade adulta: homens – 30 a 180 ng/dL; mulheres – 25 a 220 ng/dL.

▶ *Testosterona:* hormônio esteroide produzido em homens e mulheres, pelos testículos, ovários e suprarrenais, por estímulo do LH. A maior parte da testosterona circula ligada a proteínas, mas uma pequena fração circula livre.

▶ Valores de referência em idade adulta: homens – 280 a 800 ng/dL; mulheres – <80 ng/dL.

▶ *Hormônio luteinizante:* hormônio regulador da síntese de progesterona na mulher, controlando a ovulação e a formação do corpo lúteo; no homem estimula a produção de testosterona.

▶ Valores de referência:
  – fase folicular: 2,4 a 12,6 mUI/mL;
  – fase ovulatória: 14,0 a 95,6 mUI/mL;
  – fase luteínica: 1,0 a 11,4 mUI/mL;
  – pós-menopausa: 7,7 a 58,5 mUI/mL;
  – homens : 1,7 a 8,6 mUI/mL.

▶ *Hormônio folículo estimulante:* hormônio produzido na hipófise, estimulador da secreção de estrógenos.

- ❱ Valores de referência:
  - – fase folicular: 3,5 a 12,5 mUI/mL;
  - – fase ovulatória: 4,7 a 21,5 mUI/mL;
  - – fase luteínica: 1,7 a 7,7 mUI/mL;
  - – pós-menopausa: 25,8 a 134,8 mUI/mL;
  - – homens: 1,5 a 12,4 mUI/mL.
- ❱ *Prolactina:* hormônio produzido pela hipófise que estimula a mama a produzir leite no período de amamentação. É um estimulador do DHEA.
- ❱ Valores de referência:
  - – mulheres: 4,8 a 23,3 ng/mL;
  - – homens: 4,0 a 15,2 ng/mL.

A hiperandrogenemia (aumento da circulação de andrógenos) se associa de forma direta com a presença de hiperandrogenismo (manifestações clínicas secundárias ao aumento da ação biológica dos andrógenos – acne, hirsutismo e alopecia). Disfunção ovariana e adrenal, por sua vez, se associam com hiperandrogenemia. Várias etiologias estão envolvidas em hiperandrogenismo feminino, tais como síndrome do ovário policístico (SOPC), hiperplasia adrenal congênita, câncer de ovários ou adrenais.

Toda a avaliação hormonal envolve a análise das manifestações clínicas do paciente, assim como dos diferentes metabólitos que podem estar circulantes no sangue e na urina. A suspeita clínica direciona a investigação. Na avaliação bioquímica direcionada à estética, os hormônios supracitados, a grosso modo, indicam que as queixas de acne, alopecia e seborreia podem ter alterações hormonais em sua etiologia, e estas devem ser investigadas e tratadas por endocrinologistas ou dermatologistas. Não cabe ao nutricionista aprofundar esta investigação, nem sugerir um diagnóstico.

Hemoglobina, Ferro, Ferritina

- ❱ *Hemoglobina:* proteína que contém ferro em sua estrutura, presente nos glóbulos vermelhos, responsável pelo transporte de oxigênio pela circulação sanguínea. O termo "anemia" refere-se a uma diminuição da hemoglobina circulante, com etiologia variada. Deficiências de ferro, cobre, zinco, vitaminas B12, B9 e proteínas estão associadas à anemia com origem nutricional.
  Não é necessário jejum.
- ❱ Valores de referência:
  - – Mulheres: 12 a 16g/dL
  - – Homens: 13,5 a 18 g/dL
- ❱ *Ferro:* elemento essencial para o metabolismo orgânico. Participa do grupamento heme da hemoglobina, estando envolvido no transporte do oxigênio, na composição de enzimas do ciclo de Krebs, na formação de antioxidantes, na síntese do DNA etc. Aproximadamente 60% a 70% do ferro corpóreo total é encontrado na forma de hemoglobina, 10% como mioglobina e outros compostos heme, catalases e citocromos, 0,1% ligado à transferrina e os restantes 20 a 30% estocados na forma de ferritina.
- ❱ Valores de referência, com jejum de 8 h:
  - – homens: 49 a 181 µg/dL;
  - – mulheres: 37 a 170 µg/dL.
- ❱ *Ferritina:* reflete os estoques de ferro no organismo, valores reduzidos indicam fortemente depleção de ferro no organismo.

Não é necessário jejum.

- ▶ Valores de referência:
  - – Mulheres:
    - 10 a 64 g/L (menarca);
    - 24 a 155 g/L (pós-menopausa)
  - – Homens : 36 a 262 g/L
- ▶ *Transferrina:* proteína transportadora do ferro no organismo. Sintetizada no fígado, sua concentração pode ser afetada nas doenças hepáticas e nas doenças com perda de proteínas. Na anemia ferropriva seus níveis estão elevados, na desnutrição estão baixos.

  Jejum de 6 horas.
- ▶ Valores de referência: 200 a 400 mg/dL
  - – *Desnutrição leve:* 150 a 200 mg/dL;
  - – *Desnutrição moderada:* 100 a 150 mg/dL;
  - – *Desnutrição grave:* < 100 mg/dL.

Selênio, Zinco

- ▶ *Selênio:* nutriente de importantes funções no organismo (ação antioxidante, anticancerígena, potencializador do sistema imunológico, mediador na ação da insulina, participante na conversão de T4 em T3, na síntese de metionina, entre outros). É adequadamente absorvido pelo organismo nas formas de selenito, selenato, selenometionina e selenocisteína, mas pouco se sabe sobre sua biodisponibilidade no organismo humano. A deficiência ocorre quando sua ingestão é menor que 11µg/dia e pode ser tóxico em doses acima de 800µg/dia. O plasma é considerado o melhor material biológico para avaliar a concentração de selênio no organismo.
  - – Em adultos com deficiência, a concentração é de 20 a 30 µgL^{-1} de Se. Em indivíduos intoxicados, a concentração é de >120 µgL^{-1} de Se.
- ▶ *Zinco:* mineral abundante no organismo, participante de inúmeras funções que vão desde estruturais a enzimáticas e reguladoras. Deficiência grave de zinco pode refletir em redução da concentração deste no plasma, eritrócitos, cabelo e na excreção urinária. No entanto, nenhum teste bioquímico, até o momento, mostrou ser um bom indicador nutricional do zinco no organismo.

Referências Bibliográficas

1. ADA – American Dietetic Association. Diagnosis and Classification of Diabetes Mellitus. Diabetes Care, 28(S1):S37-S42, 2005.
2. Alvarez G, Avas N. The Impact of Daily Sleep Duration on Health: A Review of the Literature Prog Cardiovasc Nurs, 19:56-9, 2004.
3. ANVISA. Cosméticos. Disponível em: http://www.anvisa.gov.br/cidadao/cosmeticos/define.htm. Acessado em 14/11/2008.
4. Batistela MA, Chorilli ML, Ricci G. Abordagens no estudo do envelhecimento cutâneo em diferentes etnias. Rev Bras Farm, 88(2):59-62, 2007.
5. Correa EBD, Dantas W. Diarreias agudas in: Mincis M. Gastroelterologia e Hepatologia diagnóstico e tratamento. 3ª ed. Editora Lemos, 2002.

6. Costa IMCC, Nogueira LS-C, Garcia PS. Síndrome das unhas frágeis. An Bras Dermatol, 82(3):263-7, 2007.

7. Costa YR, Fagundes RLM, Cardoso BR. Ciclo menstrual e consumo de alimentos. Rev Bras Nutr Clin, 22(3):203-9, 2007.

8. Cozzolino SMF. Biodisponibilidade de Nutrientes. São Paulo: Manole, 2005.

9. Crispim CA et al. Relação entre Sono e Obesidade: uma Revisão da Literatura. Arq Bras Endocrinol Metab, 51(7):1041-9, 2007.

10. Ferreira CT, Seidman ES. Alergia alimentar: atualização prática do ponto de vista gastroenterológico. Rio de Janeiro: J Pediatr, 83(1):7-20, 2007.

11. Guia Alimentar para a População Brasileira. Disponível em: http://dtr2001.saude.gov.br/editora/produtos/livros/pdf/05_1109_M.pdf. Acessado em: 25/10/2008.

12. Haskell WL, I-Min L, Russell R. Pate et al. Physical activity and public health: updated recommendation for adults from the American College of Sports Medicine and the American Heart Association. Circulation, 116(9):1081-93, 2007.

13. Hypothyroidism. Disponível em: http://www.mayoclinic.com/health/hypothyroidism/DS00353. Acessado em 14/11/2008.

14. I Diretriz Brasileira de Diagnóstico e Tratamento da Síndrome Metabólica. Disponível em http://www.sbh.org.br/noticias.asp?codigo=333 . Acessado em 25/20/2008.

15. Índice HOMA. Disponível em: http://www.diabetes.org.br/Colunistas/Diabetes_Hoje/index.php?id=823. Acessado em 15/11/2008.

16. IV Diretriz Brasileira sobre Dislipidemias e Prevenção da Aterosclerose Departamento de Aterosclerose da Sociedade Brasileira de Cardiologia. Disponível em: http://publicacoes.cardiol.br/consenso/2007/diretriz_DA.pdf. Acessado em: 15/11/2008.

17. Johansson SGO. Revised nomenclature for allergy for global use:Report of the Nomenclature Review Committee of the World Allergy Organization, October 2003. J Allergy Clin Immunol, 113:832-6, 2004.

18. Kleiner M, Mincis M. Diarreias crônicas in: Mincis M. Gastroelterologia e Hepatologia diagnóstico e tratamento. 3ª ed. Editora Lemos, 2002.

19. Laboratório Weinmann. Disponível em: http://www.weinmann.com.br. Acessado em: 15/11/2008

20. Leite Junior AC. Manifestações cutâneas da síndrome dos ovários policísticos. Fisiopatologia, diagnóstico e tratamento. Med Cutan Iber Lat Am, 32(3), 2004.

21. Lima GAFM, Grotto HZW. Avaliação das Medidas de Ferro Sérico e Capacidade de Ligação do Ferro à Transferrina (TIBC) Usando o Método Synermed. Disponível em: http://www.newslab.com.br/newslab/ed_anteriores/65/FERROSERICO.pdf. Acessado em 15/11/2008.

22. Macedo Filho ED. Conceitos e fisiologia aplicada da deglutição. In: Macedo Filho ED et al. Disfagia Abordagem Multidisciplinar. 2 ed. São Paulo: Frôntis, 1999.

23. Maia AL, Vaisman M. Hipertireoidismo. Sociedade Brasileira de Endocrinologia e Metabologia. Disponível em: http://www.projetodiretrizes.org.br/5_volume/25-Hipertireoidismo.pdf. Acessado em 15/11/2008.

24. Martins C, Moreira SM, Pierosan SR. Interações Droga/Nutriente. 2ª ed. Nutroclínica.

25. Montalto, Massimo et al. Management and treatment of lactose malabsorption. World J Gastroenterol, 12(2):187-191, 2006.

26. Mulinari_Brenner F, Bergfeld W. Entendendo o Eflúvio Telógeno. An Bras Dermatol, 77(1):87-94, 2002.

27. Nogueira CR. Sociedade Brasileira de Endocrinologia e Metabologia. Hipotireoidismo. Disponível em: http://www.projetodiretrizes.org.br/4_volume/17-Hipotireoidismo.pdf. Acessado em 15/11/2008.

28. Nogueira CWM, Pinto e Silva JL. Prevalência dos Sintomas da Síndrome Pré-Menstrual. Rev Bras Ginecol Obstet, 22(6): 347-351, 2000.

29. Oliveira AC, Anjos CAL, Silva ÉHAA, Menezes PL. Aspectos indicativos de envelhecimento facial precoce em respiradores orais adultos. Pró-Fono R. Atual, 19(3):305-312, 2007.

30. Oliveira S, Pinto Neto A, Conde D, Góes R, Sá D. Constipação intestinal em mulheres na pós-menopausa. São Paulo: Rev Assoc Med Brasileira, 51(6):334-41, 2005.

31. Pimentel RC, Cardoso GP, Escosteguy CC, Abreu LM. Perfil dos hormônios tireoidianos nas síndromes coronarianas agudas. Arq Bras Cardiol, 87(6):688-94, 2006.

32. Premenstrual Syndrome (PMS). Disponível em: http://www.mayoclinic.com/health/premenstrual-syndrome/DS00134. Acessado em 25/10/2008.

33. Raskin DBF, Pinto-Neto AM, Paiva LHSC et al. Fatores Associados à Obesidade e ao Padrão Andróide de Distribuição da Gordura Corporal em Mulheres Climatéricas. Rev Bras Ginecol Obstet, (22)7:435-441, 2000.

34. Sampaio HAC. Aspectos nutricionais relacionados ao ciclo menstrual. Campinas: Rev Nutr, 15(3):309-17, 2002.

35. Sauerbronn AVD. Efeitos do hipoestrogenismo e do envelhecimento sobre a pele. Disponível na Internet: http:// www.drashirleydecampos.com.br. Acessado em 25/10/2008.

36. SueharaLY, Karine S, Maia M. Avaliação do envelhecimento facial relacionado ao tabagismo. An Bras Dermatol, 81(1):34-9, 2006.

37. Teixeira MAG, França ER. Mulheres adultas com acne: aspectos comportamentais, perfis hormonal e ultrasonográfico ovariano. Rev Bras Saúde Matern Infant, 7(1):39-44, 2007.

38. Terranova F, Berardesca E, Maibach H. Cellulite: nature and aetiopathogenesis. International Journal of Cosmetic Science, 28:157–167, 2006.

39. Vasques ACJ et al. Assessment (HOMA) na Avaliação da Resistência à Insulina e Capacidade Funcional das Células- Beta-Pancreáticas. Arq Bras Endocrinol Metab, 52(1):32-9, 2008.

40. Vazquez MT, Griz L. Perimenopausa e menopausa. In: Bandeira F, Griz L. Endocrinologia ginecológica. Rio de Janeiro: Guanabara Koogan, 2006.

41. Who Technical Meeting on Sleep and Health. Disponível em: http://www.euro.who.int/document/E84683_1.pdf Acessado em 25/10/2008.

ANEXO 8.1 – Quadro para Visualização das Atividades Diárias do Paciente

Turno/Dia da Semana	2ª	3ª	4ª	5ª	6ª	Sábado	Domingo
Manhã							
Tarde							
Noite							

Capítulo 9

Avaliação Dietética

Ana Carolina Cantarelli Andretti

Nos dias de hoje, muita importância tem sido dada à estética corporal, tanto no intuito saúde e bem-estar como prevenção. Com o tempo, várias pesquisas associaram nutrição como um dos principais atuantes na busca de um corpo bonito e acima de tudo saudável.

Estudos sugerem vários macro e micro nutrientes como coadjuvantes na busca da beleza corporal, informando as fontes e melhores formas de consumo para garantir absorção desses nutrientes, garantindo assim sua funcionalidade. Porém, sabe-se que o consumo varia de indivíduo para indivíduo, inclusive há também a utilização de suplementos nutricionais. Com isso, há a necessidade de avaliação individual a respeito do consumo desses alimentos e suplementos, a análise da adequação dos nutrientes e a adaptação às recomendações nutricionais de cada um, o que irá permitir saber se há deficiência ou não, se é preciso o uso de suplementação e as condutas nutricionais que devem ser adotadas. Desta forma, a dieta deve ser avaliada tanto qualitativa ou quantitativamente.

▶ MÉTODOS DE INQUÉRITOS DIETÉTICOS BASEADOS EM CONSUMO ALIMENTAR

Recordatório de 24 horas (R24)

Este método é útil no conhecimento da ingestão média de energia e nutrientes de grupos culturalmente diferentes, devido ao fato de descrever diversos alimentos e hábitos alimentares.

Ele define e quantifica todos os alimentos e bebidas ingeridos no período anterior à entrevista, que pode ser às 24 horas precedentes ou, mais comumente, o dia anterior.

Realiza-se através de uma entrevista pessoal, conduzida por um entrevistador treinado, podendo ser realizada inclusive por telefone. Também é possível ser respondido pela própria pessoa, mediante lista completa e detalhada de seu consumo.

A memória e cooperação dos entrevistados são imprescindíveis para a qualidade da informação, assim como a capacidade do entrevistador em estabelecer um canal de comunicação em que se obtenha a informação por meio de diálogo.

É necessário informações bem detalhadas sobre o consumo em relação, por exemplo, ao tamanho e volume da porção consumida. Para isso, pode ser usado álbuns de fotografia, medidas geométricas ou caseiras.

Os alimentos devem ser registrados em unidades específicas como uma fatia média, uma bala tipo caramelo, um copo americano cheio de leite semidesnatado, ou seja, especificando porção e tipo de alimento.

Deve-se sempre informar ao paciente, a importância da quantidade realmente consumida, ressaltando que somente com informações precisas será possível avaliar se há ou não deficiência ou excesso de algum macro ou micronutriente. Devido a isso, cabe ressaltar que o paciente não está sendo julgado pelo seu tipo de alimentação, e sim que através desse instrumento poderá ser avaliado seu real consumo nutricional.

É importante lembrar que quanto mais fidedigna as informações passadas pelo paciente, mais correta será sua interpretação.

Neste método, as principais vantagens são: baixo custo; recordatórios seriados podem estimar a ingestão habitual; o procedimento não altera a ingestão do indivíduo; curto tempo de administração; pode ser utilizado em qualquer faixa etária e em analfabetos.

Suas principais desvantagens são: não estima a ingestão habitual; depende da capacidade do entrevistador em estabelecer canais de comunicação; dificuldade de estimar o tamanho das porções; depende da memória do entrevistado.

Devemos lembrar que este tipo de inquérito também pode ser aplicado por telefone, apresentando assim também vantagens e desvantagens. Em relação às vantagens, podemos citar menor tempo gasto pelo entrevistado; menor responsabilidade do entrevistado; entrevistado não se sente intimidado, pois existe o fator anônimo; custo pode variar, dependendo do custo da ligação.

Já as desvantagens seriam dificuldade de estimar porções; assumir que a quantidade relatada foi realmente ingerida; estudos de validade incompletos e, como citado anteriormente, variação no custo.

História Alimentar

Consiste em uma detalhada entrevista com o intuito de gerar informações sobre os hábitos alimentares atuais e passados. Neste tipo de inquérito, são coletadas informações sobre o número de refeições, apetite, preferências alimentares, uso de suplementos nutricionais, R24h com mais detalhe sobre padrões de consumo, tamanho das porções, frequência de consumo dos alimentos e variações sazonais, entre outras informações não relacionadas à nutrição, como fumo, prática de exercício físico, entre outras.

Na realidade, a história alimentar do paciente encaixa-se na anamnese usual que deve ser realizada pela nutricionista. Cabe questionar sobre possível modificação do padrão de dieta ao longo da vida, se segue algum estilo específico de dieta, se utiliza alimentos que considera com alguma finalidade, como, por exemplo, alimentos funcionais, entre outros questionamentos que irão detalhar o estilo alimentar daquele paciente.

Se houver aquisição de um novo hábito alimentar, é importante questionar o porquê e há quanto tempo ocorreu a modificação, qual finalidade e quais principais modificações que foram realizadas, para podermos avaliar se foram modificações positivas ou negativas.

> ❱ Exemplo de recordatório de 24horas

Nome:_____

Sexo:_____ Data de nascimento:___/___/_____.

Data da entrevista:___/___/_____. Dia da semana:_____

Anote a refeição, o local onde foi realizada e os alimentos ou preparações (ingredientes) consumidos no dia anterior. Anote as marcas comerciais, medidas caseiras, ou utensílios (tipo de colher, copo, prato etc.).

Local/horário	Alimentos e/ou preparações	Quantidades
Casa/7:30	Leite integral Achocolatado Toddy® Pão centeio light Nutrella® Requeijão Presunto magro Mamão	1 xícara de chá 1 colher de sopa 2 fatias 1 colher de sopa 1 fatia 1 fatia pequena
Casa/12h	Arroz integral Lentilha Alface Cenoura crua Bife de gado filé	1 colher de servir cheia 1 concha cheia 4 folhas médias Meia unidade média 1 unidade grande
Trabalho/ 15:30h	Bergamota	4 unidades médias
Casa/ 19h	Pão centeio light Nutrella® Presunto magro Queijo tipo minas Alface Suco de laranja Açúcar	2 fatias 1 fatia 2 fatias finas 1 folha grande 2 unidades médias 1 colher de sobremesa cheia
casa/ 21:30h	Iogurte light Elegê®	1 copo de requeijão

As principais vantagens desse método são: descrição da ingestão habitual em relação aos aspectos qualitativos e quantitativos; elimina variações do dia-a-dia; leva em consideração a sazonalidade.

Já suas desvantagens apontam: dificuldades e padronização/variabilidade; depende da memória do entrevistado; alto custo; requer nutricionistas treinados e um tempo de administração longo.

Questionário de Frequência Alimentar (QFA)

É frequentemente considerado o mais prático e informativo método de avaliação da ingestão dietética, e é extremamente importante em estudos epidemiológicos que relacionam a dieta com a ocorrência de doenças crônicas não transmissíveis.

Capítulo 9 • Avaliação Dietética

Ao final da década de 1960 foram desenvolvidos os primeiros questionários de frequência alimentar com maior rigor metodológico, ou seja, com um banco de dados correspondendo a 7 dias de registro alimentar, em que se identifica 23 grupos de alimentos com suas respectivas porções médias.

Estudos ressaltam que, antes de se aplicar o método em outra população, é necessário identificar os alimentos, porções em uma amostra populacional, para depois elaborar o instrumento. Com isso, foi proposta a avaliação da reprodutibilidade e da validade que comparam o QFA com múltiplos registros alimentares, R24h ou marcadores bioquímicos.

Este método obtém informações qualitativas, semiquantitativas ou quantitativas sobre o padrão alimentar e a ingestão de alimentos ou nutrientes específicos.

O QFA possui basicamente dois componentes e um espaço, onde será respondido a frequência de consumo do alimento. Esta lista deve conter o maior número de alimentos. Se for necessário o desenvolvimento de um novo questionário, a lista de alimentos pode ser obtida através de diferentes estratégias, como, por exemplo: se o objetivo é analisar um ou alguns nutrientes, a lista de alimentos deve ser elaborada pela identificação daqueles com maior conteúdo do nutriente desejado. A forma mais apropriada é a obtenção preliminar de uma lista não restrita de alimentos, geradas com base na aplicação de vários R24h ou registros alimentares em uma população que será estudada. Com isso serão fornecidos os nomes dos alimentos e também a descrição do tamanho das porções.

Não devemos esquecer que, tratando-se de uma lista nova, após a elaboração da lista, o instrumento terá de ser testado em estudo piloto para descartar os alimentos menos frequentes.

Um dos principais objetivos do QFA é obter o consumo habitual de alimentos por um grupo populacional; neste sentido, a estrutura do instrumento contempla o registro da frequência de consumo de alimentos em unidades de tempo.

O formato de questionário sugerido é o de perguntas simples e fechadas, com não menos de 5 e não mais de 10 opções, deixando um espaço em branco para aqueles itens de alimentos que ultrapassem o consumo previsto.

Há três possibilidades de se apresentar o QFA, o qualitativo, o semiquantitativo e o quantitativo. O primeiro, prevê a coletada informação sem a adição do tamanho de porção, sendo considerado um questionário simples. O segundo, especifica o tamanho de uma porção de referência como parte de uma pergunta. A terceira, inclui o tamanho de porção de referência pequena, média e grande de cada alimento, e o entrevistador descreveria o tamanho em geral consumido em relação à porção de referência.

As principais vantagens do QFA são: não altera o padrão de consumo; utilizado em estudos epidemiológicos; minimiza a variação intrapessoal ao longo dos dias; estima a ingestão habitual do individuo; rápido e simples de administrar; baixo custo; classifica os indivíduos em categorias de consumo.

Já suas desvantagens estão associadas ao desenho do instrumento requerer esforço e tempo; quantificação pouco exata; depende da memória dos hábitos alimentares passados; pode haver limitações em analfabetos e idosos; a validade deve ser questionada a cada novo questionário; dificuldades para o entrevistador conforme o número e a complexidade da lista de alimentos.

◗ EXEMPLOS DE QFA

◗ **TABELA 9.1** – Modelo de Questionário de Frequência Alimentar: Formato Qualitativo

Alimento	Frequência de Consumo					
	Nunca	< 1/mês	1-3/mês	1/semana	2-4/semana	1/dia
Leite integral						
Leite semidesnatado						
Leite desnatado						
Pão francês						
Pão integral						
Margarina						
Margarina light						
Requeijão						
Requeijão light						

◗ **TABELA 9.2** – Modelo de Questionário de Frequência Alimentar: Formato Semiquantitativo

Alimento	Frequência de consumo					
	Nunca	< 1/mês	1-3/mês	1/semana	2-4/semanas	1/dia
Leite integral (1 xícara de chá)						
Leite semidesnatado (1 xícara de chá)						
Leite desnatado (1 xícara de chá)						
Pão francês (1 unidade)						
Pão integral (1 unidade)						
Margarina (1 colher de sobremesa)						
Margarina light (1 colher de sobremesa)						
Requeijão (1 colher de sopa rasa)						
Requeijão light (1 colher de sopa rasa)						

TABELA 9.3 – Modelo de Questionário de Frequência Alimentar: Formato Quantitativo

Alimento	Quantas vezes você consome											Unidade*				Porção média	Sua porção**		
	N	1	2	3	4	5	6	7	8	9	10	D	S	M	A		P	M	G
Leite integral																Uma xícara de chá			
Pão francês																Uma unidade			
Maçã																Uma unidade pequena			

* D= dia; S= semana; M= mês; A= ano
** P= pequena; M= média; G= grande

Registro Alimentar ou Diário Alimentar

Assim como o R24h, ele obtém informações sobre a ingestão atual de um indivíduo ou de um grupo populacional. O indivíduo ou a pessoa responsável anota, em formulários especialmente desenhados, todos os alimentos e bebidas consumidos ao longo do dia, independendo do local onde foram consumidos. Este método pode ser aplicado durante 3, 5 ou 7 dias, pois períodos superiores podem comprometer a aderência e a fidedignidade dos dados.

Ele deve ser aplicado em dias alternados, devendo constar um dia do final de semana. Pode ser aplicado de duas formas: na primeira, deve ser registrado o tamanho da porção consumida em medidas caseiras, enquanto que na segunda, todos os alimentos devem ser pesados e registrados antes do consumo, sendo o mesmo realizado com as sobras.

Deverá ser registrado o nome da preparação, os ingredientes que a compõem, marca do alimento, se este for industrializado, e a forma de preparação. Informações como adição de sal, açúcar, óleos e molhos, consumo da casca, se é light ou diet, devem ser registrados.

O participante pode fazer uso de tabelas com medidas caseiras usuais ou utilizar fotos de diferentes tamanhos de porções ou modelos tridimensionais dos alimentos.

O uso de balança, pode tornar o método bastante preciso, porém requer treinamento, esforço e muita colaboração, o que justificam seu pouco uso. Um dos maiores problemas é que pode modificar hábitos alimentares, diminuindo o consumo de alimentos para ser mais simples o registro.

Em relação as suas vantagens, podemos mencionar maior precisão (registro de peso) e exatidão das porções ingeridas; não depende da memória; os alimentos são anotados no momento do consumo; mede o consumo atual.

Já suas desvantagens são: requer tempo; custo elevado (registro do peso); o indivíduo deve conhecer medidas caseiras; depende mais do entrevistado; consumo pode ser alterado pois o indivíduo sabe que está sendo avaliado; há dificuldade de estimar as porções; menos adesão de pessoas do sexo masculino; as sobras são registradas como alimentos ingeridos; o número de dias de registro depende do que será avaliado (nutriente).

Análise da Duplicata das Porções

Os alimentos ingeridos são coletados em uma vasilha. A quantidade exata ingerida pelo indivíduo é servida duas vezes, ou seja, uma o indivíduo irá consumir e a outra irá para a vasilha, para posteriormente ser analisada quimicamente em um laboratório específico. Este método elimina o erro em relação à quantidade estimada. Desta forma, ele fornece resultados bastante fidedignos da ingestão de nutrientes pelo indivíduo.

Suas vantagens são: não necessita de validação por outros métodos; alta precisão; muito usado em estudos metabólicos; análise química dos alimentos; bom para avaliar consumo individual.

Em relação às suas desvantagens, podemos citar: requer mais tempo; custo elevado; ingestão habitual pode ser alterada; necessita de grande cooperação do entrevistado; necessita de local para refrigeração da alimentação que será posteriormente analisada.

Técnicas Computadorizadas

Muito pouco utilizado no Brasil, esta técnica eleva a validade dos dados. Há dois tipos: o *Nutrition Evaluation Scale System* (NESSY), desenvolvido por pesquisadores norte-americanos, e o *Food Recording Electronic Device* (FRED), desenvolvido por pesquisadores ingleses.

▶ *NESSY*: uma balança eletrônica é conectada a um microcomputador com um banco de dados de alimentos e respectivos nutrientes, onde o indivíduo escolhe o alimento que será ingerido no banco de dados do computador, coloca-o na balança e o computador orienta o indivíduo como proceder para pesar o alimento e armazenar esse dado. Todos os dados serão armazenados para que sejam posteriormente avaliados pelos pesquisadores.

▸ *FRED*: semelhante ao anterior, porém no teclado do microcomputador há 100 alimentos organizados em grupos de alimentos. Os participantes então colocam os alimentos na balança e escolhem no teclado a que grupo eles pertencem. Os dados são armazenados e posteriormente analisados.

As principais vantagens desse método são: peso exato do alimento; rápido e fácil; apresenta boa validade. Enquanto que suas desvantagens são: pode apresentar problemas técnicos; necessita de habilidade do entrevistador em lidar com microcomputadores; custo inicial elevado.

▸ INQUÉRITOS ALIMENTARES NA PRÁTICA CLÍNICA

No dia-a-dia da nutricionista de consultório ou ambulatorial, os métodos mais utilizados são história alimentar associada ao registro alimentar, mais frequentemente de três dias.

Devido às diversas informações sobre nutrição que dispomos nos dias de hoje, é comum encontrarmos pessoas que estão adotando dietas específicas, suplementos alimentares, no intuito de um corpo mais saudável, bonito e prevenindo doenças crônico-degenerativas e o envelhecimento precoce.

Com isso, uma boa anamnese alimentar e clínica do paciente, juntamente com o registro alimentar nos faz conhecermos um pouco mais do estilo de alimentação do paciente. A história clínica do paciente é de extrema importância, pois pode predizer doenças disabsortivas, ou doenças no passado, que podem de alguma maneira influírem no estado nutricional atual.

Na realização da história alimentar do paciente, deve ser abordado dados como preferências e aversões a alimentos, horários e local das refeições, uso de alimentos *diet/light*, adição de sal, açúcar, adoçantes e demais condimentos, uso de alimentos diferenciados, como orgânicos, probióticos etc.

A obtenção de dados sobre a história alimentar ou hábitos alimentares mostrará a qualidade da dieta, permitindo identificação de deficiências ou excessos na ingestão alimentar, facilitando a intervenção nutricional que deverá ser feita.

Referências Bibliográficas

1. Bingham GH et al. Comparison of dietary assessment methods in nutritional epidemiology: weighed records v. 24 h recalls, food- frequency questionnaires and estimated- diet records. British Journal of Nutrition, 72:619-43, 1994.
2. Cintra IP et al. Métodos de inquéritos dietéticos. Cadernos de Nutrição, 13:11-23, 1997.
3. Duarte ACG. Avaliação Nutricional. São Paulo, Atheneu, 2006.
4. Duarte ACG. Avaliação Nutricional – Aspectos Clínicos e laboratoriais. São Paulo, Atheneu, 2007.
5. Faggiano F et al. Validation of a method for the estimation of food portion size. Epidemiology, 3:379-82, 1992.
6. Fisberg RM et al. Inquéritos alimentares. Métodos e bases científicas. Barueri: Manole, 2005.
7. Fisberg RM, Villar BS. Manual de receitas e medidas caseiras para cálculo de inquéritos alimentares. São Paulo: Sgnus, 2002.
8. Garcia RWD. Representações sobre consumo alimentar e suas implicações em inquéritos alimentares: estudo qualitativo em sujeitos submetidos à prescrição dietética. Rev Nutr, 17(1):15-28, 2004.

9. Lima FEL et al. Desenvolvimento de um questionário quantitativo de frequência alimentar (QQFA) para um estudo caso-controle de dieta e câncer de mama em João Pessoa, PB. Rev Bras Epid, 6(4):373-9, 2003.

10. Medlin C, Skinner J. Individual dietary intake methodology: a 50-year review of progress. J Am Diet Assoc, 7:1181-9, 1998.

11. Salvo VLMA, Gimeno SGA. Reprodutibilidade e validade do questionário de frequência de alimentos. Rev Saúde Púb, 36(4):505-12, 2002.

12. Sales RL et al. Desenvolvimento de um inquérito para avaliação da ingestão alimentar de grupos populacionais. Rev Nutr, 19(5):539-552, 2006.

13. Sichieri R, Everhart JE. Validity of a brazilian food frequency questionary against dietary recalls and estimated energy intake. Nutrition Research, 18(10):1649-59, 1998.

14. Slater B et al. Validation of a semi-quantitative adolescent food frequency questionnaire applied at a public school in São Paulo, Brazil. European Journal of Clinical Nutrition, 57:629-35, 2003.

15. Ribeiro AC et al. Validação de um questionário de frequência de consumo alimentar para a população adulta. Rev Nutr, 19(5):553-562, 2006.

16. Willet WC. Future directions in the development of food-frequency questionnaires. American Journal of Clinical Nutrition, 59(suppl.):171-4, 1994.

Parte 4

Conduta Nutricional na Estética

Capítulo 10

Antienvelhecimento da Pele

Aline Petter Schneider
Simone Pereira Fernandes

"Os anos enrugam a pele, mas renunciar ao entusiasmo, faz enrugar a alma."

(Albert Schweitzer)

▶ INTRODUÇÃO

A pele, o maior órgão do corpo humano, reveste e delimita o organismo, correspondendo a cerca de 15% do peso corporal. Ela é constituída por duas camadas teciduais que, de fora para dentro, são: epiderme e derme.

Dentre as diversas funções exercidas pela pele, seu objetivo básico é manter o meio interno em constante equilíbrio, independente das variações no ambiente externo. Em geral, a primeira manifestação do envelhecimento cutâneo é o adelgaçamento da pele.

O envelhecimento cutâneo é um processo contínuo que afeta a função da pele e a aparência. Neste processo, ocorre a modificação do material genético e a proliferação celular diminui, resultando em perda da elasticidade, diminuição do metabolismo e da replicação dos tecidos.

Uma das principais razões apontadas pelos pesquisadores como responsável pelo processo de envelhecimento é o desequilíbrio do mecanismo de defesa antioxidante do organismo humano. Fatores como a idade e a exposição às radiações do sol estão entre os fatores de grande influência no processo de envelhecimento. Outros, tais como o tabagismo, a ação excessiva dos radicais livres e, nas mulheres, a ação do hipoestrogenismo também têm grande participação.

O estado de saúde da pele, em todas as faixas etárias, constitui um verdadeiro desafio para os especialistas em estética. Com o aumento da expectativa de vida, as pessoas buscam cada vez mais métodos alternativos para minimizar o envelhecimento e não utilizar métodos invasivos, motivando os profissionais da área da saúde a buscarem alternativas para este problema. Em todo o mundo, os estudos sobre rejuvenescimento cutâneo estão entre as primeiras linhas de pesquisa.

▶ O PROCESSO DE ENVELHECIMENTO

Todas as espécies envelhecem e experimentam alterações consideráveis, do seu nascimento à sua morte. A partir desta teoria a ciência propõe várias teorias sobre as causas do envelhecimento, embora nenhuma tenha sido comprovada. A definição de envelhecimento atualmente aceita refere-se ao acúmulo de danos moleculares com a passagem do tempo[1]. Este processo, também descrito e chamado de senilidade, caracteriza-se pelo declínio gradual do funcionamento de todos os sistemas do corpo. As causas exatas desse declínio não são conhecidas ao certo; porém, em razão das células terem um tempo de vida definido após seu surgimento, o envolvimento de um relógio biológico nesse processo deve ser considerado.

A pele, sendo um dos órgãos do sistema tegumentar, passa por alterações como os demais órgãos dos demais sistemas corporais que caracterizam o envelhecimento. Fatores internos e externos podem agir sobre a pele, gerando essas alterações. A idade é um desses fatores, mas não é o único. Associado à idade há fatores como a radiação ultravioleta (UV), o tabagismo, infecções, trações, trauma, desequilíbrio hormonal, campos eletromagnéticos, ingestão de etanol, estresse psicológico, anóxia e a geração de produtos finais do metabolismo [1,2].

Independente dos fatores atuantes, há concordância entre diversos autores que a causa do envelhecimento da pele possui uma característica comum, a produção de moléculas de adesão intercelular 1 (MAIC-1). A produção dessas moléculas desencadeia uma cascata de reações que conduz ao estabelecimento de um processo inflamatório, que, por sua vez, se autossustenta e amplifica e que conduz, por fim, à produção de radicais de oxigênio altamente reativos, os quais, se acredita, venha a causar o envelhecimento[1].

Várias teorias foram propostas para explicar o processo do envelhecimento. A mais abrangente, e mais amplamente aceita cientificamente na atualidade, é a teoria do envelhecimento pelos radicais livres. Esta teoria expõe que a causa do envelhecimento das células é o resultado das alterações acumuladas devido às contínuas reações químicas que se produzem no seu interior. Durante estas reações formam-se os radicais livres, substâncias tóxicas que acabam por danificar as células e causar o envelhecimento[3].

▶ PRÓ-OXIDANTES

Pró-oxidantes são substâncias endógenas ou exógenas que possuem a capacidade de oxidar moléculas-alvo. Radicais livres são espécies cuja reatividade resulta da presença de um ou mais elétrons desemparelhados na estrutura atômica, capazes de existência independente em intervalos de tempo variáveis[4].

Espécies reativas de oxigênio (ROS) e espécies reativas de nitrogênio (RNS) são termos que abrangem todas as formas reativas do oxigênio e nitrogênio, incluindo radicais e não-radicais que participam da iniciação e progressão das reações em cadeia envolvendo a formação de espécies radicalares. A reatividade destes compostos com biomoléculas é variável, sendo alguns estáveis e pouco reativos, como, por exemplo, o radical superóxido, e outros altamente reativos, apresentando velocidade de reação próxima à constante de colisão com moléculas-alvo, sendo o radical hidroxila, HO•, o principal exemplo. Embora ROS/RNS sejam associadas à oxidação, algumas são agentes redutores em meio biológico, mas também contribuem para reações em cadeia que convergem para dano em biomoléculas[4].

A exposição à oxidantes, seja endógena ou exógena, inicia reações radicais livres mediadas que conduzem à tensão oxidativa. Esta tensão oxidativa vem crescentemente sendo responsável por numerosas doenças e desordens no ser humano. É também a causa de vários processos normais, como o envelhecimento[1,2]. Atualmente, as populações estão cada vez mais expostas à chamada dieta ocidental, onde há predomínio de alimentos industrializados, ricos em energia, sal, gorduras saturadas e trans e pobres em fibras, vitaminas e minerais. Há que se considerar este padrão alimentar como um provável modelo de dieta pró-oxidante e que contribuirá para o envelhecimento precoce. A forma principal de eliminação das espécies de radicais livres é através da interrupção de reações em cadeias propagadas por elas e depende da ação de compostos denominados antioxidantes.

▶ O PAPEL DOS ANTIOXIDANTES DA DIETA

Os antioxidantes referem-se a substâncias que têm por característica diminuir ou bloquear as reações de oxidação induzidas pelos radicais livres. Naturalmente, o organismo humano possui substâncias que têm por objetivo estabelecer um equilíbrio harmônico entre a presença das moléculas oxidantes, as antioxidantes e a pele. Esta última, por sua área extensa e função protetora do organismo ao meio, fica muito exposta ao ataque radicalar, sendo a defesa antioxidante constantemente requisitada[3].

Sabe-se que existe uma correlação entre o aumento de radicais livres e o envelhecimento da pele, onde carências nutricionais de vitaminas A, E, C e de minerais, como selênio e zinco, podem acelerar este processo fisiológico[5]. As frutas e os vegetais, reconhecidas fontes de vitaminas, minerais e fibras, são alimentos fundamentais da dieta. Especialmente nos últimos anos, maior atenção tem sido dada a estes alimentos, uma vez que evidências epidemiológicas têm demonstrado que o consumo regular de vegetais está associado ao aumento da expectativa da vida das populações.

Dentre os antioxidantes naturais e dietéticos, destacam-se algumas das vitaminas e minerais, especialmente originárias da alimentação fresca e *in natura,* composta por frutas e legumes, oleaginosas e óleos vegetais.

Retinol e Carotenoides

Desde a década de 1950 a atividade pró-vitamina A de alguns carotenoides é estudada. Já no início dos anos de 1990 surgiu o interesse no papel antioxidante destes compostos, que vem sendo relacionado à proteção contra doenças crônico-degenerativas não transmissíveis.

A vitamina A foi chamada de retinol em referência à sua função específica na retina. A importância da DVA, até a segunda metade da década dos anos de 1980, era associada aos sinais clínicos oftálmicos-xeroftalmia, que evolui da cegueira noturna até a cegueira nutricional irreversível.

O retinol é um nutriente essencial, importante na promoção do crescimento e desenvolvimento, e ainda na manutenção da integridade epitelial, função imune e reprodução. A vitamina A é a expressão genérica usada para descrever o retinol e todos os carotenoides dietéticos que têm atividade biológica de transretinol. O retinol natural usualmente se apresenta na forma de ésteres de retinil de cadeia longa. As formas metabolicamente ativas incluem os correspondentes aldeído (retinal) e ácido (ácido retinoico). Já o termo retinoides refere-se ao retinol, seus metabólitos e análogos sintéticos que têm estrutura similar[6].

Dos cerca de 600 carotenoides identificados, somente 20 são encontrados em tecidos humanos e são provenientes da dieta. Entre estes, os principais incluem os hidrocarbonetos licopeno e β-caroteno, e as xantofilas, astaxantina, cantaxantina, luteína e zeaxantina. São compostos lipofílicos encontrados em tecido adiposo, lipoproteínas e membranas celulares[7].

As concentrações plasmáticas de carotenoides são bons indicadores do consumo de frutas e hortaliças; evidências epidemiológicas associam altos níveis plasmáticos de β-caroteno e outros carotenoides com risco diminuído de câncer e doenças cardiovasculares.

Sabe-se que estudos adicionais são necessários para confirmar se os benefícios dos carotenoides relacionam-se às propriedades antioxidantes ou a outras atividades biológicas. Criptoxantina, zeaxantina e β-caroteno são carotenoides que apresentam atividade pró-vitamina A, ou seja, são convertidos endogenamente a retinoides. Os carotenoides estimulam comunicações *gap junctions* entre células, sendo a comunicação celular essencial para a coordenação de funções bioquímicas em organismos complexos. A participação dos carotenoides na comunicação celular, regulação da transcrição de alguns genes e conversão em retinoides pode ser tão ou mais importante que a atividade antioxidante nos efeitos fisiológicos atribuídos a estes compostos[7].

Sabe-se que a absorção de carotenoides é influenciada pelo tipo de alimento em que se encontram. Carotenoides usados como corantes em alimentos são melhor absorvidos. A absorção a partir de hortaliças e frutas só é possível se o carotenoide for liberado das fibras alimentares, o que ocorre apenas com a mastigação eficiente ou o processamento industrial. A solubilidade destes compostos também é fator limitante. São absorvidos junto com micelas de lipídeos; portanto, é necessário o consumo concomitante de alguma fonte lipídica e isto também se aplica aos suplementos. Nos enterócitos são incorporados em quilomícrons e transportados ao longo da corrente sanguínea, e no fígado passam para as lipoproteínas LDLs[8].

Polifenóis

Polifenóis são os antioxidantes mais abundantes da dieta. O consumo diário pode atingir 1g, o que é muito maior do que o consumo de todos os outros fitoquímicos classificados como antioxidantes[9]. Apesar da distribuição abundante em plantas, os efeitos destes compostos na saúde humana tornaram-se foco de atenção apenas na década de 1990.

Dentre os aproximados 4000 flavonoides já descritos, as maiores classes são flavonóis, catequinas ou flavonas, antocianidinas e isoflavonas. Nestas classes há grandes variações estruturais, dependendo do nível de hidrogenação, hidroxilação, metilação e sulfonação das moléculas. Além disso, flavonoides formam complexos com açúcar, lipídios, aminas e ácidos carboxílicos[9].

Além dos efeitos antioxidantes, acredita-se que os polifenóis podem exercer efeitos diretos no trato gastrointestinal. Entre esses efeitos inclui-se a ligação a inibidores de telomerase, regulação de vias de transdução de sinal, inibição de ciclooxigenase e lipooxigenase, redução das atividades de xantina oxidase, de metaloproteinase de matriz e da enzima conversora de angiotensina, a competição com glicose para transporte transmembrana e a alteração da função de plaquetas.

Inicialmente acreditava-se que a absorção de polifenóis era insignificante, por volta de 1-25%, principalmente porque a maioria está ligada a glicosídeos que não são clivados por enzimas digestivas humanas. Contudo, estudos recentes demonstraram até 50% de absorção de alguns flavonoides[10]. Apesar de todos os benefícios provenientes da capacidade antioxidante dos polifenóis, ressalta-se seu papel como quelante de nutrientes, como ferro, cálcio, aminoácidos e proteínas no trato gastrointestinal. Por isso, foram denominados compostos antinutricionais durante décadas, e seu consumo elevado (suplementação) pode estar associado à redução da biodisponibilidade de outros nutrientes[17].

Parte 4 • Conduta Nutricional na Estética

Selênio

O selênio (Se) é conhecido como um micronutriente essencial para a maioria dos animais, porém em concentrações elevadas é considerado tóxico. O selênio (Se) é um microelemento essencial na dieta de animais e está envolvido no sistema antioxidante do organismo através da enzima glutationa peroxidase.

A recomendação para homens e mulheres, a partir de 14 anos, é de 55 µg/dia, de acordo com as DRIs (*Dietary Reference Intakes* – Ingestão Alimentar de Referência – 2002)[11].

O selênio geralmente é ingerido sob diversas formas: seleneometionina (das fontes vegetais), seleneocisteína (das fontes animais) e como selênio inorgânico. As duas primeiras formas são geralmente bem absorvidas, enquanto a forma inorgânica do mineral é influenciada por fatores intestinais.

As principais fontes de selênio são: castanhas-do-pará, frutos do mar, aves e carnes vermelhas, grãos de aveia e arroz integral, além do solo no quais todos foram cultivados[12].

Vitamina E

Por ser um composto lipossolúvel e compor as membranas celulares, a vitamina E é capaz de impedir a deterioração lipídica e, consequentemente, impedir a formação de hidroperóxidos, devido à sua capacidade antioxidante. A capacidade da vitamina E impedir a oxidação depende de sua concentração no tecido[3].

Para proteger as células do processo de oxidação contra agentes oxidorredutores, produzidos de forma endógena ou sob a ação de substâncias exógenas, a célula possui um sistema de defesa, que pode atuar em duas linhas: a primeira atua como detoxificadora do agente antes que cause a lesão, a qual é constituída por glutationa reduzida, superóxido dismutase, catalase, glutationa peroxidase e vitamina E; e a segunda forma de defesa tem função de reparar a lesão ocorrida, sendo constituída pelo ácido ascórbico, pela glutationa peroxidase e pela glutationa-redutase.

A vitamina E apresenta-se como componente estrutural da membrana e a maior parte dos demais agentes antioxidantes encontra-se no meio intracelular. A presença da vitamina E na membrana é de extrema importância, pois exerce um efeito protetor contra a degradação lipídica e, consequentemente, contra o extravasamento de material intracelular, que comprometeria o funcionamento do organismo.

Dentre as suas origens e fontes, a vitamina E ocorre naturalmente em alimentos de origem vegetal, principalmente nos vegetais verde-escuros, nas sementes oleaginosas, nos óleos vegetais e no gérmen de trigo[12]. A ocorrência natural dos isômeros da vitamina E diferencia-se entre os vegetais. Além de presente em alimentos vegetais, a vitamina E também é encontrada em alimentos de origem animal, como gema de ovo e fígado[12].

Vitamina C

A vitamina C é um nutriente hidrossolúvel envolvido em múltiplas funções biológicas. É cofator de várias enzimas envolvidas na hidroxilação pós-tradução do colágeno, na biossíntese de carnitina, na conversão do neurotransmissor dopamina à norepinefrina, na amidação peptídica e no metabolismo da tirosina.

Muitos estudos de intervenção em humanos relacionam suplementação de vitamina C e lesões oxidativas em DNA, incluindo lesão nas bases nitrogenadas e quebra de fita do DNA.

Os resultados apresentados são contraditórios. Já se verificou diminuição[13] e aumento[14] das lesões e em alguns casos os efeitos foram nulos[15].

O consumo de vitamina C recomendado é de 75 mg para mulheres e 90 mg para homens[11]. Isto não corresponde nem à décima fração dos 2 g propostos por Pauling (1970)[16] como ideais para manutenção da saúde e é bem inferior à quantidade consumida diariamente pelos ancestrais paleolíticos. A biodisponibilidade de vitamina C consumida por meio de frutas e hortaliças é de aproximadamente 100%, mas se observa saturação nos tecidos humanos com consumo acima de 200 mg/dia, e relativamente menos ácido ascórbico é absorvido aumentando-se o consumo[17].

Apesar dos dados contraditórios, a importância da vitamina C como antioxidante é bem estabelecida, considerando-se as doses recomendadas, geralmente alcançadas por meio da alimentação.

Zinco

O zinco é componente estrutural e catalítico da enzima superóxido dismutase (SOD) presente no citoplasma de todas as células, que possui como centro ativo um íon cobre e um íon zinco. Esse mineral também compõe a enzima superóxido dismutase extracelular (EC-SOD), presente no plasma, na linfa e no fluido sinovial[8]. O zinco desenvolve várias funções no organismo, explicadas em parte pelo papel catalítico e/ou estrutural em mais de 200 enzimas e pela sua ação na estabilização de domínios de proteínas que interagem com DNA ou de proteínas com papel estrutural ou de sinalização.

A participação do zinco no sistema de proteção antioxidante é evidenciada por meio de estudos *in vivo*, os quais demonstram que a deficiência de zinco provoca lesões oxidativas relacionadas à ação de espécies reativas de oxigênio em animais e em humanos, e por meio de estudos *in vitro*, os quais demostram o antagonismo do zinco à formação de radicais livres em modelos bioquímicos e celulares.

O papel exato do zinco como antioxidante não foi ainda elucidado e os mecanismos para a sua explicação são diversos. Esses mecanismos incluem a regulação da expressão de metalotioneína, a atividade da enzima superóxido dismutase e a proteção de grupamentos sulfidrila de proteínas de membranas celulares por antagonismo com metais pró-oxidantes como cobre e ferro. A ação antioxidante desse mineral é indireta, uma vez que o íon zinco não é ativo em reações de oxidorredução. A ingestão recomendada de zinco na dieta é de 8mg/dia para mulheres e de 11mg/dia para homens[11].

◗ FOTOPROTEÇÃO DIETÉTICA

A preocupação em expor-se ao sol está cada vez maior devido ao aumento da intensidade das radiações ultravioletas relacionadas com o aquecimento global. A maioria dos efeitos do sol é prejudicial à pele e a fotoproteção é uma medida importante de prevenção dos efeitos indesejados, sendo a forma considerada mais eficiente contra o aparecimento de rugas, manchas e outras marcas do envelhecimento[18,19].

As radiações absorvidas são responsáveis por uma série de degradações fotoquímicas da pele, formação de radicais livres reativos e inúmeras doenças dermatológicas. O eritema é o resultado mais visível dessas reações, mas os resultados mais sérios à exposição excessiva às radiações solares são o câncer de pele e o envelhecimento prematuro da pele[18,20].

O processo cronológico (normal) de envelhecimento da pele leva ao afinamento, alterações no contorno facial, ficando mais seca e com menor produção de células, tornando a recuperação celular menos eficiente. O acúmulo de radiação ionizante proveniente da luz solar UVA e UVB leva a danos no material genético das células da pele (queratinócitos e melanócitos) e das fibras elásticas e colágenas, surgindo perda de elasticidade cutânea, ressecamento, rugas e manchas solares, porque o efeito solar nos queratinócitos, responsáveis pela produção da melanina, pode comprometer o funcionamento dessas células, resultando no aparecimento de manchas marrons. A pele exposta ao sol torna-se definitivamente grossa e ressecada[21].

Uma estratégia interessante para a fotoproteção é a sustentação do sistema antioxidante endógeno. O organismo humano protege-se naturalmente utilizando antioxidantes para neutralizar os efeitos nocivos dos radicais livres e isto pode ser realizado por várias enzimas e alimentos fontes antioxidantes. Embora os tratamentos com únicos componentes do sistema antioxidante sejam bem-sucedidos de encontro a uma grande variedade, o contrapeso entre os antioxidantes diferentes na pele é muito importante. Em alguns estudos, encontrou-se que o excesso de um único componente poderia mesmo ter efeitos deletérios. Os resultados mais promissores foram obtidos nos estudos que combinam diversos compostos, tendo por resultado a combinação dos efeitos protetores[8].

Estudos em animais e *in vitro* fornecem elementos que impedem a indução por raios ultravioleta, atribuindo capacidade protetora contra a radiação UV, lesões cutâneas e câncer de pele a determinados micronutrientes encontrados na dieta, como carotenoides, tocoferóis, ácido ascórbico, flavonoides, selênio e polifenóis[23].

Carotenoides e flavonoides estão envolvidos na proteção contra o excesso de luz em plantas e contribuem para a prevenção ao dano UV em humanos. Após a ingestão são distribuídos nos tecidos expostos à luz (como a pele e os olhos), conferindo fotoproteção sistêmica. Beta-caroteno e licopeno diminuem a formação de eritema induzido pela radiação UV, efeito visto após intervenção dietária de, no mínimo, 10 semanas[24,25].

Estudos em humanos mostram que as concentrações plasmáticas de carotenoides, ou seja, alimentos de fonte vermelho, laranja e amarelo, diminuem a radiação UV na pele e os efeitos protetores às lesões UV induzidas são atribuídos a suas atividades antioxidantes. O ß-Caroteno é fornecido por uma dieta rica em abóbora, agrião, batata doce, brócolis, cenoura, couve, damasco e espinafre, e uma dose elevada dele ou de uma mistura de carotenoides fornece importante proteção sistêmica. O licopeno, carotenoide principal no tomate, ou xantofilas, como a luteína, que é encontrado em legumes verdes e na fruta, são igualmente antioxidantes apropriados, e o consumo de produtos do tomate ricos em licopeno demonstrou proteção ao eritema induzido pelos raios UV[26,27].

Os flavonoides podem modular as atividades enzimáticas influenciando nos caminhos anti-inflamatórios a partir dos alimentos fontes, como o cacau, chá verde e o vinho tinto, e as boas fontes de selênio mineral, como peixes, aspargos, castanhas do Brasil e grãos integrais, que além de auxiliarem na firmeza dos tecidos, protegem as células dos radicais livres e contribuem com uma redução significativa nas incidências de tumores[18,19].

O conhecimento sobre fotoproteção sistêmica está nos estágios iniciais. É importante notar que o aspecto nutricional é complementar à fotoproteção tópica, e esses dois conceitos de prevenção não devem ser considerados excludentes. O método mais efetivo de proteção permanece minimizar a exposição à luz solar[23].

A Tabela 10.1 sumariza os principais nutrientes fotoprotetores, a técnica dietética aplicada, a biodisponibilidade e as recomendações nutricionais.

> **TABELA 10.1** – Nutrientes Fotoprotetores: Técnica Dietética, Biodisponibilidade e Recomendações Nutricionais

Nutriente Fotoprotetor	Fontes Alimentares	Técnica Dietética e Biodisponibilidade	Recomendações Diárias	Suplementos[29]
Vitamina E	Grãos de cereais e seus óleos, carnes, ovos, peixes e produtos lácteos	A vitamina E pode se degradar ou ser destruída durante o processo de fritura	*RDA=15mg/dia **UL=1000mg/dia	
	Óleos vegetais (girassol, milho, canola, amêndoa), azeite, gérmen de trigo e brócolis	Vitaminas C e E são benéficas por atuarem sinergicamente		100 a 400 UI
		Alto consumo de vitamina A, pectinas e farelo de trigo diminuem a biodisponibilidade	EFp=335 mg (500 UI)	*Pycnogenol* (extrato da casca do pinheiro) 25mg nas refeições, 3x ao dia, por 30 dias
Vitamina C	Frutas: acerola, caju, goiaba, frutas cítricas	27-62% desta vitamina no brócolis é perdida quando fervido em grandes quantidades de água. Perde-se 10-20% durante o cozimento em microondas.	*RDA= H: 90mg/dia M: 75 mg/dia	
	Vegetais: brócolis, couve, couve-flor, tomate		Fumantes: aumentar em 35 mg/dia	250 a 1.000 mg
			**UL = 1.800 mg/dia EFp = 500 mg conjuntamente com Vitamina E	200 a 500 mg, em 2 ou 3 doses
Carotenoides	Licopeno: Tomate, pimenta, molho de tomate (natural), suco de tomate, morango, goiaba e melancia	Solúveis em gordura A biodisponibilidade do licopeno ↑ depois do cozimento e presença de lipídio A eficiência da absorção dos carotenoides diminui com o aumento da ingestão	EFp = Licopeno: 16 a 24 mg/dia	Licopeno: 10 a 40 mg 1 cápsula VO 1-2x ao dia
	β-caroteno: Frutas e vegetais, especialmente os amarelos, como: abóbora, mamão, melão, pêssego, damasco, cenoura, pimentão, além de agrião, batata-doce, brócolis, couve e tomate, abobrinha, espinafre, batata salsa	Diminuem a biodisponibilidade na presença de fibras na dieta, particularmente pectinas com a falta de gordura na dieta Evitar temperatura superior 120°C Quantidade de gordura necessária para absorção dos carotenoides varia de 3 a 5 g por refeição	EFp=β-caroteno e Xantofilas 24 a 30 mg/dia	β-caroteno 10 a 25 mg/dia 1 cápsula VO 1 x ao dia

▶ TABELA 10.1 *(Continuação)* – Nutrientes Fotoprotetores: Técnica Dietética, Biodisponibilidade e Recomendações Nutricionais

Nutriente Fotoprotetor	Fontes Alimentares	Técnica Dietética e Biodisponibilidade	Recomendações Diárias	Suplementos[29]
Carotenoides	Xantofilas: (Luteína e Zeanxantina) Espinafre, ovo, milho, couve, pimentão vermelho e alface			
Polifenóis e Flavonoides	Chá verde, suco de uva, sementes de uva, ameixa e uva-passa		*RDA = 55 g/dia	Quercetina, 100 a 1.000 mg Mirtilo, 240 a 640 mg/dia *VitisVinifera* (óleo de semente de uva) – 30 a 150 mg/dia Extrato chá verde, 100 a 500 mg/dia *Polypodium leucotomos*, 7,5 mg/kg de peso
	Cacau, vinho tinto. Cerveja, frutas (maçã, uva, morango), vegetais (cebola, couve, vagem, brócolis), grãos, nozes, sementes e especiarias		ꜝ**EFp:** 326 mg/d pó cacau em 100 mL água	
Selênio	Nozes, castanha do Pará, grãos não refinados, arroz integral, gérmen de trigo e frutos do mar		*RDA = 55 a 70 µg/dia **UL = 400 µg/dia EFp = 400 mcg	50 a 200 µg/dia

DRI's (RDA e UL): parâmetro de recomendação nutricional adotado para mulheres (M) e homens (H) em idade adulta.
* RDA: Nível de consumo alimentar suficiente para satisfazer quase todo indivíduo saudável.
** UL: Nível mais alto de ingestão do nutriente que pode ser tolerado sem apresentar efeitos adversos.
EFP: Efeito fotoprotetor: quantidade necessária do nutriente ou alimento específico para obter o efeito de fotoproteção. A ingestão deverá ocorrer no mínimo 10-12 semanas anteriores à exposição solar, ajustada a uma dieta balanceada.
VO: Via oral.

▶ CONSIDERAÇÕES FINAIS

O evenvelhecimento cutâneo é o processo contínuo que afeta a aparência da pele e auto-estima. A alimentação balanceada, rica em antioxidantes, pode contribuir por retardar os efeitos do envelhecimento e melhorar o aspecto geral da pele.

O conjunto de nutrientes presente nos alimentos parece propiciar proteção à saúde, e não um nutriente isolado. De fato, os antioxidantes não atuam sozinhos, agem em sinergia, sendo reciclados por outros antioxidantes. Daí a importância da presença de várias classes de antioxidantes no plasma, na bicamada lipídica e no meio intracelular.

Não existem evidências de que o consumo de alimentos ricos em antioxidantes ao longo da vida acarrete efeitos prejudiciais. Ao contrário, há fortes evidências epidemiológicas de que estejam associados a um envelhecimento saudável e à longevidade funcional. A maior parte dos estudos que apresentaram resultados controversos utilizaram antioxidantes na forma de suplementos.

A administração de antioxidantes em combinação parece ser uma estratégia de tratamento mais efetivo. Este sinergismo pode ser muito bem exemplificado pelo uso concomitante das vitaminas E e C. A vitamina C (ácido ascórbico), cofator de diversas enzimas e essencial na síntese de colágeno, regenera o radical tocoferila, formado na reação do alfa-tocoferol com radicais, e atua como um antioxidante *in vivo*, fazendo parte da linha de defesa hidrossolúvel. Em um estudo foi verificado que o uso da vitamina E apresenta maiores efeitos benéficos quando administrada em conjunto com a vitamina C, pelo fato de ambas atuarem sinergisticamente, sendo que a vitamina C pode reciclar o radical tocoferila e a combinação dessas vitaminas podem aumentar efetivamente a atividade antioxidante total da pele.

O guia alimentar brasileiro, em suas diretrizes, recomenda o consumo diário de três porções de frutas e três porções de legumes e verduras nas refeições diárias, além de reforçar a importância de variar o consumo desses grupos de alimentos nas diferentes refeições e ao longo da semana.

Incentivar uma alimentação fresca, equilibrada e adequada às necessidades individuais, associada a hábitos de vida saudáveis, em qualquer fase do ciclo da vida e o mais precocemente possível, é a melhor alternativa para minimizar ou combater o envelhecimento da pele.

Referências Bibliográficas

1. Giacomoni PU, Rein G. A mechanistic model for the aging, 2004.
2. Rexbye H, Petersen I, Johansens M, Klitkou L, Jeune B, Christensen K. Influence of environmental factors on facial ageing. Age Ageing, 35(2):110-5, 2006.
3. Cerqueira FM, Medeiros MHG, Augusto O. Antioxidantes dietéticos: controvérsias e perspectivas. Quím. Nova [online], 30(2)[cited 2009-01-05]:441-9, 2007.
4. Linares E, Mortara RA, Santos CX, Yamada AT, Augusto O. Free Radical Biol Med, 30:1234, 2001.
5. Strutzel E, Cabello H, Queiroz L, Falcão MC. Análise dos fatores de risco para o envelhecimento da pele: aspectos gerais e nutricionais. Rev Bras Nutr Clin, 22(2):139-45, 2007.
6. El-Agamey A, Lowe GM, McGarvey DJ, Mortensen A, Phillip DM, Truscott TG, Young AJ. Arch Biochem. Biophys, 37:430, 2004.
7. Zhang P, Omaye ST. J Nutr Biochem, 12:38, 2001.
8. Faulks RM, Southon S, Biochim. Biophys. Acta, 95:1740, 2005.
9. Manach C, Scalbert A, Morand C, Rémésy C, Jimenez L. Am J Clin Nutr, 79:727, 2004.
10. Williamson G, Manach C. Am J Clin Nutr 81:243S, 2005.
11. Dietary Reference Intakes (2002). Disponível em www.nas.edu. Acesso em 18/11/2008

12. Pinheiro ABV et al. Tabela para avaliação de consumo alimentar em medidas caseiras. 4ª ed. São Paulo: Atheneu; 2002.
13. Green MHL, Lowe JE, Waugh APW, Aldridge KE, Cole J, Arlett CF. Mutat Res, 91:316, 1994.
14. Podmore ID, Griffiths HR, Herbert KE, Mistry N, Mistry P, Lunec J. Nature p. 392, 559, 1998.
15. Astley SB, Elliott RM, Archer DB, Southon S. Br J Nutr 91:63, 2004.
16. Pauling L. Proc Natl Acad Sci, 67:1643, 1970.
17. Cozzolino S. Biodisponibilidade de Nutrientes. São Paulo: Manole, 2007.
18. Morganti P et al. New data on skin photoprotection. Internat J Cosm Scien, 22(4): 305-12, 2000.
19. Flor J, Davolos MR. Protetores solares. Quim. Nova, 30(1):153-8, 2007.
20. Verschooten L et al. New strategies of photoprotection. Photochem Photobiol, 82(4):1016-23, 2006.
21. Puizina IN. Skin aging. Journal Article. Acta dermatovenerol Alp Panonica Adriat, 1792:47-54, 2008.
22. Steenvoorden DPT, Beijerbergen Van Henegouwen GMJ. The use of endogenous antioxidants to improve photoprotection. Photochem, Photobiol, 41:1-10, 1997.
23. Sies H, Stahl W. Nutritional protection against skin damage from sunlight. Annu Rev Nutr, 24:173-200, 2004.
24. Stahl W, Heinrich U, Jungmann H, Sies H, Tronnier H. Carotenoids and carotenoids plus vitamin E protect against ultraviolet light-induced erythema in humans. Am J Clin Nutr, 71:795-8, 2000.
25. Alaluf S, Heinrich U, Stahl W, Tronnier H, Wiseman S. Dietary carotenoids contribute to normal human skin color and UV photosensitivity. J Nutr, 132:399-403, 2002.
26. Eichler O, Sies H, Stahl W. Divergent optimum levels of lycopene, beta-carotene and lutein protecting against UVB irradiation in human fibroblasts. Photochem Photobiol, 75:503-6, 2002.
27. Stahl W, Helmunt S. Carotenoids and Protection against Solar UV Radiation. Skin pharmacology and applied skin physiology, 15(5):106, 2002.
28. Heinrich U et al. Long term ingestion of hight flavanol cocoa provides photoprotection against UV-induced erythema and improves skin condition in women. American Society for Nutrition, 2006.
29. Talbott SW, Hughes K. Suplementos dietéticos para profissionais da saúde. Rio de Janeiro: Guanabara Koogan, 2008.

Capítulo 11

Acne

Laura Maria B.C.R.M. da Rocha

"Não existe uma única doença que cause mais trauma psíquico, mais problemas de relacionamento entre pais e filhos, mais insegurança e sentimentos de inferioridade e maior sofrimento psíquico do que a acne."

(Sulzberger & Zaldems, 1948)

▶ DEFINIÇÃO

A palavra acne provém do vocábulo grego *akmé* que significa eflorescência ou ponto de elevação. Pode ser definida como uma doença multifatorial e manifesta-se clinicamente pela aparição de comedões, pápulas, pústulas, nódulos, cistos e abscessos que podem deixar como consequência cicatrizes e sequelas psicológicas importantes.

A acne é uma doença de predisposição genética e tendência hereditária, ou seja, quando ambos os pais tiveram um quadro de acne, a chance do filho a ter acne é de 50%.

As manifestações da acne dependem da presença dos hormônios sexuais. Por isto, as lesões começam a surgir na puberdade, época em que estes hormônios começam a ser produzidos pelo organismo, atingindo a maioria dos jovens de ambos os sexos.

A acne ocorre em todas as raças, porém com menor intensidade em negros e orientais, e costuma ser mais grave no sexo masculino.

A doença não atinge apenas adolescentes, podendo persistir na idade adulta e, até mesmo, surgir nesta fase, quadro mais frequente em mulheres, quando geralmente há distúrbios hormonais envolvidos.

A acne pode variar desde poros obstruídos (cravos brancos e pretos), espinhas até mesmo cistos e nódulos que ocorrem mais frequentemente no rosto, pescoço, tórax e costas, áreas de maior número de glândulas sebáceas.

Embora não seja uma doença de risco, a acne pode causar sérios danos físicos (cicatrizes) e emocionais, merecendo tratamento precoce e eficaz.

A acne afeta ambos os sexos igualmente, mas na adolescência tende a ser maior o número de jovens do sexo masculino acometidos pela doença, embora mais pacientes do sexo feminino procurem o dermatologista.

A manifestação da doença, no entanto, é mais severa no sexo masculino, tendo as jovens um tipo de acne chamada de intermitente, devido às variações hormonais influenciadas pelos ciclos menstruais ou até mesmo o uso de cosméticos.

▶ PATOGENIA

As manifestações da acne ocorrem devido ao aumento da secreção sebácea associada ao estreitamento e obstrução da abertura do folículo pilosebáceo, dando origem aos comedões abertos (cravos pretos) e fechados (cravos brancos). Estas condições favorecem a proliferação de micro-organismos que provocam a inflamação característica das espinhas, sendo o *Propionibacterium Acnes* o agente infeccioso mais comumente envolvido.

As alterações hormonais que ocorrem na puberdade, principalmente o aumento do hormônio masculino, são uma das principais causas da produção excessiva de sebo. A hiperatividade das glândulas sebáceas gera uma produção exagerada de sebo que, misturada a outras substâncias, forma uma espécie de tampão que provoca a obstrução do poro. Assim, é impedida a saída natural das células mortas e bactérias que normalmente aí se encontram.

Outro fator importante é a hiperqueratinização, ou seja, a produção excessiva de células mortas contendo queratina. Essas células unem-se ao sebo colaborando na obstrução dos poros.

O resultado de todos esses fatores é a formação de pequenos pontos brancos ou negros elevados sobre a pele, denominados comedões. À medida que a glândula continua a secretar sebo e a via de saída está obstruída, as paredes laterais da glândula dilatam-se. O comedão transforma-se, então, em espinha.

Portanto, existem quatro distúrbios locais na pele que favorecem o aparecimento da acne:

- ▶ Formação de microcomedos (cravos): durante a puberdade, há um excesso de produção de queratina pelas células da pele no folículo piloso, que causa a obstrução do orifício folicular e a formação dos comedões ou cravos;
- ▶ Aumento da secreção de sebo: devido à ação dos hormônios andrógenos (principalmente a testosterona), as glândulas sebáceas produzem na adolescência um excesso de sebo.
- ▶ Proliferação de bactérias: as bactérias também participam do quadro de acne, principalmente a *Propionibacterium Acnes,* que se localiza no folículo piloso da pele de todos os pacientes com acne; essa bactéria age sobre o sebo, transformando-o em um agente irritante para a parede do folículo piloso.
- ▶ Inflamação local: resultante da pressão do sebo acumulado que rompe a parede do folículo e da irritação local que seus elementos produzem, além da ação dos micro-organismos.

O mecanismo da doença se dá em três etapas (Fig. 11.1).

▶ TIPOS DE ACNE

A acne apresenta diversos tipos de lesões de acordo com o grau da doença. Ela pode se apresentar tanto na face quanto no peito e nas costas, locais com maior concentração de folículos pilossebáceos.

Num mesmo paciente podemos encontrar, simultaneamente, todos esses elementos.

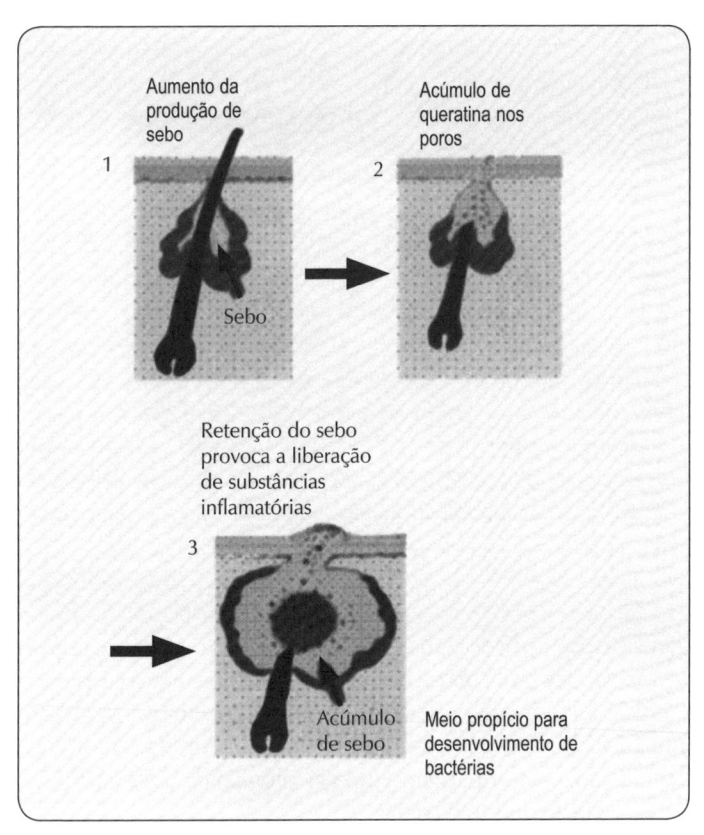

FIG. 11.1 – Fases do desenvolvimento da acne.

Em alguns casos, o quadro pode tornar-se muito intenso, como a acne conglobata (lesões císticas grandes, inflamatórias, que se intercomunicam sob a pele) e a acne queloideano, que deixa cicatrizes queloideanas após o desaparecimento da inflamação.

Existem basicamente 5 tipos de acne:

- Acne Grau 1: aquela em que predominam os cravos, tanto os brancos quanto os pretos, sem lesões inflamatórias.
- Acne Grau II: cravos e espinhas pequenas, como pequenas lesões inflamadas e pústulas.
- Acne Grau III: cravos, espinhas pequenas e lesões maiores, mais profundas, dolorosas, avermelhadas e bem inflamadas (cistos).
- Acne Grau IV: cravos, espinhas pequenas e grandes lesões císticas, comunicantes (acne conglobata), com muita inflamação e, muitas vezes, com aspecto desfigurante (queloides).
- Acne Grau 5: quadro de acne grave em que há comprometimento sistêmico.

CONSEQUÊNCIAS DA ACNE

A acne, conforme o tipo das lesões, pode causar cicatrizes em alguns casos, e é esta a sua única consequência visível a longo prazo. Suas consequências mais preocupantes são, na verdade, as psicológicas. Ocorre, conforme o grau, grande redução da autoestima, vergonha de sair de casa e depressão. O pior é que a acne geralmente aparece na adolescência, quando as pessoas tendem a ser mais inseguras socialmente.

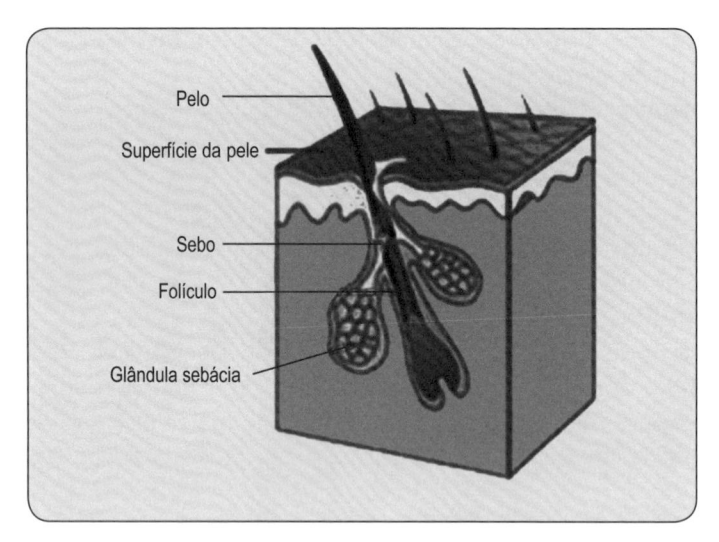

FIG. 11.2 – Anatomia do pelo.

Alvos, em alguns casos, de discriminação, as pessoas acometidas pela doença em elevado grau buscam, em vários casos, o isolamento social. A acne atinge a vida social do indivíduo profundamente, pois é justamente na fase da adolescência em que se desenvolvem as relações sociais e o amadurecimento emocional e psicológico. Por esses motivos, é aconselhável, além do tratamento físico, o acompanhamento psicológico do paciente, para que saiba lidar com a doença e não se afaste do meio social.

MITOS SOBRE A ACNE

Acne e Exposição ao sol

Ao contrário do que se pensa, a exposição ao sol não melhora a acne, apenas mascara a doença e tende a agravá-la, além de, é claro, causar câncer de pele e envelhecimento precoce.

Chocolate e outros alimentos ricos em gorduras causam acne

Embora alguns pacientes possam relacionar a ingesta de chocolates e alimentos ricos em gorduras saturadas, esta relação não foi comprovada cientificamente. Existem outros fatores que devem ser levados em conta, fatores estes que variam de indivíduo para indivíduo que, associados à ingesta de gorduras, possam levar a uma piora do quadro de acne ou mesmo causar o aparecimento de lesões acnêicas. O que está certamente comprovado é que uma dieta rica em frutas, legumes, alimentos integrais e de baixo índice glicêmico está associada a um índice menor de doenças, entre elas a acne.

ACNE E NUTRIÇÃO

É polêmica a associação entre o consumo de chocolate, e alimentos ricos em gorduras saturadas com o aparecimento de espinhas. A verdade é que nenhum estudo é totalmente conclusivo quanto a estes alimentos serem de fato responsáveis pela acne.

Sabe-se que alimentos ricos em vitaminas A e C são essenciais para a constituição e manutenção de uma pele saudável.

Acredita-se ainda que as vitaminas do complexo B controlem a produção de sebo. Alguns alimentos ricos em vitaminas do complexo B fornecem ainda boas doses de zinco, outro mineral associado à saúde da pele.

A importância dos alimentos funcionais tem crescido substancialmente nos últimos anos. (ver capítulo específico). Muitos produtos já entraram no mercado para utilização desde patologias neurológicas e psicológicas até na função cardiovascular, no sistema imunológico, câncer e envelhecimento.

No que tange à pele, sabemos que uma pele saudável depende de hidratação adequada, bem como uma boa camada externa de lipídios que garanta um ph ácido o suficiente para proteger a pele de agentes externos nocivos. Estes aspectos da pele dependem de fatores endógenos, bem como exógenos, que incluem o envelhecimento, a exposição solar, produtos químicos, bem como a dieta, especialmente a ingesta de alimentos ricos em gorduras e açúcares. No entanto, a influência dos fatores nutricionais na pele ainda é objeto de muito estudo.

Parte de nosso conhecimento da relação entre nutrientes e a pele provém da incidência de problemas de pele devido a deficiências nutricionais. O consumo inadequado de várias vitaminas e ácidos graxos essenciais causa diversas manifestações dermatológicas evidentes. Vários estudos investigando os efeitos da suplementação oral de vitaminas, sais minerais e ácidos graxos indicam a possibilidade de que a dieta possa modificar patologias da pele. O efeito fotoprotetor dos antioxidantes, os efeitos da suplementação de micronutrientes no sistema imunológico e os efeitos moduladores dos ácidos graxos nas afecções da pele têm sido o objeto de estudo de um grande número de pesquisas recentes.

No caso específico da acne, objeto do presente capítulo, embora pouco seja conhecido de sua patogenia, estudos epidemiológicos recentes em populações não expostas à dieta ocidental sugerem que fatores dietéticos, incluindo a carga glicêmica, possam estar envolvidos.

A acne é uma doença comum e complexa que afeta indivíduos de todas as idades. Nas populações do chamado mundo Ocidental, afeta 79% a 95% da população adolescente, 40% a 54% da população acima de 25 anos, 12% das mulheres e 3 % dos homens de meia idade. No entanto, a acne permanece uma exceção em populações não ocidentais, como os Inuits e outros povos.

Embora fatores étnicos e familiares estejam intimamente ligados com a prevalência de acne, esta observação é complicada pelo achado de índices de prevalência aumentados quando as populações adotam um estilo de vida ocidental. Estas observações sugerem que aspectos do estilo de vida, incluindo a dieta, possam estar associados com a patogênese da acne.

Muito se tem debatido em relação à dieta e sua influência no manejo da acne. Em 1930, a acne era considerada uma doença resultante de alterações no metabolismo dos carboidratos pela associação desta com o fato de pacientes com acne demonstrarem intolerância a glicose associada. Quando finalmente em 1969 um estudo clínico não encontrou nenhum aumento das lesões de acne em um grupo de pacientes que ingeriam chocolate comparados com um grupo que ingeria placebo, a associação da dieta com acne "caiu por terra".

Recentemente, o interesse pela associação entre acne e dieta tem crescido vertiginosamente devido às novas descobertas de como a dieta pode afetar os fatores endócrinos envolvidos na acne.

ÁCIDOS GRAXOS ESSENCIAIS E ACNE

Pesquisa publicada no Journal of American Academy of Dermatology mostrou que ácidos graxos essenciais podem auxiliar nos desequilíbrios hormonais que levam à acne. De fato, pessoas com acne relacionada a problemas hormonais demonstraram ter deficiência em ácidos graxos essenciais. Alimentos ricos em ácidos graxos essenciais incluem óleo de girassol, soja e milho, bem como sementes de girassol e de linhaça.

VITAMINA A E ACNE

A vitamina A é necessária para a manutenção de uma pele saudável e de um equilíbrio hormonal adequado. Diversas pesquisas confirmaram que pacientes com acne severa possuiam níveis séricos baixos de vitamina A. Existem estudos relatando a cura da acne em mulheres adolescentes com desequilíbrio de função hormonal através da administração de suplementos de vitamina A por algumas semanas. Em um caso, até mesmo as cicatrizes da acne desapareceram. Após duas semanas de suplementação com vitamina A, o paciente notou que não apareceram novas erupções pela primeira vez em cinco anos. O tratamento foi tão eficaz que não houve necessidade de tratamento médico convencional para a remoção das cicatrizes. Outro paciente relatou que seu rosto ficou totalmente sem acne após um mês de ingesta de vitamina A, vitamina E e tabletes de levedo de cerveja.

ZINCO E ACNE

Embora não se conheça o mecanismo pelo qual o zinco auxilie no combate à acne, sabe-se que a falta deste mineral aumenta a produção de hormônios masculinos.Existem vários relatos de pacientes portadores de acne de longa duração (mais de 12 anos) através de uma dieta de baixo conteúdo lipídico acrescida de suplementos de gluconato de zinco. Em um estudo controlado, o zinco mostrou causar uma melhora dramática em aproximadamente 60% dos pacientes com acne.

VITAMINA B6 E ACNE

O Dr. B Leonard Snider, da Pennsylvania, relatou que a vitamina B6 é particularmente útil em casos de acne. Em um estudo envolvendo meninas adolescentes com problemas menstruais, ele notou uma redução de 50-75% nos sintomas da acne.

CROMO E ACNE

Existem relatos que sugerem que 90% da população possa ser deficiente em cromo. O cromo está relacionado com a glicose sanguínea – quanto mais açúcar for consumido, mais cromo o organismo necessita. Por isto a deficiência é tão comum – a maioria das pessoas ingere um excesso de alimentos ricos em açúcares. Pesquisadores encontraram evidências de que pessoas com níveis de glicose sanguínea instável têm uma incidência alta de acne severa e de que quando estes pacientes recebem 400 microgramas de cromo na forma de levedo, a pele apresenta uma melhora significativa.

❱ SELÊNIO E ACNE

Selênio é um elemento que tem recebido muita atenção da imprensa ultimamente, especialmente devido à sua clara conexão com a prevenção do câncer. No entanto, pesquisas demonstraram que o selênio associado às vitaminas A e E podem, em 12 semanas, reduzir a gravidade da acne resistente e ajudar a aliviar as cicatrizes resultantes.

❱ A DIETA OCIDENTAL E A ACNE

"Você é o que você come". Mas o que exatamente faz com que a dieta ocidental resulte em um aumento da prevalência de acne? Pesquisadores concluíram em vários estudos em todo o mundo que o alto teor de gordura na dieta ocidental é um dos principais fatores relacionados com a alta incidência de acne tanto nos EUA como em outros países do mundo onde exista o consumo de dietas de alto teor de gorduras. Este alto teor de gorduras na dieta aumenta a taxa de gorduras do organismo, levando a um aumento da produção de sebo, um dos principais fatores coadjuvantes da acne.

Além disto, o rico conteúdo da dieta ocidental tem sido relacionado com o aparecimento precoce da puberdade nas crianças. Este fenômeno leva a uma maturidade sexual precoce, com um aumento de produção de hormônios sexuais, levando a uma maior incidência de acne, principalmente em graus mais avançados.

Também se acredita que o alto conteúdo lipídico desta dieta cause danos no sistema circulatório, o que tornaria o organismo mais suscetível à acne.

Alguns estudos clínicos sugerem que a presença de grandes quantidades de cafeína consumida na dieta ocidental, seja através de chás, cafés ou mesmo refrigerantes, possam também estar associados ao aumento da incidência de acne. Este aumento de cafeína seria responsável pelo aumento de hormônios relacionados ao estresse os quais poderiam levar ao aumento da acne ou à piora de quadros pré-existentes de acne.

Outros estudos indicaram que a presença de carnes vermelhas e produtos derivados do leite na dieta estariam diretamente relacionados com o aparecimento de acne. Isto foi demonstrado pelo fato de que em populações onde não foi constatada presença de acne, a dieta era baseada no consumo de alimentos quase que exclusivamente derivados de plantas e vegetais, com pouco consumo de carnes, o que é exatamente o oposto da dieta ocidental.

Finalmente, pesquisas demonstram que altos teores de proteína na dieta sejam de derivados de leite ou carnes, o que aumenta os níveis de IGF1, o hormônio de crescimento tipo insulina. Este hormônio faz com que as glândulas sebáceas congestionem, piorando quadros de acne.

Assim como a presença de certos alimentos na dieta estimulam o aparecimento de acne, a deficiência de alguns elementos na dieta podem também causar acne. Acredita-se que a deficiência de vitamina B5, comum na dieta ocidental, tenha um papel importante na alta incidência de acne na população ocidental. A ausência desta vitamina não apenas influencia os hormônios que estimulam o aparecimento da acne, como poderia reduzir a presença de acne.

A vitamina B5 ou acido pantotênico pode ser obtida em vários alimentos de fácil acesso, porém estes alimentos perdem 50% desta vitamina quando processados. Esta vitamina está intimamente ligada ao processo imune do organismo, também relacionado com o aparecimento da acne.

Outras vitaminas que não costumam estar presentes na dieta ocidental são as vitaminas A, C e E, bem como a L-Carnitina e o Zinco. A Vitamina A é extremamente importante na prevenção e combate às infecções de pele, tanto que a medicação mais comumente utilizada no combate à acne é baseada em derivados desta vitamina. A vitamina C é responsável pela integridade da parede celular, bem como do colágeno. A vitamina E auxilia a saúde da pele, eliminando radicais livres, assim como regulando os níveis de vitamina A no organismo.

O zinco é um mineral responsável pela estimulação de 100 enzimas do organismo. Auxilia de maneira importante na prevenção da acne.

Em torno de 90% da população americana apresenta baixos níveis de cromo, um nutriente importante para a regulação da quantidade de açúcar consumida pelo organismo. Em uma população em que o consumo de açúcar é elevado,como a norte-americana, é fácil entender a grande incidência de acne com níveis de cromo tão baixos.

A dieta americana também é pobre em selênio. Pesquisadores descobriram que o selênio estaria relacionado com a prevenção de cânceres. Quando associado às vitaminas A e E, causa melhora da acne persistente. Isto é devido a produção de selenoproteínas, que auxiliam na prevenção de dano celular causado por radicais livres.

❯ CONSIDERAÇÕES FINAIS

Conclui-se, portanto, que a dieta chamada ocidental está intimamente relacionada com a presença ou aumento da acne. O papel da nutrição no tratamento e prevenção desta doença tão comum e, por vezes, menosprezada, tem adquirido cada vez maior destaque e interesse por parte de pesquisadores de todas as partes do mundo. No entanto, são necessárias pesquisas de intervenção dietética para confirmar os efeitos na prevenção e tratamento da acne.

Referências Bibliográficas

1. Smith RN, Braue A, Varigos GA, Mann NJ. The effect of a low glycemic load diet on acne vulgaris and the fatty acid composition of skin surface triglycerides. J Dermatol Sci, 50(1):41-52, 2008.
2. Smith R, Mann N, Mäkeläinen H, Roper J, Braue A, Varigos G. A pilot study to determine the short-term effects of a low glycemic load diet on hormonal markers of acne: a nonrandomized, parallel, controlled feeding trial. Mol Nutr Food Res, 52(6):718-26, 2008.
3. Kaymak Y, Adisen E, Ilter N, Bideci A, Gurler D, Celik B. Dietary glycemic index and glucose, insulin, insulin-like growth factor-I, insulin-like growth factor binding protein 3, and leptin levels in patients with acne. J Am Acad Dermatol, 57(5):819-23, 2007.
4. Tan JK, Fung K, Bulger L. Reliability of dermatologists in acne lesion counts and global assessments. J Cutan Med Surg, 10(4):160-5, 2006.
5. Cordain L. Implications for the role of diet in acne. Semin Cutan Med Surg, 24(2):84-91, Review, 2005.
6. Treloar V, Logan AC, Danby FW, Cordain L, Mann NJ. Comment on acne and glycemic index. J Am Acad Dermatol, 58(1):175-7, 2008.
7. Yosipovitch G, Tang M, Dawn AG, Chen M, Goh CL, Huak Y, Seng LF.
8. Study of psychological stress, sebum production and acne vulgaris in adolescents. Acta Derm Venereol, 87(2):135-9, 2007.
9. Bowe WP, Leyden JJ, Crerand CE, Sarwer DB, Margolis DJ. Body dysmorphic disorder symptoms among patients with acne vulgaris. J Am Acad Dermatol. 57(2):222-30, 2007.
10. Ballanger F, Baudry P, N'Guyen JM, Khammari A, Dréno B. Heredity: a prognostic factor for acne. Dermatology, 212(2):145-9, 2006.
11. El-Akawi Z, Abdel-Latif Nemr N, Abdul-Razzak K, Al-Aboosi M. Factors believed by Jordanian acne patients to affect their acne condition. East Mediterr Health J, 12(6):840-6, 2006.

12. Magin P, Adams J, Heading G, Pond D, Smith W. The causes of acne: a qualitative study of patient perceptions of acne causation and their implications for acne care. Dermatol Nurs, 18(4):344-9, 370, 2006.
13. Reich A, Jasiuk B, Samotij D, Tracinska A, Trybucka K, Szepietowski JC. Acne vulgaris: what teenagers think about it. Dermatol Nurs, 19(1):49-54, 6, 2007.
14. Brajac I, Bilić-Zulle L, Tkalcić M, Loncarek K, Gruber F. Acne vulgaris: myths and misconceptions among patients and family physicians.
15. Wolf R, Matz H, Orion E. Acne and diet. Clin Dermatol, 22(5):387-93, 2004. Review.uc Couns, 54(1):21-5, 2004.
16. Adebamowo CA, Spiegelman D, Berkey CS, Danby FW, Rockett HH, Colditz GA, Willett WC, Holmes MD. Milk consumption and acne in adolescent girls. Dermatol Online J, 30;12(4):1, 2006.
17. Adebamowo CA, Spiegelman D, Berkey CS, Danby FW, Rockett HH, Colditz GA, Willett WC, Holmes MD. Milk consumption and acne in teenaged boys. J Am Acad Dermatol, 58(5):787-93, 2008.
18. Danby FW. Acne and milk, the diet myth, and beyond. J Am Acad Dermatol, 52(2):360-2, 2005.
19. Mourelatos K, Eady EA, Cunliffe WJ, Clark SM, Cove JH. Temporal changes in sebum excretion and propionibacterial colonization in preadolescent children with and without acne. Br J Dermatol, 156(1):22-31, 2007.
20. Katzman M, Logan AC. Acne vulgaris: nutritional factors may be influencing psychological sequelae. Med Hypotheses, 69(5):1080-4, 2007.
21. Yosipovitch G, Tang M, Dawn AG, Chen M, Goh CL, Huak Y, Seng LF. Study of psychological stress, sebum production and acne vulgaris in adolescents. Acta Derm Venereol, 87(2):135-9, 2007.
23. Logan AC. Omega-3 fatty acids and acne. Arch Dermatol, 139(7):941-2, 2003.
24. Zouboulis CC, Eady A, Philpott M, Goldsmith LA, Orfanos C, Cunliffe WC, Rosenfield R. What is the pathogenesis of Acne? Experimental Dermatology, 14(2):143-143.
25. McCusker MM, Marcy CJ, Rothe MJ, Grant-Kels JM. Nutritional and clinical management of chronic conditions
26. Treloar V. Comment on the commentary: Diet and acne. J Am Acad Dermatol, 59(3):534-5, 2008.
27. Burrall B. The relationship of diet and acne. Dermatol Online J. 30;12(4):25, 2006.
28. Smith RN, Mann NJ, Braue A, Mäkeläinen H, Varigos GA. The effect of a high-protein, low glycemic-load diet versus a conventional, high glycemic-load diet on biochemical parameters associated with acne vulgaris: a randomized, investigator-masked, controlled trial. J Am Acad Dermatol, 57(2):247-56, 2007.
29. Smith RN, Mann NJ, Braue A, Mäkeläinen H, Varigos GA. A low-glycemic-load diet improves symptoms in acne vulgaris patients: a randomized controlled trial. Am J Clin Nutr, 86(1):107-15, 2007.
30. Danby FW. Acne and diet Ann Dermatol Venereol. 135(1):9-11, 2008.
31. Danby FW. Diet and acne. Clin Dermatol, 26(1):93-6, 2008.
32. Reichrath J, Lehmann B, Carlberg C, Varani J, Zouboulis CC. Vitamins as hormones. Horm Metab Res, 39(2):71-84. Review, 2007.
33. LinksFivenson DP. The mechanisms of action of nicotinamide and zinc in inflammatory skin disease. Cutis, 77(1 Suppl):5-10. Review, 2006.
34. Magin PJ, Adams J, Heading GS, Pond DC, Smith W. Complementary and alternative medicine therapies in acne, psoriasis, and atopic eczema: results of a qualitative study of patients' experiences and perceptions. J Altern Complement Med, 12(5):451-7, 2006.
35. Bibi Nitzan Y, Cohen AD. Zinc in skin pathology and care.J Dermatolog Treat, 17(4):205-10. Review, 2006.

Capítulo 12

Alopecia

Ana Paula Pelágio Pujol

A preocupação com a queda de cabelos é tão antiga quanto a própria humanidade. O egiptólogo Jorge Moritz Ebers publicou, em 1875, o livro *Papiros de Ebers*, que narra a medicina egípcia há 4 milênios, e, já naquela época, os cabelos e suas patologias eram muito valorizados[46].

De forma geral, pode-se definir a queda patológica de cabelos como uma alteração no ciclo biológico capilar (fase anágena, catágena e telógena), que, em excesso ou não, leva à diminuição do número total de cabelos, ou seja, uma alopecia que pode ser total, difusa ou em áreas. A quantidade de cabelos que caem diariamente de forma patológica pode variar enormemente, de acordo com a etiologia do processo. No caso de eflúvio telógeno, pode-se ter queda de centenas de fios por dia e a crise se arrastar por várias semanas[30]. Pessoas que perdem número elevado de telógenos, acima de 150, apresentam condição patológica. Alterações estruturais, ou seja, qualitativas nos cabelos telógenos, geralmente indicam doença[46]. Independente da quantidade de cabelos que caia, a presença de folículos catágenos, anágenos normais ou distróficos é sempre patológica.

De acordo com Gomes e Gabriel[20], a alopecia é caracterizada por queda de cabelos e/ou pelos corporais, congênita ou adquirida temporária ou definitiva, total ou parcial, senil ou prematura. Também denominada atricose, atriquia, falacrose ou peladura, a alopecia pode ter várias causas: endócrinas, infecciosas, medicamentosas, traumáticas, seborreica ou nutricional.

É importante ressaltar que nem sempre a alopecia é decorrente da quantidade diária de cabelos que o paciente perde, podendo o ser devido a uma reposição alterada. Em alguns casos de alopatia androgenética em fase avançada podem ocorrer pacientes que nunca tenham percebido queda excessiva de cabelos. Isso ocorre porque os telógenos caem, e os cabelos repostos possuem anágeno de curta duração e telógeno bastante prolongado, originando cabelos curtos e finos.

As alopecias têm várias causas e diferentes apresentações clínicas. Além das inquestionáveis repercussões psicossociais, a perda dos pelos pode ser a expressão clínica de uma doença subjacente. Diversas classificações e tipos de alopecia são descritos na literatura. Pereira[46] classifica as alopecias como: congênitas e hereditárias (cicatriciais e não-cicatriciais) e alopecias adquiridas (cicatriciais e não-cicatriciais).

Define-se se o paciente apresenta alopecia congênita, hereditária ou adquirida e, a partir daí, se é cicatricial ou não-cicatricial. O grupo das alopecias adquiridas é o mais importante devido à sua maior frequência. Tanto as alopecias adquiridas cicatriciais como as não-cicatriciais são divididas em quatro tipos, de acordo com a etiopatogenia, como se pode exemplificar:

- ❱ Cicatriciais
  - – por agentes físicos ou químicos;
  - – infecciosas: fúngica, bacteriana, viral e protozoária;
  - – neoplásicas: linfomas, tumores metastáticos e carcinomas;
  - – dermatoses de origem incerta ou síndromes clínicas: pseudopeleda de Brocq, foliculite decalvante, foliculite dissecante, esclerodermia, lúpus eritematoso e sarcoidose.
- ❱ Não cicatriciais
  - – alopecias traumáticas: por pressão, tração e tricotilomania;
  - – alopecias difusas ou eflúvio telógeno: hormonal, nutricional, estresse fisiológico, drogas e doenças cutâneas locais;
  - – alopecia areata;
  - – alopecia androgenética.

O resultado terapêutico depende do diagnóstico correto, que é feito mediante anamnese bem detalhada e abrangente, e exame físico complementado, quando necessário, por exames laboratoriais adequados e, em alguns casos, pela biópsia cutânea.

❱ ALOPECIA ANDROGÊNICA

Alopecia Androgênica (AAG) é a queda de cabelos produzida pela ação dos andrógenos circulantes. No homem, é uma deficiência de cabelos geneticamente determinada. Na mulher, além deste fator genético, associa-se também à presença de endocrinopatias androgênicas. A etiologia da AAG é multifatorial, pois envolve fatores de ordem *genética e hormonal,* conforme Bertolino[7]. Eventualmente é agravada por fatores de ordem local (utilização de tópicos inadequados para os cabelos) e/ou emocionais (o que é discutível).

❱ ALOPECIA AREATA

Histopatologicamente, na alopecia areata é característica a presença de infiltrado inflamatório linfocitário peribulbar, encontrando-se a maioria dos pelos terminais em um único estágio evolutivo: catágeno ou telógeno. Evolutivamente os folículos vão diminuindo, formando os pelos miniaturizados e sendo substituídos por tratos fibrosos. Também são encontrados, em todos os estádios da alopecia areata, eosinófilos tanto no infiltrado peribulbar como nos tratos fibrosos[1,18,36].

❱ EFLÚVIO TELÓGENO

Eflúvio telógeno (ET) é o resultado da queda difusa de cabelos e pelos do corpo que acontece quando os folículos anágenos (fase de crescimento) passam prematuramente para telógenos (fase de descanso) devido à fatores fisiológicos ou situações de estresse. Anamnese, exame físico e investigação, algumas vezes com biópsia do couro cabeludo, são fundamentais para distinguir um eflúvio telógeno das alopecias androgenética e areata[38]. Este tipo de alopecia é causado pela conversão prematura do cabelo em fase de crescimento (anágeno) nos folículos pilosos em fase de repouso ou queda (telógeno). Alguns fatores foram identificados como causas de ET, incluindo numerosas drogas[24], distúrbios endócrinos[48], dietas de restrição severa[19], cirurgias e anestesia[62]. Foi proposto que o ET pode mascarar uma alopecia androgenética (AAG) em ambos os sexos[63].

A Tabela 12.1 adaptada de Mulinari-Brenner e Bergfeld[38] descreve as principais causas do eflúvio telógeno.

Para Santamaria, Spoladores e Ribeiro[52], a associação com doenças sistêmicas na queda de cabelos deve ser lembrada e pesquisada. Diante desta situação é necessária uma abordagem com o objetivo de determinar o estado atual dos cabelos e identificar as possíveis causas envolvidas, no intuito de orientar a conduta terapêutica. Em relação às condutas terapêuticas empregadas após o diagnóstico da alopecia, o aspecto nutricional deve ser considerado em alguns casos como coadjuvante no tratamento da Alopecia.

▶ **TABELA 12.1** – Descreve as Principais Causas do Eflúvio Telógeno

Causas do Eflúvio Telógeno
• Stress
• Doença crônica
• Dieta
• Febre (influenza, pneunonia)
• Deficiência de ferro
• Nutrição deficiente
• Cirurgia (anestesia)
• Drogas

▶ ALOPECIA E ASPECTOS NUTRICIONAIS

Dentre os tipos de alopecia descritos na literatura, alopecia areata, alopecia androgênica e eflúvio telógeno podem estar associados a questões de cunho nutricional.

O cabelo é afetado nas deficiências proteicas, vitaminas e de sais minerais. A má nutrição influencia no crescimento do pelo, na estrutura da haste e, às vezes, na cor[12].

A deficiência de nutrientes está intimamente relacionada com o retardo da fase anágena (fase de crescimento) e aceleramento da fase telógena (queda do cabelo) do fio. Inclusive alguns nutrientes fazem parte da composição do fio, dentre eles destacam-se proteínas (alfa-queratina), ferro, cobre, zinco, iodo, vinte diferentes tipos de aminoácidos (com ênfase no aminoácido cistina), lipídios e água. Como a raiz do cabelo possui uma boa irrigação sanguínea, substâncias trazidas pelo sangue podem ser incorporadas no cabelo durante sua formação.

A nutrição, desta forma, influencia diretamente na composição nutricional dos fios, considerando que comumente as deficiências energético-proteicas favorecem cabelos quebradiços e sem brilho, principalmente devido ao comprometimento da barreira capilar.

No que concerne às deficiências nutricionais acerca da alopecia, nutrientes como proteínas, aminoácidos como cistina, cisteína, colágeno hidrolisado, silício, ácido ascórbico, zinco, ferro, ácidos graxos essenciais, biotina, vitamina B12, selênio, água e cobre estão descritos na literatura, a saber.

❱ PROTEÍNAS

As proteínas são macronutrientes fundamentais para o crescimento, regeneração e renovação de tecidos (ossos, músculos, pele, cabelos, unhas), produção de hormônios, enzimas e integridade do sistema imunológico. São encontradas, principalmente, em alimentos de origem animal (leite, ovo, carnes em geral), frutos oleaginosos (amêndoas, amendoim, nozes), grãos (feijões, soja, ervilhas, lentilhas e grão de bico) e sementes (gergelim, girassol, linhaça). Para nosso corpo formar suas próprias proteínas são necessários vinte e dois tipos de aminoácidos, sendo oito essenciais (necessitam vir da alimentação), dois semiessenciais (são necessários em algumas fases da vida) e dez não essenciais (nosso organismo produz).

A proteína é um polímero de elevado peso molecular, composto de nitrogênio, carbono, oxigênio e, algumas vezes, enxofre, fósforo, ferro e cobalto e é formada de complexos de aminoácidos através de ligações peptídicas[61]. O cabelo é composto por 45% de carbono, 28% de oxigênio e 15% de nitrogênio. Desta forma, 88% do cabelo é composto por proteínas (alfa queratina), sendo outros elementos, como ferro, cobre, zinco, iodo, hidrogênio e enxofre perfazendo em média 12%[44].

A deficiência de aminoácidos leva diminuição do crescimento dos cabelos e influencia na diferenciação dos cabelos. Cerca de 27% das proteínas dos cabelos são compostas de fenilalanina, isoleucina, triptofano, metionina, leucina, valina, lisina e treorina. A deficiência destes aminoácidos inicialmente causa uma diminuição na velocidade de crescimento, com afinamento dos cabelos e, finalmente, alopecia difusa. Existe também aumento da proporção de telógenos, o que leva a um tricograma telógeno[9].

Em cada fio de cabelo, milhares de cadeias de alfa-queratina estão entrelaçadas em uma forma espiral, sob a forma de placas que se sobrepõem, resultando em um longo e fino "cordão" proteico. Estas proteínas interagem fortemente entre si, por várias maneiras, resultando na forma característica de cada cabelo.

A privação aguda de proteínas, além de outras consequências, pode ocasionar eflúvio telógeno[58]. No estudo de Santamaria, Spoladores e Ribeiro[52], 11,3% das pacientes referiram dieta para emagrecer e 13%, dieta hipoproteica. Na doença Kwashiorkor, causada por deficiência prolongada de proteína na dieta, a queda, sinais de enfraquecimento e desidratação de cabelos são observados.

❱ AMINOÁCIDO CISTINA

Devido à presença em uma alta percentagem de enxofre contendo aminoácidos, particularmente em queratinas duras, a cistina é frequentemente usada para manter tanto as unhas como o cabelo em bom estado de saúde. Além disso, segundo Frati e cols.[14] (1998), a cistina afeta positivamente os processos melanogenéticos contribuindo, desta forma, para a manutenção da pigmentação do cabelo. Entretanto, um estudo com administração de cistina em animais contradiz o estudo de Frati e cols.[14], pois foi constatado que a pigmentação do cabelo não é afetada nem por falta de l-cistina nem pela falta conjunta de aminoácidos cistina e metionina[8].

No que diz respeito à atividade da queratogênese, parece que a cistina pode ser usada como auxílio terapêutico em alopecia androgênica. Como de fato pode ser verificada, uma suplementação dietética de cistina parece produzir uma modificação na composição amino-acídica das queratinas dos cabelos, provocando os valores alterados a voltarem ao normal[8].

Do ponto de vista terapêutico, o cabelo de pacientes acometidos por alopecia androgené-tica, após submeterem-se ao tratamento dietético com cistina, tem mais "corpo" e pode ser penteado com mais facilidade[8].

❱ AMINOÁCIDO CISTEÍNA

Aminoácido essencial, hidrossolúvel e uma das mais importantes fontes de enxofre orgâ-nico, participa da síntese de glutathion, assim como da síntese de proteínas, a partir de sua conversão à Cistina. A Queratina tem cerca de 15% de Cisteína e Cistina, sendo importante fator para a pele e cabelos. Pacientes com queda de cabelo em geral têm baixos níveis san-guíneos de Cistina e Taurina. Estudos mostraram regressão de intensa queda de cabelo com doses diária de 1,5 g, duas vezes/dia[42].

❱ COLÁGENO HIDROLISADO, SILÍCIO E VITAMINA C

O Colágeno Hidrolisado se encontra na estrutura dos tecidos conjuntivos, cartilaginosos e fibrosos, como pele, ossos, tendões, dentes, vasos sanguíneos, músculos, unhas, cabelos, arti-culações (líquido sinovial), entre outros, representando mais de 30% das proteínas presentes no organismo. Sua composição de aminoácidos é bastante específica, sendo formada principal-mente por glicina e prolina. Para a síntese de colágeno é necessário que estes aminoácidos se-jam agrupados e hidroxilados. Para que esta reação ocorra é fundamental a presença do ácido ascórbico (Vitamina C) para a ativação da enzima que irá catalisar este processo.

A prolina é tranformada em hidroxiprolina por uma enzima chamada procolágeno hidro-xilase. Para que ocorram as hidroxilações da prolina e lisina, há necessidade das apoenzimas e de um segundo fator, denominado coenzima, composto pelas vitaminas A, E e C, radical Fé++ e oxigênio nascente[35,2,50,15].

A vitamina C, a mais importante, é uma vitamina hidrossolúvel essencial para cicatrização por interferir na capacidade de fibroblasto em sintetizar o colágeno, aumentar a ativação dos neutrófilos e macrófagos na ferida[53]. É necessária para hidroxilação da prolina em hidroxipro-lina e lisina em hidroxilisina na síntese do colágeno[43].

Na deficiência de vitamina C, os fibroblastos produzem um colágeno instável, rapida-mente degradado, além de prejudicar a defesa antibacteriana local e aumentar a chance de deiscência em feridas recém-epitelizadas[32].

A conversão de lisina em hidroxilisina é catalisada por uma enzima diferente. Quando a hidroxilisina se forma começa a glicosilação sobre a forma de glicose ou de glicosilgalactose ligadas à hidroxilisina[51].

Por ser estável, sua renovação é muito lenta, mas o ritmo do seu *turnover* varia de órgão para outro. A deficiência de vitamina C impede a síntese de colágeno pelos fibroblastos, de forma que as fibras removidas não podem ser substituídas. A consequência é uma degenera-ção generalizada do tecido conjuntivo, mais acentuada nos locais onde a renovação do colágeno é mais acelerada. A destruição fisiológica do colágeno é promovida pela ação da enzima colagenase produzida por células do tecido conjuntivo. Essas enzimas quebram as moléculas em dois pedaços que são suscetíveis ao ataque de proteases não específicas[28].

Além da deficiência de Vitamina C contribuir para que o colágeno não se forme adequadamente, a deficiência desta vitamina causa cabelo espiralado provavelmente por diminuir as pontes de dissultifo[11]. Na inanição, uma grande fração do colágeno da pele e de outros tecidos conjuntivos sofre degradação, fornecendo aminoácidos para a síntese de energia.

Colágeno hidrolisado associado à aminoácidos sulfurados tem demonstrado muitos benefícios ao cabelo, estimulando seu crescimento e proporcionando seu desenvolvimento de fios com maior diâmetro. Este resultado sugere efeito positivo quanto ao uso de suplementos como auxiliar no tratamento de alopecias[42].

O Silício tem demonstrado estimular crescimento de unhas e cabelos, tanto aplicado por via oral quanto endovenosa, e a associação do silício com o colágeno hidrolisado mais aminoácidos sulfurados são benéficos ao desenvolvimento de proteínas fibrosas como o cabelo. Barel e cols.[4] administraram trabalho utilizando silício na forma de ácido ortosilícico que, segundo autores, aumenta a concentração de hidroxiprolina na derme de animais. O efeito desta foi avaliado na pele, unhas e cabelos em forma de trabalho randomizado, duplo-cego, controlado por placebo administrado via oral por 20 semanas. O suplemento melhorou a aspereza da pele, as propriedades anisisotrópicas da mesma e as propriedades mecânicas de cabelos e unhas frágeis.

▶ ZINCO

Prasad (1991) descreve o zinco como um microelemento encontrado no organismo humano em maior teor que os chamados elementos traço, exceto o ferro, estando seu conteúdo calculado em cerca de 1,3 a 2,3g, sendo sua concentração localizada na pele, olhos, próstata, unhas, fígado, pâncreas, músculos, ossos, secreção das glândulas endócrinas e nos cabelos.

Elemento verdadeiramente onipresente nos tecidos humano e animal, o zinco participa de milhares de enzimas, incluindo a SOD citoplasmática, e é fundamental para a imunidade, função reprodutiva, cicatrização, manutenção da pele, formação e ação de hormônios, antioxidante, síntese de ácidos nucleicos, proteção do código genético, necessário à expressão gênica, síntese de enzimas digestivas (protease pancreática) e metabolismo da vitamina A.

Segundo Cousins[10], a deficiência nutricional de zinco pode refletir uma redução de zinco na fibra capilar. Entretanto, observou-se grande variação na concentração deste oligoelemento no cabelo, de acordo com o clima, idade (entre 10 e 20 anos aumenta a concentração), sexo, cor dos cabelos[49], uso de xampu[49,34], entre outros. García[16] manifesta que os valores normais de zinco no cabelo reduzem somente quando a ingestão encontra-se abaixo de 60% do recomendado.

Alguns autores sugerem que a dosagem de zinco no cabelo reflete a adequação da ingestão dietética, porém, para igual concentração de zinco na dieta, os valores nos cabelos variam, desconhecendo-se quais necessidades fisiológicas fazem flutuar esses níveis[34].

Para Geilen e Peytavi[17], o zinco é um fator de crescimento e desenvolvimento dos cabelos. Sua deficiência pode causar cabelos finos, quebradiços, sem brilho e avermelhados[11].

Na Alopecia, a reposição com Zinco pode trazer resultados positivos, pois este mineral afeta a saúde da pele e dos cabelos da seguinte forma: é necessária a síntese de proteínas que carreiam a vitamina A através do sangue que libera esta vitamina estocada no fígado e regula os níveis da vitamina circulante, tornando-a disponível nos tecidos, interagindo com a mesma ao nível da pele e folículos pilosos. Atua também na conversão dos hormônios tireoidianos, sendo a alteração destes uma das causas de alopecia. Além disso, está envolvido na regulação da secreção da oleosidade normal da pele (previne a seborreia e o acne), sendo a seborreia outro fator importante para o desencadeamento da alopecia.

Suplementos contendo zinco são mencionados com frequência como tratamento de queda de cabelo, mas segundo Bergfeld e Mulinari-Brenner[5] e Arnaud e cols.[3], até hoje não há provas de sua eficácia.

As principais fontes de zinco são: carnes bovina, de frango e peixe, camarão, ostras, fígado, grãos integrais, castanhas, cereais, legumes e tubérculos.

❯ FERRO

O ferro é um dos componentes mais importantes para a saúde do cabelo. A deficiência deste mineral, mesmo na ausência de anemia evidente, está associada à queda difusa de cabelos[31,63,13,6].

No passado, a deficiência de ferro foi superestimada, chegando-se a ser citado responsável por 72% dos casos de alopecia difusa na mulher. Clinicamente é uma alopecia difusa crônica, sem alterações específicas da haste. É uma queda telógena, que quando em crise mais intensa pode corresponder a um eflúvio telógeno. Laboratorialmente encontramos uma diminuição nos níveis séricos de ferro, sendo que em 20% dos casos não acompanha anemia. A deficiência de ferro também pode ocasionar a chamada canície segmentar sideropênica[54].

Em um estudo da casuística realizado por Mulinari-Brenner e Bergfeld[38], 6,2% apresentavam anemia com alterações no hemograma e algumas diminuições de ferro sérico, além do que em 3% das pacientes havia histórico de hiperfluxo menstrual.

Kantor e cols.[29] avaliaram os níveis de ferritina em mulheres com alopecia. Pacientes com alopecia areata e alopecia androgenética apresentaram níveis significativamente menores de ferritina, quando comparadas com o grupo-controle.

Muteveli e Arslanagi[40] encontram altos índice de cabelos distróficos em crianças com marasmo. Em um grupo de pacientes internados com as mais variadas patologias, inclusive alguns após cirugia, foram feitos vários exames laboratoriais para avaliar a saúde nutricional: o ferro sérico, hemograma e metabolismo proteico. Todos eles não apresentavam qualquer queixa tricológica, porém todos foram submetidos a um tricograma e o resultado mostrou uma alta incidência de tricograma distrófico ou misto.

Como diagnóstico e tratamento da queda de cabelos, frequentemente solicita-se exames bioquímicos com ferritina, ferro sérico e hemograma[42].

Sugere-se, desta forma, que manter os níveis de ferro é fundamental na prevenção de um dos tipos de queda de cabelo (eflúvio telógeno) e evitar que ocorra o comprometimento da barreira capilar.

❯ ÁCIDOS GRAXOS ESSENCIAIS

Na Alopecia Areata, umas das características fisiopatológicas é a inflamação peribulbar[6]. Já na Alopecia Androgênica, sugere-se que a liberação de citocinas inflamatórias, como a 1-α (IL-1α), possa contribuir para a queda de cabelo[12]. A Interleucina tipo 1 alfa aumenta a queda de cabelo[21].

Citocinas levam à transformação de anágeno em telogeno e estão relacionadas com alopecia areta[25]. Citocinas também estão envolvidas na alopecia ocasionada pela hiperplasia siringolinfoide, linfomas e estado leucêmico do linfoma cutâneo de células T[25].

As células da papila dérmica produzem inúmeras citoquinas que influenciam a proliferação das células da matriz do cabelo. Algumas destas agem estimulando, outras inibindo. A interleucina 1-α (IL-1α) inibe o crescimento do cabelo e folículo, mas apenas após 2 a 4 dias de latência[22]. O aumento da concentração de IL-1α no líquido extracelular durante a inflamação poderia ser uma das razões que explicariam a alopecia que segue certas doenças infecciosas. Além da participação da IL-1α, tanto o fator de crescimento do fibroblasto (FCF), como o fator de crescimento epidérmico (FCE), inibem o crescimento do cabelo e do folículo piloso.

Os AG poliinsaturados (PUFA) e monoinsaturados (MUFA) são capazes de influenciar a produção de citocinas e a resposta tecidual. De uma maneira geral, gorduras ricas em AG do tipo ômega 3 (AG ômega-3) e MUFA, ou pobres em AG do tipo ômega 6 (AG ômega-6) reduzem a resposta inflamatória sistêmica. Alguns sintomas inflamatórios específicos podem ser suavizados pelo uso de AG ômega-3 em condições como artrite reumatoide, psoríase, asma, esclerose múltipla, doença de Crohn, colite ulcerativa e alopecia. Por outro lado, gorduras ricas em AG ômega-6 podem exercer efeitos opostos. Todavia, a combinação de ambos AG (ômega-6 e ômega-3) atenua vários componentes da resposta imunológica, em particular aqueles que envolvem diretamente os linfócitos.

Ácidos graxos ômega-3 exercem efeito anti-inflamatório por pelo menos três mecanismos. Primeiro, influenciam a composição fosfolipídica da membrana celular, resultando na síntese de mediadores lipídicos com menor potencial inflamatório que mediadores derivados dos AG ômega-6. Segundo, agem como agonistas de PPAR (receptor de ativação de proliferação de peroxissomas), cuja ativação exerce efeitos anti-inflamatórios. Terceiro, os AG ômega-3 estabilizam o complexo NFkB/IkB, suprimindo a ativação de genes envolvidos no processo inflamatório.

Mayer e cols.[33] demonstraram o efeito da terapia nutricional parenteral (NP) enriquecida com AG em 19 pacientes. Desses, 9 pacientes receberam NP enriquecida com AG ômega-3 e 10 pacientes receberam NP enriquecida com AG ômega-6. Observou-se então que a produção de citocinas pró-inflamatórias aumentou significativamente no grupo de recebeu NP enriquecida com AG ômega-6.

Antecedentes como excesso de açúcar simples, falta de W3, excesso de W6, falta de antioxidante ativariam o NF-Kappa β, favorecendo a liberação de mediadores inflamatórios como prostaglandinas, tromboxanos, Interleucinas 1 e 6, entre outras.

Neste âmbito, para a prevenção da queda de cabelo, sugere-se conduta nutricional anti-inflamatória, incluindo consumo de ácidos graxos essenciais e antioxidantes, pois podem inibir a produção de Citocinas como a Interleucina 1 associada à queda de cabelo.

A vitamina E pode também reduzir o processo inflamatório por meio da inibição da cicloxigenase 2 reduzindo PGE2, juntamente com outros nutrientes, como os polifenóis do chá verde, flavonoides como antocianinas, Omega 3 e isoflavonas e também com dieta rica em peixe, reduzida em alimentos ricos em ácido araquidônico. Já as catequinas, lignanas, creatina, antocianinas, Omega 3, betaglucanas, cogumelo e licopenos agem na inibição do NF-Kappa B.

Reações inflamatórias moderadas e severas levam a uma diminuição no retinol sanguíneo e β-caroteno, considerando que a peroxidação lipídica aumenta as reações inflamatórias[99].

A observação dos baixos níveis de β-caroteno em pacientes com alopecia pode ser explicada pela condição inflamatória. Desta forma, sugere-se o consumo de betacaroteno como coadjuvante no tratamento da alopecia.

▶ BIOTINA

Componente do complexo B, antigamente conhecida como vitamina H. A biotina é importante para o desenvolvimento do folículo piloso. Sua deficiência causa alopecia difusa e despigmentação dos cabelos[17].

As vitaminas do Complexo B, especialmente a biotina, têm importante ação antioxidante, atuando na saúde da pele, dos cabelos e do sistema nervoso[56].

A biotina também pode prevenir a progressão da calvície, já que a estimulação da biossíntese capilar resulta de sua ação no metabolismo proteico. Pode restaurar o cabelo, apenas nas condições em que seu déficit seja a causa básica do problema. Suplementação associada com vitaminas do complexo B, principalmente B12, Ácido Fólico, B5, Zinco e Magnésio, potencializam a sua atividade.

Segundo Tay[59] e Itin e cols.[27], tem havido respostas positivas com o uso de biotina na dose de 0,3 mg, 3 vezes ao dia, durante 4 meses, e com a aplicação de xampús à base de zinco. Segundo Moreno e cols.[37], biotina, zinco e soja têm-se mostrado eficiente em estudos em animais ou em estudos não controlados.

A ingestão excessiva de álcool, café, ovos crus e antibióticos, principalmente sulfas, comprometem significativamente os níveis de biotina, bem como a sua absorção pelo organismo.

▶ VITAMINA B12 (CIANOCOBALAMINA)

A vitamina B12 desempenha papel fundamental em várias sínteses, como, por exemplo: DNA e células vermelhas (metionina e mielina). Participa, ainda, diretamente do metabolismo dos lipídeos e carboidratos. A deficiência da vitamina B12 gera quadros de alopecia, engrisalhamento precoce, ressecamento cutâneo e fragilidade das unhas.

Responsável pela ativação da síntese de queratina, promove a formação do caroteno, que é encarregado do crescimento, resistência e fortalecimento dos fios do cabelo e unhas.

O baixo consumo de vegetais, excesso de álcool e café, laxantes e antibióticos contribuem para a sua deficiência, sendo que vitaminas do complexo B (ácido fólico e B6), vitamina C, ferro, potássio, sódio e cálcio, atuam sinergisticamente.

▶ SELÊNIO

O selênio mantém integridade de unhas e cabelos. Sua falta causa perda de cabelo e deixa as unhas frágeis e sujeitas a fungos. Porém, seu excesso pode causar deformação em unhas e cabelos. O selênio é utilizado no tratamento de caspa e seborreia e associado à higiene da parte córnea do couro cabeludo, à introdução de substâncias e princípios ativos que sejam bactericidas, atuando assim, de forma eficaz.

O selênio é importante em vários processos antioxidantes. Sua deficiência pode causar clareamento dos cabelos e miopatia. Após suplementação adequada há recuperação da cor dos cabelos e cura da miopatia[17].

▶ ÁGUA

O conteúdo de água é um fator importante para o cabelo e para a pele. A cutícula, presente na superfície do fio do cabelo, tem um papel importante na retenção de água no cabelo, sendo que os aminoácidos são responsáveis por hidratar a cutícula.

Cabelos sem brilho e ressecados sinalizam cutículas bastante danificadas devido à diminuição da quantidade de aminoácidos. Foi demonstrado que xampus, condicionadores e agentes para tratamento, contendo certos tipos de aminoácidos, evitam que a cutícula capilar se abra, devido ao aumento da capacidade de retenção de água[44].

❱ COBRE

Importante em vários processos metabólicos. Alteração nos níveis plamáticos de cobre estão presentes em duas doenças principais: doença de Menkes, que apresente alterações tricológicas importantes, e a doença de Wilson, que não apresenta alterações tricológicas importantes[9].

A Tabela 12.2 apresenta os principais nutrientes envolvidos com a alopecia e suas respectivas fontes.

❱ **TABELA 12.2** – Nutrientes e Respectivas Fontes Alimentares Relacionados à Alopecia

Nutriente	Fontes Alimentares
Proteína (Cistina, cisteína)	Carne bovina, clara de ovo, peixe, carne suína, oleaginosas e leguminosas, leite e derivados
Colágeno hidrolisado	Gelatina e carnes. Ossos, cartilagens e tendões de carne, frango e peixes. Geleia de mocotó
Silício	Trigo, aveia, arroz, banana e feijão
Zinco	Carnes bovinas, de frango e peixe, camarão, ostras, fígado, grãos integrais, castanhas, cereais, legumes e tubérculos
Leite e derivados, ostras, mariscos, cereais, nozes e feijão
Ferro	Carne bovina, vísceras, feijão, beterraba, vegetais verde-escuros
Omega 3	Peixes como Salmão, sardinha, truta, arenque, cavala, atum, bacalhau
Óleo de linhaça, azeite de oliva extra virgem
Vitamina E	Grãos de cereais e seus respectivos óleos, como gérmen de trigo, milho, soja e amendoim, ovos, fígado, carnes, peixes e produtos lácteos, noz, castanhas, azeite de oliva e azeitona
Nutriente	Fontes Alimentares
Flavonoides	Chá verde, Frutas vermelhas, Cogumelos, Soja, chá preto, frutas e verduras em geral
Vitaminas do Complexo B (Biotina, B2 e B12)	B12 - fígado e rim, leite e derivados, ovos, peixe e carnes de músculo.
Biotina - Fígado de boi, chocolate, gema de ovo, amendoim.
B2 - ovo inteiro, fígado de bovino frito, fígado de porco, rim de bovino, fígado de galinha
Manganês	Damasco, aveia, soja, agrião, pêssego, amêndoa, carne bovina, feijão, noz, espinafre.
Selênio	Castanha do Pará, nozes, alho, tomate, milho, soja, lentilha, aves, frutos do mar (peixes e crustáceos)
Vitamina C	Frutas cítricas, brócolis, pimentão, couve, tomate, cheiro verde
Outros anti-inflamatórios	Pimenta, chá verde, frutas vermelhas, gengibre, cúrcuma, semente de linhaça

▶ Opções de Suplementos Manipulados Indicados para Tratamento de Alopecia, Segundo Olszewer, Jaldin (2007)

Nutrientes para Formulação	Dose Mínima e Máxima
Acido fólico	100 a 800 mcg
Biotina	10 a 400 mcg
Cianocobalamina	100 a 800 mcg
Cobre Quelado	1 a 4 mg
L-Arginina	100 a 500 mg
L – Cisteína	200 a 600 mg
L- Glutamina	50 a 50 mg
L- Isoleucina	50 a 250 mg
L- Leucina	50 a 250 mg
L – Taurina	50 a 300 mg
L – Valina	50 a 250 mg
Magnésio quelado	100 a 300 mg
Molibdênio	10 a 100 mcg
Selênio quelado	10 a 100 mcg
Tiamina	5 a 15 mg
Vanádio	10 a 50 mcg
Vitamina B2	5 a 20 mg
Vitamina B3	10 a 100 mg
Vitamina B5	50 a 250 mg
Vitamina B6	10 a 50 mg
Vitamia C	100 a 2000 mg
Vitamina E	90 a 200 UI
Zinco Quelado	15 a 50 mg

Referências Bibliográficas

1. Ackerman AB, Guo Y, Vitale O. Clues to diagnosis in dermatopathology II. Hong Kong: Everbest Printing, p. 330-2, 1992.
2. Anderson CE et al. Association of hemolytic anemia and early-onset pulmonary emphysema in three siblings. J Pediar, 105:247, 1984.
3. Arnaud J et al. Zinc status in patients with telogen defluvium. Acta Derm Venereol, 75:248-9, 1995.
4. Barel A et al. Effect of oral intake of choline-stabilized orthosilicic acido n skin, nails and hair in women with photodamaged skin. Arch Dermatol Res, 297:147-53, 2005.
5. Bergfeld W, Mulinari-Brenner F. Shedding: how to manage a common cause of hair loss. Cleve Clin J Med, 68:256-61, 2001.
6. Bergfeld WF. Alopecia. Histologic changes. Adv Dermatol, 4:301-20, 1989.
7. Bertolino AP, Freedberg IM. Desórdenes de los Apéndices Epidérmicos y Transtornos Relacionados. In: Fitzpatrick TB et al. Dermatologia en Medicina General. 3 ed. Buenos Aires: Panamericana, 1:764-6, 1988.

8. Bruno C, Morganti P, Giardina A. Gelatina: cistina em tratamento de cabelo. 1988. Disponível em: <http://www.gelbloom.com.br/docs/44-uso%20de%20gelatina%20para%20tratamentos%20de%20cabelos.pdf >. Acessado em 15/11/2008.

9. Camacho FM, Randall VA, Price VH. Hair and its disorders. UK: Martin Dunitz, p. 275-82, 2000.

10. Cousins RJ. Conocimientos actuales sobre nutrición. 7. ed. Washington: OPS/OMS, Publicación Científica, n. 565, 1997.

11. Dawber R, Van Neste D. Perda de cabelos: In: Dawber R, Van Neste D. Doenças dos cabelos e do couro cabeludo. São Paulo: Manole, p. 41-138, 1996.

12. Ebling FJC, Dawber R, Rook A. The hair. In: Rook A et al. Textbook of dermatology, p. 1937-2037, 1986.

13. Epstein P, Cotsarelis G. The biology of hair follicles. N Engl J Med, 341:491-7, 1999.

14. Fratti RA. Gamma interferon protects endothelial cells from damage byCandida albicans by inhibiting endothelial cell phagocytosis.. Infect Immun, 64:4714-8, 1998.

15. Fitzpatrick TB, Freedberg EM. Fitzpatrick's dermatology in general medicine. 5. ed. McGraw-Hill, 1999.

16. García H. Es útil el zinc para el tratamiento del retardo del crecimiento? Pediatría al día, 13:212-3, 1997.

17. Geilen CC, Peytavi UB, Orfanos CE. Metabolic disorders involving the hair. In: Camacho FM, Randall VA, Price VH. Hair ands its disorders. UK: Martin Dunitz, p. 275-82, 2000.

18. Ghersetich I, Campanile G, Lotti T. Alopecia areata: immunohistochemestry and ultrastructural of infiltrate and identification of adhesion molecule receptors. Int J Dermatol, 35:28-33, 1996.

19. Goette DU, Odum RB. Alopecia in cash dieters. JAMA, 235:2622-3, 1976.

20. Gomes, RK, Gabriel M. Cosmetologia: descomplicando princípios ativos. 2 ed. São Paulo: Livraria Médica Paulista Editora, 2006.

21. Groves RW, Mizutani H, Kieffer JD. Inflamatory skin disease in transgenic mice that express hight levels of interleukin 1 alpha in basal epidermis. USA: Proc Natl Acad Sci, 92:11874-82, 1995.

22. Harmon CS, Nevins TD. IL-1 alpha inhibits human hair follicle growth and hair fiber production in whole organ cultures. Lymphokine Cytokine Res, 12:197-203, 1993.

23. Herbert JM et al. FGF 5 as a regulator of the hair growth cycle: evidence from targeted and spontaneous mutations. Cell, 78:1017-25, 1994.

24. Headington JT. Telogen effluvium. Arch Dermatol, 129:356-363, 1993.

25. Hoffmann R. Cytokines in alopecia areata. In: Camacho FM, Randall VA, Price VH. Hair and its disorders. UK: Martin Dunitz, p. 203-8, 2000..

26. Hoffmann R. The potential role of cytokines and T cells in alopecia areata. J Investig Dermatol Symp Proc, 4:235-8, 1999.

27. Itin PH et al. Pili trianguli et canaliculi: a distinctive hair shaft defect leading to uncombable hair syndrome. Dermatology, 187:296-8, 1993.

28. Junqueira LC, Carneiro J. Histologia básica. 8 ed. Rio de Janeiro: Guanabara Koogan, 388p, 1994.

29. Kantor J et al. Decreased serum ferritin is associated with alopecia in women. J Invest Dermatol, 121(5):985-8, 2003.

30. Khgman AM. Pathologic dynamics of human hair loss. Areb Dermatol, 83:175-99, 1961.

31. Kligman AM. Pathologic dynamics of human hair loss. I. Telogen effluvium. Arch Dermatol, 83:171-98, 1961.

32. Konstantinides NN, Lehmann S. The impacto f nutrition on wound healing. Crit. Care Nurse, p. 25-33, 1993.

33. Mayer K et al. Parenteral nutrition with fish oil modulates cytokine response in patients with sepsis. Am J Respir Crit Care Med, 167(10):1321-8, 2003.

34. McKenzie JM. Content of zinc in serum, urine, hair and toenails of New Zealand adults. Am J Clin Nut, 32:570-9, 1979.

35. Modolin M, Bevilacqua RG. Cicatrização das feridas. In: Raia AA, Zerbini EJ, (Coords.). Clínica cirúrgica Alípio Corrêa Netto. 4. ed. São Paulo: Sarvier, 1988.

36. Moreno, G.A, Ferrando J. Alopecia areata. Med Cutan Ibero Latina Americana, 28:294-312, 2000.

37. Moreno-Arias G, Lacueva L, Ferrando L. Actualizacion en el tratamiento de la alopecia areata. In: Fernando J. Casos clínicos em tricologia, alopecia no cicatricial. Aula medica, 2004.
38. Mulinari-Brenner F, Bergfeld WF. Entendendo o eflúvio telógeno. Anais Brasileiros de dermatologia, Rio de Janeiro, 77(1):87-94, 2002.
39. Muller-Rover S et al. Hair follicle apoptosis and Bcl-2. Investig Dermatol Symp Proc, 4:272-7, 1999.
40. Muteveli C, Arslanagi C. The effect of nutritional deficiency on hair roots (trichogram). Med Arh, 48:57-9, 1994.
41. Olszewer E, Jaldin C. Vademécum ortomolecular de A a Z. 1 ed. São Paulo: Multimídia, p. 46-7, 2007.
42. Olszewer E. Manual de avaliação clínica funcional com aplicabilidade ortomolecular (interação terapêutica nutricional) São Paulo: Ícone, 2004.
43. Orgil D, Denling RH. Current approaches to wound healing. Crit Care Med, 16:899, 1988.
44. Paula CMSS. Alterações na ultra-estrutura do cabelo induzidas por cuidados diários e seus efeitos nas propriedades de cor. Tese (Doutorado) – Instituto de Química, Universidade de Campinas, São Paulo, 2001.
45. Pereira JM. O tricogralns: porte l: significado e método de realização. An Bras Dermatol, 68:145-52, 1993.
46. Pereira JM. Análise dos cabelos eliminados espontaneamente. An Bras Dermatol, Rio de Janeiro, 71(6):517-24, 1996.
47. Pereira JM. Propedêutica das doenças dos cabelos e do couro cabeludo. São Paulo: Atheneu, 2001.
48. Pillans PI, Woods DJ. Drug induced alopecia. Int J Dermatol, 34:149-58, 1995.
49. Pita MPML. Evaluación del estado nutricional con respecto a minerales. In: Pita MPML, Rio ME, Slobodianik NH. Aplicación de la bioquímica en la Evaluación del Estado Nutricional. 1.ed. Buenos Aires: López Libreros, 1997.
50. Prockop DJ, Turdeman L. Posttranslational enzymes in the biosynthesis of collagen: extracellular enzymes. Methods Enzymol, 82(pt A): 305-19, 1982.
51. Ribeiro ME. Hidrolisado de colágeno: utilização biológica em misturas protêicas e seu efeito no tecido cutâneo. São Paulo, 1994.
52. Santamaría JR, Spoladore R, Ribeiro AM. Alopecias difusa na mulher. Anais Brasileiros de Dermatologia, 67(4):195-197, 1992.
53. Scholl D, Henken-Langkamp B. Nutrient recommendation for wound healing. J Intrav Nurs, 24(2):124-132, 2001.
54. Sinclari RD, Banfield CC, Dawber RPR. Hair structure and function. In: Sinclari RD, Banfield CC, Dawber RPR. Handbook, of diseases of the hair and scalp. USA: Blackwell Science, p. 3-26, 1999.
55. Singer LJ, Herron A, Altman N. Contemp top lab anim Sci, 39(4):32-35, 2000.
56. Smith B, Anderson JW. The role of fiber in the diabetic diet: the importance of dietary fibre for Adults. Postgraduate Healthcare, 1995.
57. Soni BP, McLaren DS, Sherertz EF. Cutaneous changes in nutritional disease. In: Freedberg IM, Eisen AZ, Wolf K. Fitzpatrick´s dermatology in general medicine. 5.ed. New York: McGraw Hill, p. 1725-37, 1999.
58. Spencer LV, Callen LIP. Hair loss in systemic disease. Dermatology Clin, 5(3):565-70, 1987.
59. Tay Y-K. What syndrome is this? Pediatric Dermatology, 6:475-6, 1998.
60. Veis KJ, Sorenson CM, Shutler JR. Bcl-2 deficent mice demonstrate fulminat lymphoid apoptosis, polycystic kidney, and hypopigmented hair. Cell, 75:229-33, 1993.
61. Waitzberg DL, Borges VC. Gorduras. In: Waitzberg DL, editor. Nutrição oral, enteral e parenteral na prática clínica. 3a ed. São Paulo: Atheneu, p. 55-78, 2000.
62. Whiting DA. Chronic telogen effluvium. Dermatol Clin, 14:723-31, 1996.
63. Whiting DA. Chronic telogen effluvium: increased scalp hair shedding in middle-agged women. J Am Acad Dermatol, 35:899-906, 1996.

Capítulo 13

Lipodistrofia Ginoide (Celulite)

Aline Petter Schneider
Juliana Salino Moura Pessoa

▶ INTRODUÇÃO

Os padrões de beleza da humanidade sofrem mudanças significativas com o passar dos anos. Antigamente, a sociedade presava a corpulência, uma mulher acima do peso era valorizada por estar relacionada à fecundidade. Hoje há padrões estéticos bem distintos daquela época, onde a magreza e o corpo perfeito são alvos de obsessão, principalmente pelo fato de a mídia incentivar esse pensamento[1].

A busca incessante por um modelo ideal de corpo na sociedade tem sido algo estressante. Criam-se cobranças para massificação do ser humano perfeito, em que o alvo principal são as mulheres, sobretudo por serem as que mais tendem a ter dificuldade para chegar a esta perfeição[2].

Devido aos seus hormônios característicos, a sua disposição adiposa e o fato de terem seus corpos modificados durante a gestação, as mulheres tendem a ter mais dificuldade em controlar o seu peso e as irregularidades que vão aparecendo na pele, as quais apesar de tão características e de estarem presentes em quase toda população feminina ainda são pouco aceitas[3]. Uma dessas irregularidades é a celulite, que afeta milhões de mulheres no mundo inteiro[4].

A celulite, palavra de origem latina *Cellulite*, foi descrita pela primeira vez na década de 1920, e significa inflamação do tecido celular, ou seja, termo erroneamente empregado devido ao fato de não terem sido encontrados sinais de inflamação no tecido mesenquimatoso estudado pelos autores Alquier e Paviot[5], entre outros[6], para essa alteração estética do relevo cutâneo. Podendo ser confundida por leigos, com o quadro histológico associado a uma infecção bacteriana, que acarreta inflamação celular, caracterizando o termo celulite, empregado para essa patologia.

Os mesmos autores, descreveram a celulite como sendo uma alteração estética na região cutânea superficial, caracterizada por uma distrofia celular complexa, acompanhada de alterações do metabolismo hídrico, resultando em uma saturação do tecido conjuntivo. Esses processos patológicos são o resultado de reações do organismo do indivíduo afetado a possíveis agressões traumáticas, tóxicas, infecciosas ou endócrinas[5].

A celulite, ao passar dos anos, foi recebendo diferentes terminologias, conferidas por diversos autores, na tentativa de adequar as alterações histomorfológicas encontradas com sua denominação, sendo elas: Lipodistrofia, Lipoedema[6], Fibro Edema Geloide, Hidrolipodistrofia, Hirolipodistrofia Ginoide, Paniculopatia edematofibroesclerótica, Paniculose[7], Lipoesclerose Nodular[8], Lipodistrofia Ginoide[3].

Dentre todos os possíveis termos propostos para definir esta afecção, optou-se por usar a denominação hidrolipodistrofia neste trabalho, onde Francischelli a define como uma alteração patológica da hipoderme (lipodistrofia), com presença de edema (hidro) e com função venolinfática alterada, termo que descreve em parte a fisiopatologia deste transtorno[9].

A hidrolipodistrofia pode acometer qualquer parte do corpo, exceto as palmas das mãos e dos pés e couro cabeludo. São atingidas com maior frequência a porção superior das coxas, interna e externamente, a porção interna dos joelhos, região abdominal, região glútea e porção superior dos braços, ântero e posteriormente[3].

Do ponto de vista nutricional, a alimentação consumida pela maioria da população brasileira e boa parte da população mundial é caracterizada por mais alimentos industrializados, semiprocessados ou prontos para consumo, em que suas escolhas baseiam-se na praticidade e no paladar[10,11], em detrimento à saúde. Para Garcia[12], este comportamento alimentar é orientado pelas características do modo de vida urbano nestes países.

Este tipo de alimentação, também denominada "alimentação ocidentalizada", é baseada em alimentos ricos em carboidratos simples, lipídios e proteínas de origem animal, sal e poucos alimentos *in natura*, como frutas e hortaliças[13]. Este tipo de alimentação está intimamente relacionada aos fatores que influenciam o aumento da hidrolipodistrofia.

Diante disto, esta revisão teve como objetivo analisar os possíveis fatores de surgimento e agravantes da hidrolipodistrofia, não só por ser a desordem estética que mais preocupa as mulheres, mas, sobretudo, por acarretar inúmeros sintomas desagradáveis aos seus portadores, relacionando-os com a conduta nutricional mais adequada em cada caso, principalmente por ser um dos meios mais saudáveis para se combater a hidrolipodistrofia em detrimento de outras técnicas, como o uso indiscriminado de medicamentos, cirurgias plásticas e tratamentos estéticos.

▶ ASPECTOS HISTOPATOLÓGICOS DA HIDROLIPODISTROFIA

Desde 1920, quando foi descrita pela primeira vez, até os dias atuais, vários autores[5,14,15] tentam entender, através de diversos estudos, o que ocorre com o organismo dos indivíduos que possuem hidrolipodistrofia, surgindo assim várias hipóteses.

Para Leite[16], uma das hipóteses para o início da hidrolipodistrofia, se daria com o aumento de líquido (água e lipídios) dentro do adipócito, devido à obesidade e ao sedentarismo, por exemplo, com consequente alteração no pH e nas trocas metabólicas do indivíduo acometido. Com este aumento dos adipócitos, há compressão das células nervosas, provocando dor à palpação e distensão do tecido conjuntivo, com perda da sua elasticidade natural. O organismo responde a essas alterações formando tramas de colágeno que tentam encapsular todo o extravasamento do adipócito. Formando-se, assim, nódulos que conferem um aspecto granular à pele.

Segundo Cardoso[14], a hidrolipodistrofia resulta, na maioria dos casos, de um problema circulatório, uma vez que a circulação se processa mais lentamente, devido ao sedentarismo, fumo, obesidade, entre outros fatores. Assim, os capilares se enfraquecem, ficando mais permeáveis, propiciando o extravasamento do plasma para o exterior dos vasos sanguíneos e consequentemente levando ao aumento de líquido nos espaços intercelulares. O organismo então reage criando uma barreira fibrosa, que engloba este líquido extravasado junto com as células adiposas, desenvolvendo, então, esta patologia.

Para o autor Alquier[5], a hidrolipodistrofia seria causada pela irrupção, no aparelho linfático, de substâncias nocivas proveniente do sangue, como a ureia, e pela retração dos tecidos que distendem essa substância. Tal retração dos tecidos fixaria o edema produzido por esta substância tóxica, impedindo a sua difusão e dificultando a passagem da linfa e seu retorno ao sangue.

Para Benaiges[17], etimologicamente, a hidrolipodistrofia é definida como um transtorno local, que afeta o metabolismo do tecido subcutâneo, provocando alterações na forma do corpo e da pele da mulher. Neste processo estão envolvidos a hiperpolimerização do tecido conjuntivo, as alterações primárias do tecido adiposo e a microcirculação da região afetada.

❯ ETIOPATOGENIA DA HIDROLIPODISTROFIA

A etiopatogenia da hidrolipodistrofia é considerada multifatorial, sendo assim difícil se isolar os possíveis fatores causais desta desordem estética, em que é frequente, em muitos indivíduos, estes fatores aparecem combinados[3]. Podendo ser divididos em fatores predisponentes, determinantes e condicionantes

Os fatores predisponentes são aqueles que possivelmente originam a hidrolipodistrofia, podendo aparecer mais de um ao mesmo tempo. São eles: genético, idade, sexo e desequilíbrio hormonal[4].

Segundo Rossi[15] e Isidore[11], os fatores genéticos são fornecidos pela presença de genes múltiplos com capacidade de expressão na pele do tecido celular subcutâneo de certas regiões, dependendo de uma aptidão individual à capacidade de resposta.

Para Guirro[3], deve-se considerar o fator idade, pois com o passar dos anos há um aumento natural do tecido adiposo, sobretudo nas mulheres. Esse tecido adiposo excedente tende a se depositar nos braços, quadris, glúteos e coxas.

Outra possível razão, para a idade mais avançada predispor o surgimento da hidrolipodistrofia, é o fato de serem produzidos maior quantidade de fibroblastos (células constituintes do tecido conjuntivo, cuja função é sintetizar as fibras estruturais no corpo humano composto por: colágeno, elastina, glicosaminoglicanos e glicoproteínas) durante a sua fase embrionária do que durante a sua fase senil, dificultando a ressíntese destas substâncias, quando alteradas na hidrolipodistrofia[4].

Em relação ao fator predisponente sexo, Guirro[3] observa que a maior incidência é nas mulheres, pois apresentam um número duas vezes maior de adipócitos do que os homens, além de estarem diretamente ligadas ao estrógeno, que é um dos principais hormônios presentes sobre o fator do desequilíbrio hormonal, sendo seu desencadeante ou agravante, mais precisamente o seu excesso, principalmente nas mulheres que já passaram da puberdade, piorando seu quadro todo mês durante a fase do ciclo menstrual, também tendo significativa piora com a gestação, com a lactação e com tratamentos de reposição de estrogênio.

Uma pessoa que já possua um fator predisponente para surgimento da hidrolipodistrofia e que seja influenciada pelo meio, ou seja, por um fator determinante, como: fumo, sedentarismo, maus hábitos alimentares, constipação intestinal e disfunção hepática e renal, tende a ter maiores probabilidades de desenvolve-la ou agravá-la[3].

Para Vergnanini[4], Benaiges[17] e Rossi[15], o uso de cigarro favorece em grande parte o aparecimento da hidrolipodistrofia, ou o seu aumento, principalmente por alterações na microcirculação, diminuição da oxigenação tecidual e aumento da formação de radicais livres.

Segundo Vergnanini[4], com o sedentarismo há diminuição da massa magra, seguida por um aumento da massa gorda, aumento da flacidez dos músculos e tendões. Com isso, diminuição dos mecanismos de bombeamento nos membros inferiores, inibindo o retorno venoso e, consequentemente, aumentando as estases venosas, levando ao surgimento da hidrolipodistrofia, o que não ocorre necessariamente em 100% das vezes, devido a este quadro ser multifatorial, pois muitas mulheres que são magras e apresentam excelente tônus muscular através de exercícios regulares também apresentam hidrolipodistrofia[19].

Os maus hábitos alimentares são citados por diversos autores, como Guirro[3] e Francischelli[9], sendo este fator um agravante para a maioria das alterações envolvidas no quadro da hidrolipodistrofia.

Na constipação intestinal, outro importante fator predisponente da hidrolipodistrofia, o material fecal fica retido mais tempo nos intestinos, onde há crescimento das colonias de bactérias e fungos patogênicos em detrimento da microflora intestinal normal, os quais geram a decomposição do material fecal e liberação de substâncias tóxicas indesejáveis, que normalmente não são absorvidas, como os metais pesados, peptídeos, radicais livres e as toxinas bacterianas como aquelas derivadas do micro-organismo patogênico *candida albicans*, que aumenta a permeabilidade capilar intestinal e diminui a imunidade do individuo, ou o *Clostridium difficile*, que existe normalmente no cólon. Quando em excesso, atinge o intestino delgado e produz uma disbiose séria, produzindo uma toxina que inibe a síntese de serotonina e bloqueia a absorção de vitaminas lipossolúveis que passam a ser reabsorvidas pelo organismo ao invés de serem eliminadas. Muitas destas substâncias acabam indo diretamente para a corrente circulatória[20].

A capacidade defensiva do organismo é prejudicada, já que 80% do nosso sistema imune está situado nas paredes dos intestinos delgado e grosso, onde se encontra a primeira e mais importante linha de defesa contra as toxinas. O processo de autointoxicação é responsável pela sobrecarga de todo organismo, principalmente sistema linfático abdominal, fígado e rins, com consequente diminuição da pressão oncótica e aumento dos transudatos, provocando o aparecimento de diversas enfermidades[21], assim como a hidrolipodistrofia, podendo também ser seu agravante[15,22].

Todos estes fatores individualmente ou associados, fazem com que o indivíduo se torne alvo de fácil acesso para as infiltrações teciduais que resultam no aparecimento da hidrolipodistrofia[3].

Contribuindo para sintomas como: sensação de peso nos membros inferiores, assim como cãibras, dor à palpação local, diminuição da temperatura da superfície da pele, da região afetada, que pode ser detectada em avaliações por termografia e em exames com infra-vermelho[4], microvarizes e telangectomias[9], alterações na coloração tecidual, equimoses, hiperceratose folicular, além de problemas emocionais[3].

Estudos realizados utilizando a técnica de Laser Doppler Fluxometria têm demonstrado que o fluxo sanguíneo médio nas zonas afetadas pela hidrolipodistrofia é 35% mais baixos do que em regiões não-afetadas[23]. Confirmando o fato da microcirculação estar associada como sintoma da hidrolipodistrofia.

Um estudo descritivo com pacientes portadoras de hidrolipodistrofia em tratamento apontou que 80% das pacientes apresentavam microvarizes e 63,33% apresentavam telangiectasias[18], sinais comuns pela fragilidade capilar característica da doença em tentativa de revascularização da região superficial da pele[5].

O mesmo foi observado em estudo prospectivo não controlado, realizado por Francischelli[9], com pacientes portadoras de hidrolipodistrofia, onde foram encontradas varizes de médio e grosso calibre em 14,2% das pacientes, microvarizes em 81,8% e telangiectasias em 98,7%.

Sendo os fatores condicionantes aqueles que a partir dos fatores predisponentes e determinantes, podem gerar perturbações hemodinâmicas em locais que favoreçam o aumento da hidrolipodistrofia. Podendo serem definidos como: aumento da pressão capilar, acumulo de tecido adiposo, dificuldade de reabsorção linfática e aumento da permeabilidade capilar, com favorecimento da transudação linfática nos espaços intersticiais[3].

▶ O PAPEL DA NUTRIÇÃO

A nutrição tem um papel fundamental no manejo clínico da hidrolipodistrofia, com o uso de macronutrientes, micronutrientes (quando prescritos em recomendações de doses mais elevadas, indica-se a avaliação nutricional para quantificar a necessidade de suplementação, não ultrapassando o limite das Upper Level – UL)[24], pigmentos vegetais e compostos difenólicos, atuando tanto nas causas, como nos agravantes de tal transtorno. Havendo uma conduta nutricional distinta para cada um dos seguintes casos: efeito tóxico da constipação, acúmulo de tecido adiposo, permeabilidade capilar, fator hormonal e insuficiência linfática.

Outro fator a ser considerado é o uso de extratos botânicos como auxiliares no tratamento nutricional empregado principalmente nos casos de distúrbios da microcirculação venolinfática[25].

Efeito Tóxico da Constipação na Hidrolipodistrofia

A constipação intestinal, importante fator predisponente da hidrolipodistrofia, pode ser diagnosticada de uma forma padronizada internacionalmente, baseada nos critérios de Roma II para constipação funcional, composto por seis sintomas: menos de três evacuações por semana, esforço ao evacuar, presença de fezes endurecidas ou fragmentadas, sensação de evacuação incompleta, sensação de obstrução ou interrupção da evacuação e manobras manuais para facilitar as evacuações. São considerados constipados aqueles que apresentam dois ou mais desses sintomas, no mínimo em um quarto das evacuações, referidos por pelo menos três meses (não necessariamente consecutivos), no último ano[26].

Para que se possa controlar o efeito tóxico da constipação na hidrolipodistrofia é necessário um bom trânsito intestinal e uma microflora saudável. Para isso devemos incluir na dieta alimentos que possuam, entre outros, fibras alimentares, probióticos, prebióticos e simbióticos[27,28].

A fibra alimentar pode atuar na prevenção de doenças intestinais, como constipação, hemorroidas, doença diverticular e câncer de cólon. Pode contribuir também, na prevenção e no tratamento da obesidade (fator causal ou agravante da hidrolipodistrofia), na redução do colesterol sanguíneo, na regulação da glicemia após as refeições e, ainda, diminuir o risco de doenças cardiovasculares[27].

Uma dieta pobre em fibra é um fator desencadeante para a prisão de ventre diminuindo a resistência dentro dos vasos sanguíneos dos membros inferiores, causando estase, que leva a um aumento da permeabilidade capilar[4].

É altamente recomendado o uso de fibras insolúveis, devido ao fato de resistirem à digestão e auxiliarem na função adequada da microflora intestinal, sendo eliminados intactos pelas fezes que mantêm a água retida em seu interior, gerando grande volume fecal que estimula as contrações propulsivas e encurta o tempo de trânsito intestinal, características para uma boa laxação, cabendo as fibras solúveis, que também devem ser ingeridas na alimentação diária, um papel contributivo para essa laxação[29].

Outros compostos presentes na dieta e que exercem papel importante na regulação intestinal são os prebióticos, probióticos e consequentemente os simbióticos, que também devem estar presentes no hábito alimentar do indivíduo que pretende ter uma função intestinal regular com uma microbiota saudável[28], evitando assim a constipação e por conseguinte o seu efeito tóxico.

Os prebióticos são definidos como substâncias que, quando ingeridas, não são digeridas nem absorvidas no intestino delgado, e estimulam seletivamente as bactérias ou colônias de bactérias da microbiota do cólon intestinal quando chegam ao intestino delgado, proporcionando efeito benéfico à saúde do indivíduo, assim como os probióticos, definidos atualmente como micro-organismos vivos[30], e que devem seguir os seguintes critérios para sua classificação: não patogênico; resistência a processamento; estabilidade à secreção ácida e biliar; adesão à célula epitelial; capacidade de persistir no trato gastrintestinal; capacidade de influenciar atividade metabólica local[31]. Ainda, os simbióticos são definidos como produtos que contêm simultaneamente prebióticos e probióticos[32].

No indivíduo adulto, que já possui sua microbiota estabelecida, a influência dos probióticos limita-se, em geral, ao período em que são empregados. Assim, para que esses indivíduos mantenham a mudança desejada em sua microbiota intestinal, deverão consumir continuamente e indefinidamente esses micro-organismos[33].

Os principais micro-organismos bacterianos considerados como probióticos são aqueles dos gêneros Lactobacillus e Bifidobacterium, além de Escherichia, Enterococcus e Bacillus. O fungo *Saccharomyces boulardii* também tem sido considerado como probiótico. Outros micro-organismos frequentemente adicionados à alimentação infantil, tais como *Lactobacillus bulgaricus* e *Streptococcus thermophilus* não são considerados probióticos, pois não preenchem os critérios acima expostos. Apesar dessa restrição, muitos pesquisadores os consideram como probióticos, pois apresentam efeitos benéficos à saúde humana[34].

Devido a estes fatores, é interessante se fazer uma ingestão adequada de fibras insolúveis (75% da RDA de fibras totais)[24] nos farelos de cereais, grãos integrais, entre outros, e de fibras solúveis (25% da RDA de fibras totais) presentes na aveia, feijão, lentilhas, por exemplo, e combinadas ao uso regular de probióticos, prebióticos ou simbióticos, presentes em leites fermentados, iogurtes, entre outros. Auxiliados pela ingestão hídrica adequada, indispensável na elaboração do bolo fecal e com propriedades detoxificantes[35], e evitando o consumo de cereais refinados ou polidos, como arroz branco, além de alto consumo de proteínas e gorduras, pois dificultam a digestão e o peristaltismo intestinal[10].

▶ ACÚMULO DE TECIDO ADIPOSO NA HIDROLIPODISTROFIA

A população em geral frequentemente confunde a hidrolipodistrofia com a obesidade, pelo fato das duas estarem correlacionadas. Porém, na obesidade, apenas os adipócitos apresentam alterações, como hiperplasia e hipertrofia. Na hidrolipodistrofia, além das alterações nos adipócitos, há também alterações estruturais na derme e na microcirculação venolinfática, podendo estar ligados a diversas alterações bioquímicas, histoquímicas e estruturais, como visto anteriormente[20].

Em um estudo prospectivo não controlado realizado por Francischelli[9], há confirmação de que indivíduos portadores de hidrolipodistrofia têm gordura corporal total ou regional aumentada, e este fato tem um papel importante na etiopatogenia da doença. Pessoas com peso normal ou mesmo aquelas consideradas magras devem fazer correção alimentar para diminuição da gordura corporal total. Nestes indivíduos, deve-se compensar a perda de gordura corporal com o aumento da sua massa muscular.

No mesmo estudo se avaliou o hábito alimentar da população estudada, ou seja, mulheres com hidrolipodistrofia, e observou-se que 84,5% destas mulheres apresentavam alimentação com excesso de carboidratos; 91,5%, alimentação com excesso de gordura; e 74,6% consumiam refrigerantes não dietéticos, o que contribuía para o acúmulo de gordura corporal total encontrada[9].

Em estudo descritivo com amostra do tipo probabilística aleatória com pacientes portadoras de hidrolipodistrofia em tratamento, foi observado que 100% das pacientes apresentavam adiposidade localizada. Destas, constatou-se que 56,67% tinham adiposidade localizada nas regiões ginecoides; 33,33%, um padrão adiposo misto; e apenas 10%, adiposidade localizada nas regiões androides[18].

Dados estes fatos, vê-se a necessidade de se priorizar o consumo alimentar adequado qualitativa e quantitativamente. A alimentação não equilibrada junto com a ingestão excessiva de gorduras e carboidratos, com possível consequente hiperinsulinemia, provoca um aumento na lipogênese[4], além de se priorizar hábitos mais saudáveis, evitando o sedentarismo.

Permeabilidade Capilar e Insuficiência Linfática na Hidrolipodistrofia

Normalmente, existe um equilíbrio entre a filtragem dos capilares arteriais e venosos e sua absorção. A falta deste equilíbrio pode ocorrer devido a um aumento da pressão capilar, uma diminuição da pressão osmótica plasmática, um aumento da pressão intersticial líquida ou uma diminuição do fluxo linfático, o que leva ao surgimento de edema intercelular[3].

Os capilares que formam o plexo vascular dérmico não só transportam os nutrientes, como são responsáveis pela termorregulação corporal e ainda pela absorção de substâncias que tenham conseguido ultrapassar a barreira epidérmica[36].

As alterações nos esfíncteres pré-capilares arteriolares levam a modificações na permeabilidade venocapilar, bem como estase pericapilar e transudação interadipocitária e edema[20].

Para controle de tal fator, recomenda-se incluir os bioflavonoides na dieta que apresentam um papel fundamental na redução da permeabilidade capilar, pois atuam na inibição do processo inflamatório, inibem a síntese de prostaglandinas E2, aumentam o catabolismo do ácido araquidônico e inibem a síntese de histamina, apresentam efeito inibitório na agregação plaquetária e nas funções dos leucócitos e possuem efeito protetor sobre as células endoteliais, o que sugere que são substâncias de grande interesse no desenvolvimento de inibidores, nas interações entre o sangue e as paredes dos vasos, que estão intimamente relacionadas com o processo de trombose e hidrolipodistrofia[38].

Os principais bioflavonoides que atuam na microcirculação são a saponina (soja) e a rutina (cebola), que por aumentarem o tônus venoso, diminuem a hiperpermeabilidade capilar decorrente da hidrolipodistrofia[38].

Para a redução da homocisteína plasmática e, consequentemente, redução dos fatores que pioram a hidrolipodistrofia, como a permeabilidade capilar, é necessário o aumento da ingestão de alimentos que são fontes das vitaminas B6 (levedo, germe de trigo, carne de porco, vísceras, cereais integrais, leguminosas, batatas, banana e aveia), B12 (carnes, caranguejo, ostras, leite e ovos) e ácido fólico (vegetais de folhas verdes, feijão, vagens, fava, brócolis e espinafre), importantes por fazerem parte na formação da enzima antioxidante glutationa peroxidase[39].

Segundo Oliveira[40], uma dieta com baixo teor de gorduras e rica em TCM (triacilglicerídeos de cadeia média) deve ser usada em portadores de linfangiectasia intestinal (vasos linfáticos que suprem o revestimento do intestino delgado tornam-se dilatados) e consequente insuficiência linfática, a fim de diminuir seu acúmulo nos vasos linfáticos e reduzir a pressão nos mesmos, que já se encontram dilatados. O mesmo acontece no sistema linfático de indivíduos com hidrolipodistrofia.

Os TCM são hidrolisados por ação da lipase pancreática, sendo absorvidos no duodeno mais rapidamente do que os triacilglicerídeos de cadeia longa. Os TCM não são esterificados nem absorvidos no sistema linfático intestinal e ducto torácico, entrando diretamente no sistema porta. Por isso é interessante seu uso na dietoterapia da hidrolipodistrofia[41].

Como pode-se observar, uma dieta que priorize uma alimentação balanceada, contendo elementos de todos os grupos da pirâmide alimentar: como cereais integrais, vegetais de folhas verde escuras, frutas como a banana, leite e produtos lácteos, leguminosas, carnes e ovos, gorduras como os TCM e limitando a ingestão de sódio e açúcares (balas, bombons, açúcar refinado), tem um efeito benéfico para saúde em geral, fazendo com que o organismo realize suas funções adequadamente[42], evitando o surgimento de transtornos como a hidrolipodistrofia.

Desequilíbrio Hormonal na Hidrolipodistrofia

Vários compostos com os mesmos princípios dos hormônios, como o estrogênio, são encontrados em alguns tipos de alimentos, principalmente naqueles de origem vegetal como as leguminosas, em particular a soja. Estes são conhecidos como fitoestrógenos, que funcionam como compostos bioativos, ou seja, possuem propriedades semelhantes aos dos hormônios, podendo ligarem-se aos receptores destes mesmos hormônios nas suas células-alvo, como nas mamas, cérebro e órgãos do sistema reprodutor, induzindo ou inibindo no organismo do indivíduo respostas biológicas similares às dos hormônios em questão[39].

Os principais fitoestrógenos da soja são as isoflavonas (genisteína, daidzina e glicetína), as quais exercem função estrogênio-símile, ou seja, auxiliam na regulação deste hormônio quando seus níveis estão anormais. Também apresentam outras propriedades bioquímicas, como efeito antioxidante[41]. Por estes motivos, são de vital importância na prevenção e controle do aparecimento da hidrolipodistrofia.

Entre outros fatores, o estrógeno pode causar alterações nos fibroblastos que levam a alterações nas estruturas dos glicosaminoglicanos, com consequente hiperpolimerização, elevando assim seu poder hidrofílico, e a sua pressão osmótica intersticial, que é decorrente da grande incorporação de água na matriz celular (edema). Gerando, assim, turgor, fazendo com que a matriz celular resista às forças compressoras[39,45].

O silício, elemento estrutural do tecido conjuntivo, regulador e normalizador do metabolismo e da divisão celular, presente nos cereais integrais e concentrados de fibras, como aveia, cevada, feijão e trigo[46], e consequentemente os silanóis (compostos de hidrogênio e silício), também devem ser incorporados na alimentação daqueles que pretendem amenizar os distúrbios consequentes das alterações da estrutura dos glicosaminoglicanos, decorrentes, dentre outros fatores, do desequilíbrio do estrógeno[39].

Os silanóis promovem formação de pontes entre aminoácidos das fibras elásticas e do colágeno, protegendo estas fibras da glicolisação não enzimática e diminuindo a sua taxa de degradação. Atua como co-enzima na síntese da substância fundamental (constituída de proteoglicanas, glicoproteínas e ácido hialurônico) da unidade matricial-intersticial, estimulando o agrupamento dos aminoácidos polares e normalizando a capacidade hidrofílica das glicosaminoglicanas, modificando a permeabilidade venolinfática, além de promover a hidrólise dos triacilglicerídeos. É um nutriente a ser considerado na conduta nutricional de tratamento e prevenção da hidrolipodistrofia[47].

Para diminuição do edema, consequente desta retenção hídrica acentuada do tecido conjuntivo, derivadas das alterações dos glicosaminoglicanos, é necessário evitar ou diminuir a ingestão de alimentos que promovem a retenção hídrica, como o sódio, presente no sal de cozinha, nos alimentos embutidos, nas sopas em pó etc. e incluir ou priorizar a ingestão dos alimentos que agem amenizando esta retenção, como o potássio, encontrado na linhaça, água de coco e tomate[39].

Para se estabelecer o equilíbrio heteroiônico é necessário manter quantidades adequadas de cálcio e magnésio, encontrados principalmente no leite e derivados, oleaginosas e animais marinhos, respectivamente[4,42].

Uma dieta com adequada ingestão de líquidos, principalmente água, é bem importante, visto que tal constituinte auxilia amplamente na eliminação de toxinas, funcionando como um carreador. Também deve-se ressaltar, entretanto, que o aumento da pressão capilar e diminuição da pressão linfática, tornam o tecido conjuntivo hidrófilo, levando à retenção maior de água e aumento no depósito de gordura[35].

Uso de plantas medicinais na ativação da circulação, metabolismo lipídico e drenagem linfática na hidrolipodistrofia, podem ser incluídos, como auxiliares de uma alimentação saudável e equilibrada na dieta diária, porém não ultrapassando suas concentrações recomendadas[25].

Para a autora Hexsel[25], para ser um ingrediente ativo, um ativo botânico em uma formulação, para tratamento da hidrolipodistrofia, deve ter a capacidade de auxiliar na ativação da circulação, no metabolismo lipídico e na drenagem linfática do indivíduo, considerando que a fitoterapia tem grande interface com a nutrição e que as plantas medicinais têm finalidades terapêuticas, bioativas e, em alguns casos, funções nutricionais evidenciadas cientificamente[48,49]. Estes ativos botânicos são administrados por via oral ou tópica, como em cremes, géis e loções ou por mesoterapia, onde há aplicações locais, através de injeções, da substância ativa.

Nas formulações via oral devem ser incluídos elementos que facilitem sua ação no local desejado, se destinando a favorecer uma boa absorção do ingrediente ativo, e diminuindo a incidência de efeitos colaterais. A principal preocupação refere-se ao fato de que estes compostos não sejam debilitados durante sua passagem pelo fígado[25].

A prescrição fitoterápica (produtos obtidos empregando-se exclusivamente matérias-primas ativas vegetais, caracterizados pelo conhecimento da eficácia e dos riscos de seu uso, assim como pela reprodutibilidade e constância de sua qualidade) pelo nutricionista deve ser somente de plantas medicinais frescas e *in natura* (todo e qualquer vegetal que possui, em um ou mais órgãos, substâncias que podem ser utilizadas com fins terapêuticos ou que sejam precursores de fármacos semissintéticos, ou como drogas vegetais nas suas diferentes formas farmacêuticas) ou como drogas vegetais (definidas como plantas medicinais ou suas partes após processo de coleta, estabilização e secagem, podendo ser íntegra, rasurada, triturada ou pulverizada) nas suas diferentes formas farmacêuticas[50].

A prescrição fitoterápica é parte do procedimento realizado pelo nutricionista na prescrição dietética que deverá obrigatoriamente conter: nomenclatura botânica (gênero e espécie), parte usada, forma farmacêutica, tempo de utilização, dosagem, frequência de uso e horários. As formas farmacêuticas permitidas para o uso pelo profissional nutricionista são exclusivamente as de uso oral, tais como: infuso, decoto, tintura, alcoolatura e extrato[50].

Acerca do efeito anti-inflamatório de diversas plantas medicinais e o fato de estarem sendo citados como provável tratamento da hidrolipodistrofia, dá-se pelos possíveis distúrbios inflamatórios decorrentes dos acúmulos de distrofia do tecido adiposo, em locais afetados por este transtorno, o que poderia desempenhar perfeitamente um papel em sua origem, tornando-os responsáveis, por exemplo, pelo edema e alterações endoteliais características.

TABELA 13.1 – Plantas Medicinais e suas Propriedades

Plantas Medicinais	Propriedades	Concentração	Compostos Ativos	Parte Usada
Café, chá preto e cacau	*Cafeína*: ação direta nas células adiposas, promovendo a lipólise, inibindo a fosfodiesterase, aumentando assim o AMP cíclico, consequentemente ativando a enzima triacilglicerídeo lipase e transformando os triacilglicerídeos em ácidos livres e glicerol. *Pentoxifilina:* melhora a perfusão microcirculatória através do seu efeito sobre os fatores hemodinâmicos, incluindo a forma das hemácias, a agregação plaquetária e concentração de fibrinogênio no plasma. Também tem imunomoduladores ativos. Tem sido utilizada para tratamento de doenças vasculares periféricas (insuficiência venosa crônica, úlceras venosas e estases venosas), com significativo benefício	Cafeína: 1 a 2%	Metilxantinas (cafeína, teobromina, teofilina, pentoxifilina)	Sementes e folhas
Fuccus vesiculosus	Aumento da densidade do tecido conjuntivo, tendo também um efeito estimulante sobre o fluxo vascular do indivíduo	1%	Polissacarídeos (como o ácido algínico) e compostos de iodo	Talos secos
Ruscus aculeatus	Vasoconstritoras, fazendo com que haja diminuição do edema característico na Hidrolipodistrofia. Também atuando como agonista sobre alfa-receptores adrenérgicos do músculo liso dos vasos sanguíneos, reduzindo a permeabilidade capilar	1 a 3%	Cálcio, bioflavonoides, potássio	Raízes secundárias
Talho de vassoura	Auxilia na microcirculação	1 a 3%	Bioflavonoides (Saponina, ruscogenina e neuroruscogenina)	Floração e rizoma
Ginkgo biloba	Ação benéfica na microcirculação periférica, como redução da viscosidade sanguínea, diminuição da permeabilidade vascular, melhorando o tônus das paredes dos vasos, além de ação antioxidante e anti-inflamatória	5 a 10% para ácido glicólico e 0,2 a 2% para seu extrato seco	Bioflavonoides, biflavonoides e terpenoides	Folhas
Horse chestnut (castanha da índia)	Anti-inflamatório e antiedema	1 para 3%	Terpenoides, saponina, bioflavonoides, cumarínicos e tanino	Sementes
Sweet leguminosa	Reduz edema linfático e a permeabilidade capilar.	2 a 5%	Cumarina	Folhas e flores
Centella asiática	Atuam nos fibroblastos, estimulando o colágeno e síntese de mucopolissacarídeo, efeito sobre a microcirculação(aumento de perfusão dos membros inferiores em indivíduos com insuficiência venosa crônica) Asiaticosídeo: estimulação da queratinização	2 a 3%	Derivados triterpênicos (asiaticosídeos, ácido madecássico, ácido asiático)	Folhas

Plantas Medicinais	Propriedades	Concentração	Compostos Ativos	Parte Usada
Uvas vermelhas	Efeito antioxidante e diminuição da peroxidação lipídica são considerados ativos que interagem com o sistema linfático, através de ação adrenérgica bloqueadora, capaz de estimular a queima de gordura devido à presença de alcaloides que atuam diretamente sobre as células de gordura, estimulando seu metabolismo.	1 a 4%	Tanino, alcaloides	Fruto
Mamão e abacaxi	Anti-inflamatória e antiedema	2 a 5%	Enzimas proteolíticas (papaína e bromelina)	Frutos e folhas

Fontes: Hexsel[25], Sainio[48], Lipi[49].

Infelizmente, não há estudos que tenham sido publicados até à data comprovando ou refutando essa teoria[6].

Faltam também estudos que identifiquem a melhor forma de administração destas plantas medicinais para o tratamento da hidrolipodistrofia, se são sob a sua forma tópica ou por via oral; contudo, o que se sabe é que apesar de possuírem compostos que auxiliam em diversos distúrbios da hidrolipodistrofia, segundo alguns autores, como Sainio[48], muitos destes extratos podem causar alergia por via tópica, o que não foi totalmente elucidado ainda é se também causam alergia em seu uso de forma oral.

Estes compostos, através de cápsulas ou chás, podem ser incluídos, como auxiliares de uma alimentação saudável e equilibrada, na dieta diária para o manejo da hidrolipodistrofia, porém não ultrapassando suas concentrações recomendadas[25].

▶ CONSIDERAÇÕES FINAIS

Este capítulo descreve, através da nutrição, formas de manejo clínico e nutricional que amenizassem as causas e/ou sintomas da hidrolipodistrofia, não devendo ser seguido sem consulta prévia a um profissional da saúde, qualificado em diagnóstico da hidrolipodistrofia, seus estágios e fases, verificando as possíveis causas e sintomas da cada caso, onde se proceda com uma dieta personalizada em quantidade e qualidade a cada indivíduo.

Diversas causas podem contribuir para o desencadeamento da hidrolipodistrofia, sendo as mais reconhecidas: efeito tóxico da constipação, acúmulo corporal de tecido adiposo, aumento da permeabilidade capilar, insuficiência linfática e desequilíbrio hormonal.

Há necessidades de adequação da ingestão de energia, de lipídios e de sódio, bem como considerar o aumento do consumo de alimentos ricos em fibras, probióticos, prebióticos e simbióticos, bioflavonoides, vitaminas B12 e B6, ácido fólico, TCM, fitoestrógenos e silício, com auxílio da ingestão de extratos botânicos.

Alternativas de consumo alimentar mais salutares que enfatizem menos alimentos industrializados e mais frutas, vegetais e água, além de contribuir para uma dieta mais saudável, podem auxiliar no manejo da hidrolipodistrofia.

Porém, ainda há falta de estudos mais recentes sobre o tema da hidrolipodistrofia, que elucidem seu quadro multifatorial, além de pesquisas sobre a relação da nutrição com a mesma. Com isso, esta revisão deixa em aberto uma ampla área de estudos para futuras pesquisas que confirmem ou não os temas que foram pesquisados e propostos com esta revisão.

Referências Bibliográficas

1. Barros DD. Submissão feminina à conquista de uma imagem corporal (ir) real. In: Vilarta R, Carvalho THPF, Gonçalves A, Guitierrez GL. Qualidade de vida e fadiga institucional [livro online]. Campinas, SP. IPES editorial. 2006, p. 171. Disponível em: www.unicamp.br. Acessado em: 16/05/2008.
2. Kede MPV, Sabatovich O. (org) Dermatologia estética. Atheneu. 1. ed, São Paulo, 2003.
3. Guirro E, Guirro R. Fisioterapia Dermato Funcional. Manole. 3 ed. p. 347-389; 2006.
4. Vergnanini A, Rossi ABR. Cellulite: a review. Journal of the European Academy of Dermatology and Venerology, Netherlands, 14(4):251-62, 2000.
5. Ciporkin H, Paschoal LH. Atualização Terapêutica e Fisiopatogênica da Lipodistrofia Ginoide (LDH) "Celulite", São Paulo: Editora Santos, 1992.
6. Terranova F, Berardesca E, Maibach H. Cellulite: nature and aetiopathogenesis. International Journal of Cosmetic Science, 28(3):157-67, 2006.
7. Binazzi M. Cellulite. aspects cliniques et morpho-histologiques. J Med Esth Et Chir Derm, 14(4):229–3, 1983.
8. Curri SB. Las paniculopatías de estasis venosa: diagnostico clínico e instrumental. Hausmann, Barcelona, 1991.
9. Francischelli RT, Neto MF, Oliveira AP. Estudo da Composição Corporal e suas Implicações no Tratamento da Hidrolipodistrofia e da Síndrome de Desarmonia Corporal. Revista Oficial da Sociedade Brasileira de Medicina Estética, n 15, dez., 2003.
10. Garcia DRW. Reflexos da globalização na cultura alimentar: considerações sobre as mudanças na alimentação urbana. Campinas, Rev Nutr, 16(4):483-92, 2003.
11. Isidori A. Fattori predisponenti. In: Ribuffo A, Bartoletti CA. La Cellulite Salus, Rome, p. 49-54, 1983.
12. Garcia DRW. Práticas e comportamento alimentar no meio urbano: um estudo no centro da cidade de São Paulo. Cad Saúde Pública, 13(3):455-67, 1997.
13. Mendonça CP, Anjos LA. Aspectos das práticas alimentares e da atividade física como determinantes do crescimento do sobrepeso/obesidade no Brasil. Cad Saúde Pública, 20(3):698-709, 2004.
14. Cardoso E. A Síndrome da Celulite. Up to Date, ano 7, 45:48-9, 2002.
15. Rossi MH. Dermato Paniculopatias e Ultra-som. [Periódico online], 2001. Disponível em: http://www.ibrape.com.br. Acessado em: 04/04/2008.
16. Leite RG. Fisioterapia Dermato-Funcional: Uma área em observação. [Periódico online], 2000. Disponível em: http://www.fisioterapia.com.br. Acessado em: 04/04/2008.
17. Benaiges A. Concepto, clasificación y tratamiento de la Celulitis. OFFARM Dermofarmacia, v. 22 n. 5, 2003.
18. Meyer PF, Lisboa FL, Alves MCR, Avelino MB. Desenvolvimento e aplicação de um protocolo de avaliação fisioterapêutica em pacientes com fibro edema geloide. Rev. Fisioterapia em Movimento, Curitiba. 18(1):75-83, 2005.
19. Nurnberger F, Muller G. So-called cellulite: An invented disease. J Dermatol Surg Oncol, 4:221, 1978.
20. Curri SB. Cellulite and fatty tissue microcirculation. Cosmet Toilet, 108:51-8, 1993.
21. Mallet KS. Produção cientifica de enfermagem sobre constipação intestinal: Implicação para a(o) enfermeira(o) de cuidados intensivos. Artigo aprsentado no curso de Pós-Graduação em Latu--senso de enfermagem em cuidados intensivos, na Escola de Enfermagem Aurora Afonso Costa da Universidade Federal Fluminense. [Artigo online], 2007. Disponível em: www.uff.br/nepae/constipaçãointestinal.doc. Acessado em: 15/01/2008.
22. Laroche G, Meurs-blatter L. Sur queques erreurs graves par mecannaissance de la celulite. Press Med, 42:521, 1941.
23. Smith WP. Cellulite treatments: snake oils or skin science. Cosm Toil, 14(4):61-70, 1995.
24. Cozzolino SMF, Colli C. Uso e aplicação das DRIs: Novas recomendações de nutrientes e interpretação e utilização, 4-15p. 2001.

25. Hexsel D, Orlandi C, Prado DZ. Botanical Extracts used in the treatment of Cellulite. Dermatol Surg, 31:866-72, 2005.

26. Drossman DA. The funcional gastrointestinal disorders and the Rome II process. British Medical journal, (2): II1-45II5, 1999.

27. Malett JA, McBurney MI, Slavin JL. American Dietetic Association. Position of the American Dietetic Association: health implications of dietary fiber. J Am Diet Assoc, 102: 933-1000, 2002.

28. Saad SMI. Probióticos e prebióticos: O estado da arte. São Paulo: Rev. Bras. de Ciências Farmaceuticas, v. 42, n 1. jan/fev. 2006.

29. Maffei HVL. Constipação Crônica Funcional. Com que fibra suplementar?, Jornal de Pediatria, v. 80, n. 3, 2004.

30. Joint FAO/WHO Working Group report on drafting guidelines for the evaluation of probiotics in food. London, Ontario, Canada; Apr 30 to May 1, 2002.

31. Szajewska H, Setty M, Mrukowicz J, Guandalini S. Probiotics in gastrointestinal diseases in children: hard and not-so-hard evidence of efficacy. J Pediatric Gastroenterol Nutr, 42:454-75, 2006.

32. Fooks LG, Gibson GR. Probiotcs as modulators of the gut flora. Br J Nutr, 88:S39-S49, 2002.

33. Chen CC, Walker WA. Probiotics and prebiotics: role in clinical disease states. Adv Pediatr, 52:77-113, 2005.

34. Holzapfel WH, Haberer P, Snel J, Schillinger U, Huis in't Veld JH. Overview of gut flora and probiotics. Int J Food Microbiol, 41:85-101, 1998.

35. Soares MCL, Oliveira RC. Driblando a celulite. Rev. Nutrição em Pauta. Ano IV, n 20, São Paulo, set/out 2007.

36. Simões SI. Veiculação transdérmica de fármacos: I A pele humana II Libertação transdérmica. Rev. Bras. Clín. Terap., Lisboa, 27(5):200-216, 2001.

37. Merlen JF, Curri SB. Rapporti vasculo-tessutali. In: Ribuffo A, Bartoletti CA, editors. La cellulite Salus, Rome, p. 37-46, 1983.

38. Silva RR, Oliveira TT, Nagem TJ, Leão MA. Efeito de flavonoides no metabolismo do ácido araquidônico. Rev. Medicina Ribeirão Preto, 35:127-133, 2002.

39. Paschoal V, Naves A. Nutrição e estética. Revista Nutrição Saúde & Performance. Ano 3, 9 ed., p. 18-22, jan/fev/mar, 2001.

40. Oliveira J, César TB. Influência da fisioterapia complexa descongestiva associada à ingestão de triglicerideos de cadeia média no tratamento do linfedema de membro superior. Rev Bras Fisioterapia, v. 12, n. 1, São Carlos. Jan/fev, 2008.

41. Guimarães DED, Sardinha FLC, Mizurini DM, Carmo MGT. Adipocitocinas: uma nova visão do tecido adiposo. Rev. Nutr., Campinas, v. 20, n. 5, set/out, 2007.

42. Philppii ST, Latterza AR, Cruz ATR, Ribeiro LC. Pirâmide alimentar adaptada: guia para escolha dos alimentos. Campinas: Rev Nutr, 12(1):65-80, 1999.

43. Brandi ML. Natural and synthetic isoflavones in the prevention and treatment of chronic diseases. Calcif Tissue Int., 61(Suppl 1):S5-8, 1997.

44. Kahn CR. Section on cellular and Molecular physiology. Joslin Magazine, 11(3):17, 1998.

45. Lotti T, Ghersetich I, Grapone C, Dini G. Proteoglycans in so called cellulite. J Dermatol, 29(4):272-4, 1990.

46. Pennington JA. Silicon in foods and diets. Food Addit Contam, 8(1):97-118, 1991.

47. Di Salvo RM. Contolling the appearance of cellulite: surverying the cellulite reduction effectiveness of xanthines, silanes, CoA, l-carnitine and herbal extracts. Cosm Toil, 14:50-9, 1995.

48. Sainio, EL; Jolanki, R; Hakala, E; Kanerva, l. Ingredients and safety of cellulite creams. Eur J Dermatol, 10:596-603, 2000.

49. Lipi O, Semenovitch IJ, Treu C et al. Evaluation of the caffeine in the microcirculation and edema on things and buttocks using the orthogonal polarization spectral imaging and clinical parameters. J Cosmet Dermatol, 6(2):102-7, 2007.

50. Resolução CFN Nº 402/2007, Regulamenta a prescrição fitoterápica pelo nutricionista de plantas in natura frescas, ou como droga vegetal nas suas diferentes formas farmacêuticas, e dá outras providências. Disponivel em: http:// www.cfn.org.br/novosite/pdf/res/2007/res402.pdf. Acesso em 04/07/2008.

Capítulo 14

Obesidade

Vanessa Ramos Kirsten

A obesidade é uma desordem complexa e multifatorial, caracterizada por ingestão calórica acima do gasto energético, por um período prolongado. Tem sido descrita como desordem fisiológica que pode gerar complicações clínicas, psicológicas e sociais, com características de uma epidemia global[1]. Além de complicações clínicas crônicas já bem descritas na literatura, como o Diabetes Mellitus e a hipertensão, existem complicações não menos importantes, mas com consequências fisiológicas e psicossociais para a saúde da mulher, como o desenvolvimento de estrias, infecções cutâneas, úlceras e fibroedema geloide[2]. Portanto, além de um grande problema de saúde coletiva, caracteriza-se também como um problema individual de muitas pessoas, em que mais do que saúde, estas desejam ter uma imagem aceita pela sociedade.

Desta forma, a implementação do tratamento para pessoas com sobrepeso e ou obesidade torna-se fundamental para minimizar problemas de ordem física e psíquica.

Existem inúmeros tratamentos disponíveis na atualidade para a perda de peso destes pacientes; no entanto, a escolha certa depende do tipo de paciente e da sua história em relação ao ganho/perda de peso. Podemos citar o tratamento farmacológico, o cirúrgico, o tratamento psicológico e a mudança no estilo de vida (atividade física e educação alimentar).

Não há dúvidas de que para o sucesso na diminuição de tecido adiposo é necessário um balanço energético negativo, condição a qual é primordial gastar mais calorias do que consumi-las[4]. Essa regra, praticar mais exercício e comer menos, embora simples e unânime entre os pesquisadores de obesidade, têm uma taxa de sucesso pequena quando analisada por um longo período de acompanhamento. Existem inúmeras pesquisas avaliando o efeito de diferentes tratamentos para a obesidade, porém, ainda é controversa a escolha da melhor forma de criação do balanço energético negativo.

As significativas mudanças nos hábitos alimentares durante este século têm sido marcadas pelo aumento do conteúdo de lipídios na dieta, geralmente tido como um contribuinte significativo no aumento da incidência da obesidade. No entanto, vários autores têm demonstrado que o maior conteúdo de carboidratos no consumo alimentar diário, principalmente na forma refinada, representa um dos principais fatores de risco para o desenvolvimento da obesidade[15].

Muitos tratamentos envolvem a restrição da ingestão energética total. Duas estratégias comumente utilizadas são o uso das *Very Low Calorie Diets* com consumo energético abaixo de 800kcal/dia, e as restrições moderadas, com consumo de 1200kcal/dia ou mais. Nas primeiras, a perda de peso é mais rápida (em torno de 1,5 a 2,5kg por semana), enquanto na segunda, a diminuição é de 0,5 a 0,6kg por semana. A quantidade de calorias deve ser levada em consideração nas dietas mais severas, pela dificuldade na aderência de um plano alimentar muito restrito, assim como um longo período sem se alimentar, possível desidratação e redução de massa magra ao invés de massa gorda[14].

Muitos indivíduos estão envolvidos em programas de perda de peso, dos quais muitos são ineficientes e com finalidades apenas comerciais. Um dos grandes obstáculos para a perda de peso e o controle da obesidade é a sensação de fome associada com o balanço energético negativo. Na literatura, alguns fatores estão associados com a saciedade: composição dos macronutrientes, valor calórico da dieta, densidade calórica, conteúdo de fibras, o peso, as propriedades sensoriais e as características dos indivíduos (idade, sexo, restrição alimentar, composição corporal)[8].

Diante desse quadro, algumas organizações científicas definiram diretrizes com recomendações para os profissionais envolvidos em programas de manejo do controle e manutenção de peso.

No Brasil, no ano de 2005, foi publicado pela Sociedade Brasileira de Endocrinologia e Metabologia, o *Projeto Diretriz* que, seguindo graus de evidências, faz recomendações nutricionais para o manejo dietético em programas de perda de peso[5]. Nos Estados Unidos, o Instituto Nacional de Saúde revisou 86 estudos controlados e randomizados sobre a efetividade de diversas dietas. Algumas das conclusões a respeito destes artigos estão descritas a seguir:

- Uma dieta planejada individualmente para criar um déficit de 500 a 1000 Kcal deveria ser parte integrante de qualquer programa de perda de peso que objetive uma diminuição de 0,5 a 1,0 kg por semana;
- Dietas de baixas calorias, com 1000 a 1200 Kcal por dia, reduzem em média 8% do peso corporal, em três a seis meses, com diminuição de gordura abdominal. Estudos de longo prazo mostram uma perda média de 4% em três a cinco anos.
- Dietas de baixíssimas calorias, com 400 a 800 Kcal por dia, produzem perda de peso maior em curto prazo, em comparação às dietas de baixas calorias. Entretanto, em longo prazo, no período de um ano, a perda de peso é similar.
- Dietas pobres em gorduras, sem redução do número total de calorias, não leva à perda de peso. Entretanto, reduzir a quantidade de gordura em uma dieta hipocalórica é uma maneira prática de se reduzir a ingestão calórica e induzir a perda de peso.
- Dietas que contenham 1400 a 1500 Kcal por dia, independentemente da composição de macronutrientes, levam à perda de peso.

Um contato frequente entre o nutricionista e o paciente, e o tempo dispendido com o paciente, auxiliam muito a perda e a manutenção do peso perdido.

Desta forma, a Tabela 14.1, apresenta as recomendações gerais para a prescrição nutricional para o manejo da perda de peso.

Embora estas recomendações sejam as mais disseminadas na prática clínica científica, por serem as mais seguras para uma perda de peso ponderada, a maior parte das pessoas que buscam o emagrecimento é atraída para a escolha de dietas que prometem uma perda de peso intensa em um pequeno período de tempo. A escolha por estas dietas, ultimamente chamadas de dietas da moda, tem sido muito difundida na população pela publicação de diversos livros e revistas, em que as pessoas estão se afastando cada vez mais de médicos e nutricionistas e utilizando estas fontes para o emagrecimento. Nos últimos anos, o meio acadêmico tem mostrado um grande interesse de verificar os efeitos destas dietas na perda de peso e em diversas variáveis clínicas em longo prazo. As mais famosas e pesquisadas são as seguintes:

▶ **TABELA 14.1** – Recomendações Gerais para a Prescrição Nutricional para o Manejo da Perda de Peso

Calorias	Obrigatoriamente deve ser hipocalórico: • Diminuir 500 a 1000 kcal/dia ou; • 20 a 25kcal/ peso atual/dia (fórmula de bolso) ou; • Usar peso ajustado* ou peso ideal** em fórmulas de necessidades energéticas diárias.
Proteína (PTN)	1g de PTN de alto valor biológico (AVB)/kg de peso corporal; Em torno de 15 a 20% do Valor energético total (VET)
Carboidratos	50 a 60% do VET • De preferência CHO complexos ricos em fibras
Lipídios Ácidos Graxos Saturados Ácidos Graxos Poliinsaturados Ácidos Graxos Monoinsaturados	Não superior a 30% do VET 7% dos Lipídios 10% dos Lipídios 13% dos Lipídios
Fibras	20 – 30g/dia
Colesterol	< 300mg/dia
Bebidas alcoólicas	Evitar
Fracionamento	Mínimo de 5 refeições diárias
Micronutrientes	De acordo com as necessidades

* Peso ajustado: (peso ideal – peso atual) x 0,25 + peso atual.
** Peso ideal: IMC desejado x estatura (m)^2.

▶ *Dietas pobres em gordura* (*Low fat diets*): são geralmente dietas que possuem abaixo de 20-15% das calorias totais em gorduras[16]. Muitos estudos têm demonstrado resultados positivos para perda de peso, quando os sujeitos substituem fontes de gordura de sua dieta por outros macronutrientes. É uma substituição que acarreta na diminuição de calorias e, desta forma, auxilia o emagrecimento. No entanto, este tipo de dieta é de difícil aderência por longo tempo, pois não é fácil manter uma dieta pobre em gordura, pela monotonia que pode ser apresentada e pela baixa saciedade que a gordura oferece, quando comparada a alimentos de mesma quantidade em carboidratos ou proteínas[17].

▶ *Dietas pobres em carboidratos (low carbohydrate diets):* a mais famosa destas dietas é a do Dr. Atkins, em que foi disseminada publicamente no livro "A dieta revolucionária do Dr. Atkins". Geralmente são distribuídas em 55-65% de gorduras, 25-30% de proteínas e menos de 20% de carboidratos. É a dieta que mais tem efeito para perda de peso em um período curto, e baseia-se no princípio da baixa secreção de insulina. O autor defende que o baixo consumo de carboidrato diminui a secreção de insulina, que, por sua vez, diminuirá a lipogênese. Além disso, como a dieta ficará muito restrita em carboidrato, os depósitos de triglicerídeos serão utilizados para a geração de glicose para os sistemas; mesmo o paciente sendo alertado que ele pode comer à vontade, o consumo calórico será muito baixo pela pouca opção de alimentos pobres em carboidratos. Outro fato que faz com que este tipo de dieta tenha um efeito muito intenso nos primeiros meses, é que as proteínas participam ativamente no aumento da termogênese induzida pela dieta e não são armazenadas.

O grande questionamento a respeito deste tipo de dieta sobre o efeito "rebote" causado logo após o seu término, ou seja, os pacientes ganham todo o peso que perderam, e sobre o efeito que uma dieta ausente em fibras e pobre em micronutrientes poderá causar na saúde dos indivíduos que a utilizam por um grande período, já que a maioria dos estudos é de acompanhamento máximo de dois anos[17,18].

) *Dieta do Mediterrâneo:* A dieta do Mediterrâneo vem sendo estudada porque as pessoas que vivem nos países desta localização possuem menores taxas de doenças cardiovasculares do mundo. É caracterizada pela presença moderada de vinho tinto diariamente, consumo de grãos integrais diariamente, grande consumo de frutas e vegetais, azeite de oliva e oleaginosas, quantidade moderada de peixes, ovos e frango e consumo reduzido de carne vermelha. Em recente estudo de Shai e colaboradores[19], verificou-se que além de proporcionar uma boa resposta ao perfil lipídico, a dieta do mediterrâneo, quando consumida com valor calórico restrito (1.500 kcal para mulheres e 1.800 kcal para homens) é capaz de causar uma perda de peso em 2 anos de forma ponderada e sustentada.

) *Dieta do Baixo Índice Glicêmico:* Dois pontos são primordiais para o efeito das dietas com baixo índice glicêmico na perda de peso: a qualidade na saciedade e a habilidade de promover oxidação das gorduras. Em um ensaio clínico randomizado realizado por Sichieri e colaboradores no Rio de Janeiro, comparando dieta de baixo com dieta de alto índice glicêmico em mulheres foi verificado que nos primeiros dois meses, o grupo com menor índice glicêmico apresentou perda de peso maior. No entanto, ao final de 18 meses de estudo, houve recuperação do peso, não havendo diferença com o outro grupo (alto índice glicêmico)[27]. Um dos grandes pontos que podem ter influenciado os resultados deste estudo, destacado pelos próprios autores, foi a perda de acompanhamento, fato comum encontrado em estudos de longo prazo.

) *Substituição de Refeições por* Shakes: Além das dietas descritas acima, que chamam a atenção por serem baseadas na modificação de um ou mais tipos de nutriente, como as ricas em proteínas ou pobres em gordura, recentemente está à disposição no mercado as dietas que substituem as refeições, como os *shakes*. Estudos têm testado a modificação das proteínas destas bebidas, à base de soja ou caseína, para verificar se há diferença na perda de peso. No entanto, no estudo realizado por Anderson e cols.[20], não verificou diferença no efeito da perda de peso em relação à composição do tipo de proteína contida nos *shakes*. Porém, as bebidas à base de soja mostraram melhores respostas no perfil lipídico.

Alguns estudos recentes avaliaram o efeito da substituição de refeições na perda de peso com refeições preparadas ou com suplementos alimentares, além de *shakes*, barras de cereais e sopas. Durante um período de tratamento de um a cinco anos, a média de perda de peso foi de 6,0kg. Esta perda de peso foi associada com a melhora nos níveis lipídicos, de glicose, pressão arterial e circunferência da cintura. O *National Institutes of Health* está financiando um estudo em 16 centros nos Estados Unidos para avaliar a substituição de refeições em 5000 pessoas durante 12 anos[22].

) EVIDÊNCIAS SOBRE OUTRAS ESTRATÉGIAS PARA REDUÇÃO DO PESO

Edulcorantes

Outro ponto que tem sido discutido na atualidade é se o uso de edulcorantes ajuda na perda de peso. É importante deixar claro que os edulcorantes foram elaborados para garantir o sabor mais próximo ao da sacarose para os pacientes diabéticos. Se as pessoas trocarem simplesmente o consumo de açúcar por adoçantes e continuarem com o seu consumo alimentar habitual, provavelmente terão uma diminuição calórica de sua dieta. No entanto, alguns estudos têm mostrado que estes produtos podem levar a modificações no controle do apetite bastante importantes. Fato é que nos últimos anos o consumo de edulcorantes nos Estados Unidos aumentou consideravelmente, concomitante a um aumento em casos novos de obesidade. Desta forma, estes produtos não são considerados terapias indicadas para o tratamento da obesidade[13].

Uso da Internet

Na busca de formas diferentes e atrativas para a perda de peso, o auxílio da internet pode ser uma ferramenta útil, desde que utilizada de maneira séria e por profissionais que se empenhem por um resultado positivo. Um estudo realizado no interior do Rio Grande do Sul com mais de 500 participantes, avaliou o efeito do uso da internet no tratamento da obesidade. Os participantes receberam um plano alimentar com equivalentes e semanalmente recebiam e-mail como incentivo para a continuação da estratégia. Ao longo de 13 meses, houve 100% de aderência e uma perda de peso média de 8,9%[9].

Chá verde

A área terapêutica para obesidade, utilizada com produtos naturais como o chá verde, tem crescido rapidamente nos últimos tempos. O chá verde é uma das bebidas mais populares do mundo. Acredita-se que, além das suas propriedades funcionais na minimização da atividade dos radicais livres, ele tem sido vinculado como um agente potencializador da perda de peso devido à sua quantidade de polifenóis, que *in vitro* tem atividade na inibição da proliferação dos adipócitos. Alguns estudos in vitro têm demonstrado que uma mistura de componentes do chá verde (catequinas) e a cafeína aumentam a termogênese e a oxidação lipídica[23]. Um ensaio clínico randomizado publicado recentemente, para verificar a eficácia do extrato de chá verde (400 mg/dia, por 12 semanas) na perda de peso, mostrou que em relação ao placebo, não houve efeito na perda de peso[21]. No entanto, uma pesquisa realizada com uma mistura de chá verde (45 mg de epigalocatequina gallato) e cafeína (25 mg), comparando com o efeito placebo, demonstrou uma melhora na manutenção do peso corporal, prevenindo ou limitando o reganho de peso após uma perda de 5% a 10% do peso corporal em indivíduos moderadamente obesos com baixo ou alto consumo habitual de cafeína[24].

Cálcio

Tem-se investigado a relação entre cálcio e perda de peso. A plausabilidade biológica para esta relação foi demonstrada por Zemel e colaboradores, quando analisaram dados da III *National Health and Nutrition Examination Survey,* em que houve uma relação inversa entre o risco relativo de obesidade e consumo de cálcio em adultos. Este mesmo autor verificou que o consumo alto de cálcio na dieta induz a uma diminuição de $[Ca^{2+}]$, a qual induz o aumento da lipólise. Em contrapartida, o baixo consumo de cálcio, induz altas concentrações do hormônio sanguíneo da paratireoide e a 1,25 diidroxivitamina D, que pode aumentar o

[Ca^{2+}] nos adipócitos humanos, desviando o metabolismo da lipólise para a lipogênese[25]. Esta teoria foi reforçada no estudo de Jacqmain e cols., que constataram que mulheres que consumiam acima de 1.000 mg/dia de cálcio, apresentavam menor peso corporal, menor gordura corporal e menor circunferência da cintura. O mecanismo postulado ainda não está totalmente claro, mas a sua potencialidade permite inferir que o cálcio, especialmente o dietético, está envolvido na regulação de peso corporal[7].

Ácido Linoleico Conjugado (CLA)

O ácido linoleico conjugado (CLA) representa um conjunto de isômeros do ácido linoleico e vem sendo considerado um potente agente antiobesidade. Dentre as possibilidades deste efeito ocorrer, verificou-se um aumento na atividade da lipase hormônio-sensível e, consequentemente, da lipólise em adipócitos, acompanhado por uma maior oxidação de AG tanto no músculo esquelético quanto no tecido adiposo, pelo aumento também da atividade da carnitina palmitoil-transferase (CPT)[26]. Esta ação foi comprovada *in vitro* em estudos experimentais com cobaias. A grande maioria dos estudos clínicos não comprovou o efeito de consistência para a perda de peso. Devido a este fato, a Agência Nacional de Vigilância Sanitária do Brasil (ANVISA), o CLA não pode ser comercializado no Brasil, de forma isolada ou como ingrediente alimentar para ser adicionado em alimentos, devido à falta de evidências científicas que comprovem a sua segurança e eficácia. Os efeitos adversos encontrados nos estudos devem ser mais bem compreendidos e esclarecidos, assim como de um entendimento mais específico dos mecanismos de ação dos diferentes isômeros do CLA e sua interação nos humanos.

❱ EFEITO TÉRMICO DO ALIMENTO OU TERMOGÊNESE INDUZIDA PELA DIETA (TID)

A composição da dieta pode interferir diretamente na homeostase energética. No metabolismo energético, a via de oxidação e a termogênese induzida pela dieta (TID) são diferenciados pela proporção de macronutrientes da dieta. A TID é o gasto energético gerado pelos processos de ingestão, digestão, absorção, utilização e estocagem dos alimentos ingeridos. Ela representa 5% a 15% do gasto energético total, o que indica seu importante papel na regulação do balanço energético e do peso corporal.

A ingestão alimentar, um dos componentes do balanço energético, está intimamente ligada às sensações de fome, saciação, saciedade e apetite. Por isso, a influência dos macronutrientes na ingestão calórica é muito investigada, mas os resultados também são controversos.

Estudos mostram que pessoas apresentam menor sensação de fome, menor consumo calórico e maior saciedade após a ingestão de uma refeição rica em proteína, quando comparada à ingestão de cargas de carboidrato e lipídio. Além disso, a proteína é o macronutriente mais termogênico, levando a um gasto energético de 19% da energia ingerida para sua utilização e estocagem, sendo 50% a 100% maior que do carboidrato, geralmente atribuído ao custo metabólico da síntese de peptídeo ligante, ureogênese e gliconeogênese.

Os lipídios parecem ter menor influência no efeito saciétogeno do que o carboidrato, além de aumentar a palatabilidade dos alimentos e apresentar maior conteúdo calórico. São, também, os que menos contribuem para aumento da termogênese. Fato este, provavelmente, pelo seu alto poder de estocagem (gasto de, aproximadamente, 3% do metabolismo).

Entre os vários fatores que modulam a TID, o valor calórico total e a composição dos macronutrientes da dieta são os mais destacados. Em uma dieta mista, a TID pode representar um gasto energético de 10% a 15% do conteúdo calórico, mas quando os macronutrientes são consumidos separadamente, a proteína, o carboidrato e o lipídio apresentam TID de 20% a 30%, 5% a 10% e 0% a 3% do valor calórico total ingerido, respectivamente.

A TID é composta por duas fases distintas. A fase cefálica ou facultativa ocorre pela ação do sistema nervoso simpático (SNS), ativado pelas características sensoriais da dieta, enquanto a fase gastrointestinal ou obrigatória se caracteriza pelo gasto energético na fase de absorção e utilização dos nutrientes pelo consumo de ATP[22].

Outro ponto importante a ser considerado, é o horário e o tipo de macronutriente consumido: durante o dia, enquanto o carboidrato é ingerido, as reservas de glicogênio permanecem saturadas e então a maior parte do carboidrato ingerida é oxidada; durante a noite, período de jejum, as reservas de glicogênio precisam ser utilizadas, reduzindo o nível de oxidação do carboidrato para preservação das mesmas.

◗ PROBLEMAS ENCONTRADOS AO LONGO DO TRATAMENTO

Efeito Platô

Durante o tratamento, geralmente em algum momento, o paciente pára de perder peso, mesmo que continue seguindo todas as orientações dietéticas. Esse mecanismo, conhecido como efeito platô, está associado a um efeito metabólico do organismo de adaptação a diminuição de calorias[8]. Neste momento, há um equilíbrio entre o gasto e a ingestão. O organismo identifica essa modificação calórica como um risco, e acaba diminuindo a taxa metabólica basal como uma forma de defesa para uma possível privação.

Em geral, em processos de emagrecimento, a perda de massa magra que foi desenvolvida para a sustentação do tecido adiposo é perdida inevitavelmente, e esse é outro fator que colabora na diminuição da taxa metabólica de repouso. Além disso, a restrição calórica contribui para diminuição do efeito térmico induzido pela dieta[12]. O papel do nutricionista do momento em que ocorre este efeito é primordial. É de extrema importância que o nutricionista mencione ao seu cliente que provavelmente este momento irá ocorrer e é muito importante que não haja desânimo e culpa. Neste momento, dieta ou atividade física devem ser modificados. Importante ressaltar que a diminuição calórica neste momento poderá piorar o efeito platô e, desta forma, a modificação na alimentação deve ser em função da termogênese induzida pela dieta (aumentar alimentos mais termogênicos).

Ciclo de Peso

Muitas pessoas, que geralmente passam vários anos de suas vidas tentando perder peso, encontram um problema, que é o ganho de peso não intencionado após uma perda de peso intencionada. Essa oscilação é chamada de peso flutuante ou de efeito "io-iô" ou sanfona. A frequência desta situação é extremamente ampla nos estudos, dependendo das características da amostra analisada. Em um estudo realizado no Brasil, analisando prontuários de um serviço de atendimento para perda de peso, a frequência do peso flutuante foi de 28,4%, e ocorreu principalmente no segundo ano de tratamento[10]. O grande aspecto negativo deste efeito ocorrer nestes pacientes é a perda de dinheiro investida em tratamentos e a auto-estima prejudicada[11].

▶ CONSIDERAÇÕES FINAIS

A obesidade e o sobrepeso continuam sendo um dos principais problemas de saúde pública da atualidade e, por este fato, diversas são as buscas para tentar entender esse fenômeno e auxiliar na prevenção e tratamento.

Está à disposição para as pessoas, revistas, livros, novos medicamentos, dietas, enfim, uma gama de "soluções milagrosas" para a perda de peso. No entanto, a cada tentativa testada, confirma-se que a melhor forma de ter uma perda de peso ponderada e sustentada é com uma dieta hipocalórica e a prática de atividade física periódica. O plano alimentar adequado tem um papel fundamental na termogênese e na adesão à terapia dietoterápica.

Embora a maioria das pessoas queira eleger algum alimento em especial que seja capaz de induzir a perda de peso, os estudos não vêm demonstrando esta condição. Porém, quando utilizados para a manutenção da perda, eles têm apresentado resultados positivos.

Reforça-se a necessidade de maiores pesquisas que possam comprovar os possíveis efeitos de componentes alimentares na composição corporal (peso, massa magra e massa gorda) para que possam auxiliar no manejo clínico destes pacientes.

Referências Bibliográficas

1. World Health Organization. Obesity: prevention and managing the global epidemic. Report of a WHO Consultation on obesity. Geneva, 1998.
2. Scheinfeld NS. Obesity and dermatology. New York: Clinics and Dermatology, 22:303-9, 2004.
3. Mancini MC, Halpern A. Tratamento farmacológico da obesidade. São Paulo: Arq Bras Endocrinol & Metab, 46(5):497-513, 2002.
4. Francischi RP, Pereira LO, Lancha-Junior AH. Exercício, comportamento alimentar e obesidade: Revisão dos efeitos sobre a composição corporal e parâmetros metabólicos. São Paulo: Rev Paulista Educação Física, 15(2):117-40, 2001.
5. Sociedade Brasileira de Endocrinologia & Metabologia. Projeto Diretrizes – Obesidade: Tratamento Dietético, 2005.
6. Consenso Latino-Americano de Obesidade.
7. Nunes MA et al. Transtornos alimentares e obesidade. 2 ed. Porto Alegre: Artmed, 2006.
8. Moreira EAM, Chiarello PG. Atenção nutricional: Abordagem dietoterápica em adultos. Rio de Janeiro: Guanabara Koogan, 2008.
9. Costa AG et al. O uso da internet como meio auxiliar para o tratamento do excesso de peso. São Paulo: Arq Bras Endo & Metab, 49(2):303-7, 2005.
10. Andrade BMC, Mendes CMC, Araújo LM. Batista. Peso flutuante no tratamento de mulheres obesas. São Paulo: Arq Bras Endo & Metab, 48(2):276-381, 2004.
11. Mahan LK, Escott-Stump SK. Alimentos, Nutrição & Dietoterapia. 11 ed. São Paulo: Roca, 2005.
12. Hermsdorff HHM, Volp ACP, Bressan J. O perfil de macronutrientes influencia a termogênese induzida pela dieta e a ingestão calórica. Venezuela: Arch Latino-Americanos de Nutrición, 57(1), 2007.
13. Vitolo MR. Nutrição: da Gestação ao Envelhecimento. Rio de Janeiro: Rubio, 2008.
14. Francischi RPP et al. Obesidade: atualização sobre sua etiologia, morbidade e tratamento. Campinas: Rev Nutr, 13(1):17-28, 2000.

15. Rosado EL, Monteiro JBR. Obesidade e a substituição de macronutrientes da dieta. Campinas: Rev Nutr, 14(2):145-52, 2001.

16. Eckel RH. Nonsurgical Management of obesity in adults. N Eng J Med, 358(18):1941-50, 2008.

17. McMillan-Price J, Brand-Miller J. Dietary Approaches to overweight and obesity. Clin Dermat, 22:310-4, 2004.

18. Foster GD et al. A Randomized Trial of a low carbohydrate diet for obesity. N Eng J Med, 348(21):2082-90, 2003.

19. Shai I et al. Weight loss a Low Carbohydrate, Mediterranean, or Low fat diet. N Eng J Med, 359(3):229-41, 2008.

20. Anderson JW et al. Soy compared to casein meal replacement shakes with energy-restricted diets for obese women: randomized controlled trial. Metabol Clin Exp, 56:280-8, 2007.

21. Hsu C-H et al. Effect of green tea extract on obese women: A randomized, double-blind, placebo--controlled clinical trial. Clin Nutr, 27:363-70, 2008.

22. Hermsdorff HHM, Volp ACP, Bressan J. O perfil de macronutrientes influencia a termogênese induzida pela dieta e a ingestão calórica. Caracas: Arch Latino-Americanos de Nutr, 57(1), 2007.

23. Freitas HCP, Navarro F. O chá verde induz o emagrecimento e auxilia no tratamento da obesidade e suas comorbidades. São Paulo: Rev Bras Obes, Nutr e Emag, 1(2):16-23, 2007.

24. Westerterp-Plantega MS, Lejeune MP, Kovacs EM. Body weight loss and weight maintenance in relation to habitual caffeine intake and green tea supplementation. Obes Research, 13(7), p. 1195-204, 2005.

25. Jacqmain M et al. calcium intake, body composition, and lipoprotein-lipid concentrations in adults. Am J Clin Nutr, 77:1448-52, 2003.

26. Mourão DM et al. Ácido Linoleico Conjugado e perda de peso. Campinas: Rev Nutr, 18(3):391-9, 2005.

27. Sichieri R et al. An 18-mo randomized trial of a low-glycemic-index diet and weight change in Brazilian women. Am J Clin Nutr, 86:707-13, 2007.

Capítulo 15

Cirurgia Bariátrica

Daniela Schaan Casagrande

A obesidade é considerada uma doença crônica e corresponde, atualmente, a uma epidemia global[1]. Como principais causas desencadeantes, encontram-se: hábitos alimentares errôneos, com alta ingestão calórica e baixo gasto energético, causas genéticas, demográficas e psicológicas, entre outras[2,3].

A Organização Mundial da Saúde (OMS) classifica quantitativamente a obesidade segundo o Índice de Massa Corporal (IMC), o qual é determinado pelo resultado da divisão do peso pela altura elevada ao quadrado. Segundo este critério, encontramos:

▌ Classificação de Acordo com o IMC

Classificação	Índice de Massa Corporal (IMC)
Desnutrição	<18,5 kg/m²
Eutrofia	18,5–24,9 kg/m²
Sobrepeso	25–29,9 kg/m²
Obesidade (Classe I)	30–34,9 kg/m²
Obesidade (Classe II)	35–39,9 kg/m²
Obesidade mórbida (Classe III)	≥ 40 kg/m²

Fonte: Adaptado de *Practical Guide: Identification, Evaluation and Treatment of Overweight and Obesity in Adults*. NIH – NHLBI. Outubro, 2000.

Existem vários padrões de tratamentos utilizados para perda de massa corpórea em indivíduos obesos. Dentre os tratamentos recomendados em publicação[4] do National Institutes of Health – National Heart, Lung and Blood Institutes 1998 (NIH – NHLBI 1998), são citadas: as possibilidades de terapia dietética, atividade física, terapia combinada (dieta e exercícios físicos), terapia comportamental, farmacoterapia e tratamento cirúrgico.

O tratamento convencional (dieta, atividade física, terapia comportamental e farmacoterapia) deve ser sempre a primeira escolha, principalmente em pacientes sem antecedentes de tratamentos adequados prévios a cronicidade da doença. Infelizmente, a taxa de insucesso do tratamento convencional para obesos mórbidos é extremamente elevada, ocorrendo falha em mais de 90% dos casos[5]. Por outro lado, a taxa de mortalidade desses indivíduos é 12 vezes maior, quando comparados a indivíduos de peso normal[6].

❱ CATEGORIAS

A Cirurgia Bariátrica, também conhecida como "Cirurgia da Obesidade", tem como objetivo promover redução do peso através de uma modificação do aparelho digestivo. Os procedimentos de cirurgia bariátrica classificam-se em três categorias básicas:

- ❱ *Cirurgias Restritivas:* atuam no estômago, restringindo a capacidade de ingestão de alimentos, mas não interferem no processo normal de digestão. Como exemplos, a Banda gástrica ajustável e a Gastroplastia vertical com banda.
- ❱ *Cirurgias Disabsortivas:* diminuem consideravelmente a absorção de nutrientes ao excluir a maior parte do intestino delgado do trato digestivo. Como exemplo, o procedimento de desvio jejunoileal, que não é mais recomendado por gerar desnutrição severa, desconforto e alterações metabólicas graves.
- ❱ *Cirurgias Mistas:* restringem a capacidade de ingestão de alimentos ao mesmo tempo em que diminuem, em certo grau, a capacidade absortiva do trato digestivo. Exemplos incluem o *bypass* gástrico em Y-de-Roux, e a derivação biliopancreática (técnica de Scopinaro ou "*Switch* duodenal")[7]. Apesar de ser considerado nesta publicação e, por alguns autores, como um procedimento de cirurgia mista[8,9], o procedimento de derivação biliopancreática é classificado, por outros autores, como primariamente disabsortivo, pois restringe largamente a absorção de nutrientes ao desviar a maior parte do intestino delgado do canal alimentar.[10,11]

Atualmente, o tratamento cirúrgico da obesidade é a alternativa com melhores resultados, aumentando a longevidade e melhorando a qualidade de vida dos pacientes operados.[12,13]

No tratamento da obesidade, a existência de tantos procedimentos cirúrgicos demonstra que não existe um único procedimento para esses pacientes. A escolha de um procedimento bariátrico deve ter cada paciente como um indivíduo único, levando em consideração a severidade da obesidade do paciente, comorbidezes ou comorbidades associadas, considerações de estilo de vida, bem como a habilidade em cumprir um plano de suplementação e acompanhamento nutricional. Todos os procedimentos bariátricos têm como objetivo promover a perda de peso. Entretanto, cada cirurgia leva junto de si uma gama única de riscos e benefícios, tanto para o estado de saúde, quanto para considerações de estilo de vida[14]. No ano de 2002, Buchwald [15] publicou um estudo demonstrando um algoritmo para determinar o procedimento cirúrgico mais adequado para cada paciente, levando em consideração uma série de variáveis.

Portanto, a escolha da técnica cirúrgica dependerá dos objetivos de tratamento para aquele paciente, e, por esse motivo, será totalmente individualizada. As necessidades nutricionais dependerão do grau de restrição e de má absorção causado pela cirurgia, assim como qual a área específica do intestino foi desviada. Os nutrientes têm um local específico de absorção ao longo do intestino delgado. A perda mais dramática de peso, geralmente, está associada com procedimentos que são de natureza disabsortiva. Há um risco aumentado de deficiências nutricionais específicas associadas com tais cirurgias. Com a suplementação apropriada, essas deficiências são evitáveis[16].

Assim, o monitoramento médico ao longo da vida é necessário após a cirurgia. Um programa que integre orientação dietética, atividade física e suporte psicossocial, também é necessário antes e depois da cirurgia[17].

Apesar dos inúmeros resultados positivos comprovadamente atingidos através do tratamento cirúrgico da obesidade, a literatura científica relata deficiências nutricionais, principalmente de micronutrientes[18,19,20], que são os efeitos colaterais esperados, nesses procedimentos. Entretanto, se não houver diagnóstico e tratamento precoce dessas carências, tornam-se complicações graves com risco de vida.

Os critérios de indicação para a cirurgia bariátrica, segundo o Consenso Brasileiro Multissocietário em Cirurgia da Obesidade[21], independentemente da técnica a ser utilizada, são os seguintes:

- ▶ IMC > 40, independentemente da presença de comorbidezes ou IMC entre 35 e 40 na presença de comorbidez;
- ▶ IMC entre 30 e 35 na presença de comorbidez, que tenha, obrigatoriamente, a classificação "grave", avaliada por um médico especialista na respectiva área da doença. Também obrigatória a constatação de "intratabilidade clínica da obesidade" por um endocrinologista. Recomendação: a equipe cirúrgica e a instituição hospitalar envolvidas devem manter registro de "indicação especial por comorbidez grave" nestes casos, anexando documento emitido por especialista na área respectiva da doença (cópia no prontuário médico e com o cirurgião).
- ▶ Idade:
  - – Abaixo de 16 anos: não há estudos suficientes que corroborem esta indicação, com exceção aos casos de Prader-Wille ou outras síndromes genéticas similares, onde devem ser operados com o consentimento da família compromissados ao acompanhamento de longo prazo do paciente. Por outro lado, não há dados seguros também que contraindiquem os procedimentos ou comprovem haver prejuízos aos pacientes submetidos a cirurgias da obesidade nesta faixa etária. Recomendação: avaliação de riscos pelo cirurgião e respectiva equipe multidisciplinar, registro e documentação detalhada, aprovação expressa dos pais ou responsáveis.
  - – Entre 16 e 18 anos: sempre que houver indicação e consenso entre a família e equipe multidisciplinar.
  - – Entre 18 e 65 anos: sem restrições quanto à idade.
  - – Acima de 65 anos: avaliação individual pela equipe multidisciplinar, considerando risco cirúrgico, presença de comorbidezes, expectativa de vida, benefícios do emagrecimento. Levar em conta na escolha do procedimento limitações orgânica da idade, como dismotilidade esofágica e osteoporose. Não há contraindicação formal em relação a essa faixa etária isoladamente.
- ▶ Apresentar IMC e comorbidezes em faixa de risco há pelo menos 2 anos e ter realizado tratamentos convencionais prévios com insucesso ou recidiva do peso através de dados colhidos na história clínica. Essa exigência não se aplica: em casos de pacientes com IMC maior que 50 e para pacientes com IMC entre 35 e 50 com doenças de evolução progressiva ou risco elevado.

Critérios de Exclusão para a cirurgia: praticamente inexistem critérios absolutos de exclusão. O que existem são condições clínicas ou psiquiátricas que contraindiquem, temporariamente, o procedimento, devendo ser manejadas e estabilizadas previamente.

- ▶ Adição a drogas ou álcool. O paciente deve estar em tratamento psiquiátrico e abstinente a, no mínimo, dois anos;

- Doença mental que impeça o paciente de compreender e aderir ao tipo de tratamento que deverá ser seguido no pós-operatório, podendo inclusive colocar sua saúde em risco: Retardo mental e Psicoses, a menos que acompanhadas e tratadas adequadamente, com bom suporte familiar;
- Condição clínica grave (por exemplo: angina instável, infarto recente, diabetes descompensado) que aumente de forma significativa o risco cirúrgico;
- Qualquer tipo de câncer, que não esteja em remissão e considerado livre de doença há, pelo menos, três anos.

MECANISMOS DA PERDA DE PESO APÓS A CIRURGIA

Os mecanismos que levam à perda ponderal, manutenção de peso corporal por longo prazo e melhora de comorbidezes após a cirurgia bariátrica ainda estão apenas parcialmente esclarecidos.

As operações bariátricas alteram significativamente a anatomia e a fisiologia do trato digestivo. O resultado satisfatório das operações foi atribuído a[34,35]:
- Profunda redução da ingestão calórica, pela restrição do volume das refeições;
- Má absorção de nutrientes;
- Alterações do apetite e da percepção da palatabilidade dos alimentos;
- Mudanças comportamentais pós-operatórias.

Desde a década de 1980, diversos pesquisadores propõem que a alteração dos peptídeos gastrointestinais após as operações bariátricas poderia se relacionar à perda de peso e às alterações do apetite[36,37]. Com a cirurgia ocorrem modificações dos sinais aferentes hormonais e neurais do sistema digestivo. Postula-se que a interpretação dessas mudanças pelo Sistema Nervoso Central (SNC) possa gerar alterações no apetite e no peso corporal.

O trato gastrointestinal contém abundantes células neuroendócrinas e neurônios que secretam peptídeos com funções endócrinas, parácrinas e neurócrinas. As concentrações plasmáticas dos peptídeos levam à maior ou menor expressão e/ou à afinidade dos seus próprios receptores. Vários peptídeos originalmente descritos no trato gastrointestinal são, também, encontrados no SNC[38]. Sabe-se que os sinais periféricos neuro-humorais podem influenciar as funções cognitivas e gerar a percepção consciente da fome[39].

A investigação dos efeitos das diferentes técnicas operatórias nos peptídeos gastrointestinais e nos mecanismos neurais envolvidos na modulação central do apetite/saciedade constitui uma área do conhecimento científico, aparentemente, muito promissora. O estudo dos fatores circulantes com efeitos orexígenos ou sacietógenos, que modulam as vias centrais, é importante para o desenvolvimento de novos tratamentos para a obesidade e suas comorbidezes.

AVALIAÇÃO NUTRICIONAL E CIRURGIA BARIÁTRICA

Na avaliação nutricional proposta no pré e pós-operatório devem constar primeiramente as medidas antropométricas de peso, altura, circunferência abdominal, circunferência de quadril e o cálculo do índice de massa corporal. As medidas de pregas cutâneas não são realizadas em pacientes obesos mórbidos, em vista de que os resultados não correspondem à realidade.

Atualmente, exames para determinação da composição corporal, como a bioimpedância, são de extrema importância no pós-operatório, uma vez que auxiliam no monitoramento da perda da massa magra. No entanto, se o aparelho não for específico para obesos mórbidos, como, por exemplo, o *In body* 520, pode-se aplicar a fórmula validada para essa população (Gordura Corporal = 23,25 + [0,13 × idade] + [1 × peso atual] + [0,09 × Listência de 50 kHz] – [0,80 X altura])[40].

As dosagens séricas de marcadores nutricionais são muito utilizadas na avaliação nutricional, assim como um exame físico detalhado. Porém, muitos micronutrientes não são, normalmente, mensurados nos laboratórios brasileiros, dificultando o diagnóstico de doenças carenciais. Os exames solicitados rotineiramente são:

- ⫸ Avaliação de Proteína sérica:
  - – Pré-albumina – 2-3 dias (para pacientes em estado grave, em Unidade de Tratamento Intensivo), transferrina – 1 vez por semana (para pacientes internados), albumina de 15 em 15 dias, ácido úrico.
- ⫸ Avaliação de Complexo B:
  - – Cianocobalamina (Vit. B12), Ácido Fólico (Vit. B9), Tiamina (Vit. B1)
- ⫸ Avaliação de Ferro/ Anemia/ Desidratação/ estado inflamatório:
  - – Hemograma, Ferro sérico, Ferritina.
- ⫸ Avaliação de Minerais:
  - – Zinco, sódio, potássio, magnésio, fósforo.
- ⫸ Avaliação do Metabolismo Ósseo:
  - – Cálcio sérico, Paratormônio, Calciúria 24hs, Vitamina D (25-OH-Vitamina D), Estradiol /testosterona, Fosfatase alcalina.
- ⫸ Avaliação do Metabolismo dos Carboidratos:
  - – Glicemia, HbA1c, Insulinemia.
- ⫸ Avaliação de lípides séricos.

⫸ TERAPIA NUTRICIONAL NA CIRURGIA BARIÁTRICA

A perda de peso pré-operatória não é obrigatória, visto que, se feita sem orientação adequada, aumenta o risco de desnutrição prévia à cirurgia. Porém, a perda de peso prévia pode melhorar as condições clínicas e cirúrgicas dos pacientes, tanto no trans, como no pós-operatório imediato.

A Terapia Nutricional pós-cirúrgica objetiva a obtenção e a manutenção de um estado nutricional adequado durante a perda de peso e a longo prazo. No Centro de Obesidade e Síndrome Metabólica do Hospital São Lucas da PUCRS (COM/HSL/PUCRS), o paciente segue o seguinte programa de evolução de dieta:

- ⫸ Dieta pós-cirúrgica: (técnicas restritivas e mistas):
  - – Dia 0 – cirurgia: NPO.
  - – 1º dia pós-operatório: dieta hídrica (30 mL a cada 30 min.).
  - – 2º dia pós-operatório: dieta líquida. Esta dieta é líquida restrita ou sem resíduos, com cerca de 500 kcal/dia, hipoproteica, hipolipídica, volume 1500-2200 mL/dia. Deve ser evitado o uso de sacarose, para evitar Dumping. É composta por dieta líquida restrita (sucos naturais coados, suco de gelatina *diet*, caldos de carne e legumes, isotônicos, fórmulas suplementares pobres em resíduos etc.), nos quais os objetivos são: o repouso gástrico, a adaptação aos pequenos volumes e a hidratação. Todos os líquidos devem ser coados. O volume máximo por refeição é de 30 mL a cada 5 minutos (podendo variar de: 10 em 10 ou 15 em 15 min).
  - – 4º dia pós-operatório: Mantém-se a dieta líquida. Há a inclusão de leite e preparações lácteas (vitaminas de frutas coadas, iogurtes líquidos etc.)

- 10º dia pós-operatório: dieta líquido-pastosa, até 5% sacarose (se necessário), volume mínimo 1.500-2.200 mL/dia (esta etapa é composta por alimentos como: caldo de feijão, purê, polenta mole, leite, vitaminas, sucos, iogurtes, sopa liquidificada, mingau, papas de frutas etc.), continuando o repouso gastrointestinal e com o incremento do aporte proteico. Mantém-se o volume e a frequência, estimulando a ingestão de, no mínimo, 1.500 mL/dia. O valor calórico total mantém-se em trono de 1.000 a 1.200 kcal/dia.
- 25º dia pós-operatório: dieta com consistência normal, pobre em fibras insolúveis durante os primeiros 15 dias, hiperproteica (mínimo 60grs proteína), hipolipídica, evitar uso de sacarose, 1.000-1.200 kcal. O valor calórico atingido nesta fase é em torno de 1.000 a 1.200 kcal, em que os alimentos devem ser selecionados adequadamente, oferecendo um aporte rico e equilibrado de nutrientes.

❱ Dieta pós-cirúrgica: (técnicas disabsortivas):
- Dia 0 – Cirurgia: NPO (jejum 12 horas).
- 1º dia pós-operatório: Dieta hídrica (100 mL a cada hora).
- 2º dia pós-operatório: conforme programa anterior, porém com volume aumentado, 200 mL/h.
- 4º dia pós-operatório: conforme programa anterior, com volume de 200 mL/h. O paciente é orientado quanto à suplementação de proteína.
- 10º dia pós-operatório: conforme o programa anterior, porém com volumes que podem chegar a 400 mL por refeição, dependendo da tolerância do paciente. É necessário o uso de suplemento de proteína.
- 25º dia pós-operatório: conforme o programa anterior. O volume por refeição pode chegar a 500 g. O paciente deve ser orientado quanto ao aumento da oferta proteica.

A restrição de alimentos ricos em sacarose deve ser bem orientada, visto que estes podem causar diarreia osmótica, em função das alterações absortivas secundárias à derivação intestinal realizada (*Dumping*). A manutenção de uma boa hidratação (mínimo 1.500 mL/dia) é fundamental, tendo em vista que poderá haver uma concentração aumentada de ácido úrico, possibilitando a formação de cálculo renal e crises de gota.

Vômitos e náuseas são comuns (técnicas restritivas e mistas) em pacientes que não mastigam suficientemente o alimento ou que ingerem uma quantidade maior do que o "novo" estômago suporta. É importante orientar que, após a cirurgia, o paciente deverá fazer seis refeições por dia e em pequenos volumes (90 a 120 g por refeição), completando o valor calórico total com líquidos nutritivos.

A suplementarão de vitaminas do Complexo B, vitamina A, C, D, E, K, Ferro, Cálcio, Magnésio, Zinco, é fundamental durante os primeiros meses, e deverá ser monitorada e reavaliada rotineiramente, bem como a manutenção de polivitamínicos por longo período e uma avaliação criteriosa no caso de suspensão do uso.

As deficiências nutricionais podem ser secundárias ao catabolismo presente durante os primeiros dois anos pós-cirurgia, associado a uma ingestão alimentar inadequada, ocasionando a depleção de tecido metabolicamente ativo, ou seja, massa magra e de reserva proteica visceral. Até a adaptação total à alimentação (em torno de 6 a 12 meses de pós-operatório), é necessário a ingestão proteica em torno de 0,8 a 1,0 g/kg peso ideal (60 a 70 g de proteínas totais). A avaliação dinâmica metabólica, através de balanço nitrogenado, monitora o catabolismo proteico, e pode ser utilizada se houver necessidade.

A Terapia Nutricional após o procedimento cirúrgico é indispensável para o êxito da proposta terapêutica, buscando a correção de erros alimentares, evitando carências nutricionais. O nutricionista da equipe deverá orientar o paciente, procurando reeducá-lo, visando a obtenção ou manutenção de um bom estado nutricional.

❱ DESNUTRIÇÃO EM CIRURGIA BARIÁTRICA

A desnutrição é um estado mórbido secundário a uma deficiência ou excesso, relativo ou absoluto, de um ou mais nutrientes essenciais, que se manifesta clinicamente ou é detectado por meio de testes bioquímicos, antropométricos, topográficos ou fisiológicos, segundo a definição de Caldwell e col.[42]

A perda de peso deve ser conduzida de forma monitorada, já que pode, muitas vezes, desenvolver um elevado risco nutricional nos pacientes. Tratamentos dietoterápicos inadequados, somados os maus hábitos alimentares rotineiros, proporcionam uma oferta inadequada de nutrientes básicos e essenciais para o organismo. Isto pode ocasionar a depleção de proteínas, para a obtenção de energia. Como consequências progressivas da depleção proteica sobre a massa corpórea magra[43] podemos ter:

- ❱ Diminuição de massa muscular estriada;
- ❱ Diminuição de proteína visceral (avaliação através de albumina, transferrina, proteínas transportadoras);
- ❱ Diminuição da resposta imune (avaliação através de linfócitos, leucócitos, polimorfonucleases, complemento, anticorpos, proteínas de fase aguda);
- ❱ Diminuição da cicatrização (resposta ao trauma prejudicada);
- ❱ Redução da função orgânica (avaliação através de função do intestino, fígado, coração);
- ❱ Adaptação reduzida ao estresse.

O estado nutricional do paciente pode influenciar qualquer uma das fases do processo de cicatrização. A terapia nutricional adequada também auxilia na manutenção da imunocompetência e diminui o risco de infecção[31]. Estudos experimentais observaram que há relação entre depleção proteica e retardo na cicatrização de feridas[32]. Outro estudo observou que pacientes que tiveram uma ingestão alimentar menor do que 50% de sua ingestão habitual durante uma semana, antes da operação, apresentaram cicatrização de ferida significativamente pior quando comparados com os pacientes que se alimentaram normalmente, embora não houvesse diferença na porcentagem de perda de peso e na composição corpórea[30].

Estes são alguns dos motivos que nos indicam a necessidade de não expor um paciente desnutrido a uma cirurgia de grande porte sem antes avaliar, criteriosamente, seu real estado nutricional, visto que, atualmente, não é definida como rotina a avaliação do perfil nutricional destes pacientes no pré-operatório e o tratamento adequado de possíveis carências.

O paciente obeso mórbido, apesar do excesso de peso, muitas vezes encontra-se desnutrido; portanto, mesmo com ingestão de alimentos maior do que suas necessidades fisiológicas, não mantém as necessidades de nutrientes conforme "Recommended dietary allowances" (recomendações nutricionais). As principais circunstâncias em que a desnutrição proteico-calórica tende a se instalar após a cirurgia bariátrica são citadas em artigo de revisão[44]:

- ❱ problemas mecânicos com a cirurgia, principalmente quando ocorre uma estenose do trato digestório alto;
- ❱ como consequência de derivação bílio-pancreática (ex.: cirurgia de Scopinaro e Duodenal Switch), pelo aumento da disabsorção dos alimentos, quando não bem vigiada no seguimento tardio;

- os pacientes pouco atentos, que faltam ao ambulatório, não obedecem à dieta prescrita, esquecem de tomar os suplementos vitamínico-minerais e cometem outras transgressões por ação ou omissão.

Complicações ou Efeitos Colaterais Esperados

A cirurgia bariátrica promove a perda de peso e consequente perda de massa magra, massa gorda, entre outras estruturas da composição corporal. Esse fato é esperado no pós-operatório e deve ser manejado adequadamente, pois as complicações são o agravamento e descontrole desses efeitos colaterais, existindo risco para o paciente. Alguns efeitos esperados são:

- *Hipoglicemias reacionais:* são episódios hipoglicêmicos que não são desencadeados por jejum prolongado, e sim após 30-120 minutos da ingestão de algum alimento com alto índice glicêmico, desencadeando liberação de níveis elevados de insulina e consequente queda abrupta de glicose. As queixas mais comuns são: tonturas, sudorese, sonolência, palpitações, mal-estar e até síncope ou convulsão, que ocorrem após uma refeição ou lanche de alto índice glicêmico. Service e cols.[41] recentemente relataram 6 casos de pacientes que desenvolveram hipoglicemias e hiperinsulinemia graves no pós-operatório tardio de *bypass* gastrointestinal e que desenvolveram um padrão de hipertrofia de células β pancreáticas, similar ao encontrado nos casos de nesidioblastose, necessitando pancreatectomia parcial. A introdução de dieta de baixo índice glicêmico e o aumento do aporte proteico na dieta ajudam a evitar esses episódios;
- *Queda de cabelo:* frequente entre terceiro e sexto mês pós-operatório, podendo durar de 6 a 12 meses. É relacionada à perda de peso, desnutrição proteica, redução de minerais e microelementos pela área de disabsorção dos alimentos. Normalmente, com o aumento da oferta proteica, de zinco e ácidos graxos essenciais[45].
- *Desnutrição Proteica:* os quadros de desnutrição proteica grave eram mais frequentes em cirurgias mal-absortivas antigas, já abandonadas (tipo *bypass* jejuno ileal). Mesmo assim ainda ocorrem principalmente nas cirurgias de derivação bileo-digestiva, sendo mais rara nas técnicas de *bypass* gastrointestinal e nas técnicas puramente restritivas (banda gástrica). Casos graves com hipoalbuminemia severa, edema etc. ocorrem mais frequentemente em pacientes que abandonam o tratamento e/ou não seguem as orientações nutricionais[47,48].
- *Deficiência de B12, ácido fólico e complexo B:* são mais frequentes nas derivações bileodigestivas e *bypass gastrointestinal*. Geralmente iniciam após o 3º mês pós-operatório, e recomenda-se dosagem trimestral de vitamina B12 e folato séricos para o diagnóstico. A prevalência observada é de 30-70%. Lembrar que, pela área de disabsorção e pela redução de fator intrínseco, a reposição oral do complexo B não é efetiva (pouco absorvida). A complicação mais temida é a deficiência de vitamina B1 (Síndrome de Wernicke- Korsakoff), com ataxia, perda de força e parestesias, podendo causar encefalopatia com dano cerebral permanente. Esta alteração é bastante rara, mas pode ocorrer principalmente em pacientes apresentando vômitos frequentes e intolerância alimentar importante.[46]
- *Deficiência de ferro e anemia ferropriva:* também são mais frequentes nas derivações bileodigestivas e *bypass* gastrointestinal, podendo já estar presentes no pré-operatório, devendo ser investigadas e tratadas. É mais comum em mulheres com fluxo menstrual aumentado, geralmente iniciando após o 2º mês PO e podendo persistir por mais tempo.

- *Deficiência de cálcio, vitamina D e Hiperparatireoidismo secundário:* as alterações do metabolismo ósseo geralmente ocorrem mais tardiamente, após 1 ano de pós-operatório e também são mais frequentes nas derivações bileodigestivas, ocorrendo em cerca de 70% dos pacientes e em até 29% dos pacientes submetidos à *bypass* gastrointestinal. Pode ocorrer desmineralização óssea, níveis baixos de 25(OH)D, cálcio e níveis elevados de Paratormônio[49].
- *Reganho de peso:* o reganho de peso ocorre devido a adaptações anatômicas e fisiológicas que ocorrem ao longo do tempo após a cirurgia, diminuindo a restrição estabelecida no início do período pós-operatório e aumentando a capacidade de absorção intestinal[50,51,52]. Está descrito também que a presença de hábitos alimentares inadequados interfere no aumento do peso[53].

❱ CONSIDERAÇÕES FINAIS

Podemos afirmar que a cirurgia bariátrica não é uma ferramenta para o controle estético da obesidade. É uma excelente ferramenta terapêutica para redução sustentada de peso e melhora das doenças associadas à Obesidade Mórbida, mas a adesão ao tratamento pelo paciente e seus familiares é fundamental para a segurança e bons resultados. Os efeitos colaterais podem ser evitados ou atenuados se o paciente seguir acompanhamento clínico e nutricional adequado realizado por Equipe Multidisciplinar especializada. As complicações serão consequência da falta de tratamento adequado aos efeitos colaterais instalados no pós-operatório da cirurgia bariátrica.

Referências Bibliográficas

1. Mottin CC. Obesidade: a doença do século XXI. Porto Alegre: Revista RS Saúde, p. 11-12, 2002.
2. Coutinho W, Benchimol AK. Obesidade Mórbida e Afecções Associadas. In: Garrido Jr. ABLL. Cirurgia da Obesidade. São Paulo: Atheneu, 2002.
3. Schmidt MI, Repetto G, Casagrande DS. Orientações para mudanças alimentares do adulto. In: Bruce BD, Schmidt MI, Elsa RJG (Org.). Medicina Ambulatorial: Condutas de Atenção Primária Baseadas em Evidências. 3 ed. Porto Alegre, p. 657-68, 2004.
4. National Institutes of Health – National Institutes of Heart, Lung and Blood Institutes Publication. Practical Guide: Identification, Evaluation, and Treatment of Overweight and Obesity in Adults. Setembro, 1998.
5. Klein S. Medical management of obesity. Surg Clin North Am 2001;81:1025-38.;
6. Coutinho W, Benchimol AK. Obesidade Mórbida e Afecções Associadas. In: Garrido Jr. ABLL. Cirurgia da Obesidade. São Paulo: Ed. Atheneu, 2002.
7. National Institutes of Health – National Institutes of Diabetes and Digestive and Kidney Diseases. Gastrointestinal Surgery for Severe Obesity. Dezembro, 2004.
8. Hess DS, Hess DW. Biliopancreatic Diversion with a Duodenal Switch. Obesity Surgery, 8:267-82, 1998.
9. Rabkin RA. The Duodenal Switch as an Increasing and Highly Effective Operation for Morbid Obesity. Obesity Surgery, 14:861-5, 2004.
10. Slater GH. Serum Fat-Soluble Vitamin Deficiency and Abnormal Calcium Metabolism After Malabsortive Bariatric Surgery. Journal of Gastrointestinal Surgery – The Society for Surgery of the Alimentary Tract, 8(1):48-55, 2004.

11. Buchwald H. Consensus Conference Statement Bariatric Surgery for Morbid Obesity: Health Implications for Patients, Health Professionals, and Third-Party Payers. Surgery for Obesity and Related Diseases, 1:371-381, 2005.

12. Smith SC, Edwards CB, Goodman GN. Symptomatic and clinical improvement in morbidly obese patients with gastroesophageal reflux disease following Roux-en-Y gastric bypass. Obes Surg, 7(6):479-84, 1997.

13. Cowan GS Jr, Buffington CK. Significant changes in blood pressure, glucose and lipids with gastric bypass surgery. World J Surg, 22(9):987-992, 1998.

14. Herron DM. Biliopancreatic Diversion with Duodenal Switch vs. Gastric Bypass for Severe Obesity Journal of Gastrointestinal Surgery – The Society for Surgery of the Alimentary Tract, 8(4):406-7, 2004.

15. Buchwald H. A Bariatric Surgery Algorithm. Obesity Surgery, 12:733-46, 2002.

16. Elliot K. Nutritional Considerations After Bariatric Surgery. Critical Care Nursing Quarterly, 26(2):133-8, 2003.

17. National Institutes of Health – National Institutes of Heart, Lung and Blood Institutes Publication. Practical Guide: Identification, Evaluation, and Treatment of Overweight and Obesity in Adults. Outubro, p. 5, 2000.

18. Slater GH. Serum Fat-Soluble Vitamin Deficiency and Abnormal Calcium Metabolism After Malabsortive Bariatric Surgery. Journal of Gastrointestinal Surgery – The Society for Surgery of the Alimentary Tract, 8(1):48-55, 2004.

19. Dolan K et al. A Clinical and Nutritional Comparison of Biliopancreatic Diversion With and Without Duodenal Switch. Annals of Surgery, 240(1):51-6, 2004.

20. Anthone GJ. The Duodenal Switch Operation for the Treatment of Morbid Obesity. Annals of Surgery, 238(4):618-28, 2003.

21. Consenso Brasileiro Multissocietário em Cirurgia da Obesidade. Sociedade Brasileira de Cirurgia Bariátrica e Metabólica, Colégio Brasileiro de Cirurgiões, Colégio Brasileiro de Cirurgia Digestiva, Sociedade Brasileira de Cirurgia Laparoscópica, Associação Brasileira para o Estudo da Obesidade, Sociedade Brasileira de Endocrinologia e Metabologia – 2006.

22. Caldwell M. Normal nutritional requirements. Surg Clin North Am, 61(3):489-507, 1981.

23. Windsor JA, Knight GR, Hill GL. Wound healing response in surgical patients: Recent food intake is more important than nutritional status. Br J Surg, 75:135-7, 1988.

24. Telfer NR, Moy RL. Drug and nutrient aspects of wound healing. Dermatologic Clinics, 11(4):729-37, 1993.

25. Temple WJ, Voitk AJ, Snelling CFT et al. Effect of nutrition, diet and suture material on long term wound healing. Ann Surg, 182:93-7, 1975.

26. Mottin CC et al. Postoperative Nutritional Profile of Patients Submitted to Bariatric Surgery in a Tertiary Care Center for Morbid Obesity Surgery in Brazil. In: VII World Congress of the International Federation for the Surgery of Obesity, IV International Symposium on Laparoscopic Obesity Surgery, I International Symposium on Allied Health Sciences, 2002, São Paulo. Boletim de Cirurgia da Obesidade. São Paulo : Publicação da Sociedade Brasileira de Cirurgia Bariátrica, 3:38-9, 2002.

27. Casagrande et al. Is there malnutrition in morbidly obese patients? EUA: Obesity Surgery, 13:547, 2003.

28. Casagrande DSLL. Desnutrição em Obesos Mórbidos antes da Cirurgia. In: X Congreso Brasileiro de Obesidade. Campinas: Arq Bras Endoc Metab, 47:404. São Paulo: Tec Art Editora Ltda, 47:404, 2003.

29. Casagrande DSLL. Existe desnutrição em obesos mórbidos antes da cirurgia?. In: V Congresso Brasileiro de Cirurgia da Obesidade, 2003, Fortaleza. Boletim da Sociedade Brasileira de Cirurgia da Obesidade, V:42, 2003.

30. Kushner R. Managing the obese patient after bariatric surgery: A case report of severe malnutrition and review of the literature. J Parent Ent Nutr, 24:126-32, 2000.

31. Rhode BM, MacLean LD. Vitamin and mineral supplementation after gastric bypass. Update: surgery for the morbidly obese patient, p. 161-70, 2000.

32. Leite S. Nutrição e cirurgia bariátrica. Rev Bras Nutr Clin, 18(4):183-9, 2003.

33. Clinical guidelines on identification, evaluation, and treatment of overweight and obesity in adults. The evidence report. Bethesda: National Institutes of Health. National Hearth, Lung and Blood Institute, 1998.

34. Cummings DE, Overduin J, Foster-Schubert KE. Gastric-bypass for obesity: mechanisms of weight loss and diabetes resolution. J Clin Endoc Metab, 89:2608-15, 2004.

35. le Roux CW, Bloom SR. Why do patients lose weight after Roux-en-Y gastric bypass? J Clin Endoc Metab, 90:591-2, 2005.

36. Atkinson RL, Wipple JH, Atkinson SH et al. Role of the small bowel in regulating food intake in rats. Am J Physiol, 242:429-33, 1982.

37. Sarson DL, Scopinaro N, Bloom SR. Gut hormone changes after jejunoileal (JIB) or biliopancreatic (BPB) bypass surgery for morbid obesity. Int J Obes, 5:471-80, 1981.

38. Kral JG. Morbidity of severe obesity. Surg Clin North Am, 81:1039-61, 2001.

39. Scharf MT, Ahima RS. Gut peptides and other regulators in obesity. Semin Liver Dis, 242:335-47, 2004.

40. Horie LM. New body fat prediction equations for severely obese patients. Clinical Nutrition, 27:350-6, 2008.

41. Service GJ, Thompson GB, Service FJ, Andrews JC, Collazo-Clavell ML, Lloyd R. Hyperinsulinemic Hypoglycemia with Nesidioblastosis after Gastric-Bypass Surgery. N Engl J Med, 353:249-54, 2005.

42. Caldwell M. Normal nutritional requirements. Surg Clin North Am, 61(3):489-507, 1981.

43. Kushner R. Managing the obese patient after bariatric surgery: A case report of severe malnutrition and review of the literature. J Parent Ent Nutr, 24:126-32, 2000.

44. Rizzolli et al. Redução do Excesso de Peso e Evolução do Perfil lipídico após 12 meses de Cirurgia Bariátrica. In: 26º Congresso Brasileiro de Endocrinologia e Metabologia, 2004, Florianópolis. Arquivos Brasileiros de Endocrinologia e Metabologia. São Paulo: Tec Art Editora Ltda., 48:S635, 2004.

45. Fujioka K. Follow-up of nutritional and metabolic problems after bariatric surgery. Diabetes Care, 28(2):481-4, 2005.

46. Flancbaum L, Belsley S, Drake V, Colarusso T, Tayler E. Preoperative nutritional status of patients undergoing Roux-en-Y gastric bypass for morbid obesity. J Gastrointest Surg, 10(7):1033-7, 2006.

47. Bloomberg RD et al. Nutritional deficiencies following bariatric surgery: What have we learned? Obesity surgery, 15:145-54, 2005.

48. McMahon et al. Clinical management after Bariatric Surgery: value of a multidisciplinary approach. Mayo Clin Proc, 81(10 suppl.):S34-S45, 2006.

49. Wucher H, Ciangura C, Poitou C, Czernichow S. Effects of weight loss on bone status after bariatric surgery: association between adipokines and bone markers. Obes Surg, 18(1):58-65, 2008.

50. Brolin RE. Weight gain after short- and long-limb gastric bypass in patients followed for longer than 10 years. Ann Surg, 246(1):163-4; author reply 164, 2007.

51. Scopinaro N, Gianetta E, Friedman D et al. Biliopancreatic diversion for obesity. Probl Gen Surg. 9:362-79, 1992.

52. Shah M, Simha V, Garg A. Review: long-term impact of bariatric surgery on body weight, comorbidities and nutritional status. J Clin Endocrinol Metab, 91:4223–31, 2006.

53. Sallet PC, Sallet JA, Dixon JB et al. Eating behavior as a prognostic factor for weight loss after gastric bypass. Obes Surg, 17:445-51, 2007.

Capítulo 16

Cirurgia Estética

Ana Carolina Cantarelli Andretti

Durante muitos anos, a medicina estava voltada para prolongar vidas; no entanto, nos dias de hoje, o apelo da mídia em torno do corpo perfeito, a imagem ideal, fez com que a esta área da saúde intensificasse atuações e pesquisas na área de estética.

A busca da longevidade fez com que muitas pessoas iniciassem uma associação entre quantidade de vida e qualidade de vida.

Várias são as cirurgias, caracterizadas como cirurgias estéticas, que podem desempenhar um papel muito importante na autoestima das pessoas. Porém, antes de recorrer a estas cirurgias deve-se tentar outras estratégias, como alimentação equilibrada e exercício físico, ou seja, um estilo de vida saudável. E não esquecer que para que todo o esforço de uma cirurgia valha a pena, devemos manter esse estilo de vida saudável.

▶ PRINCIPAIS TIPOS DE CIRURGIAS ESTÉTICAS

Lipoaspiração e Lipoescultura

A lipoaspiração é uma cirurgia para a redução do volume de gordura corporal, em áreas localizadas, conferindo ao paciente melhor contorno corporal. Embora várias pessoas pensem, a lipoaspiração não é feita para perda de peso, pois a maior mudança se dá na silhueta corporal e não balança. Melhores resultados são obtidos nas lipoaspirações em que o paciente apresenta gordura localizada. Cirurgias em áreas extensas e grandes volumes têm maior probabilidade de deixar irregularidades. Já na lipoescultura, parte da gordura aspirada é usada para enxertar áreas em que se precisa um maior preenchimento (glúteo, sulcos da face etc.).

Rinoplastia (Cirurgia de Nariz)

Situado no centro da face, o nariz é fundamental para a harmonia e beleza facial. Qualquer alteração da sua forma ou tamanho implica em grande mudança na estética da face. Por ter estrutura complexa, o nariz apresenta uma grande variação entre raças e indivíduos. A cirurgia é voltada para a correção das desproporções do nariz, tornando-o mais harmonioso com o restante da face e assim aprimorando a estética facial.

Pode ser associada com cirurgias que visam a correção da função respiratória (ex: septoplastia, turbinectomia) em pacientes que respiram com dificuldade. Como cada paciente tem uma genética própria, não é possível escolher um nariz que se pretende ter (por exemplo, igual ao de alguém), mas sim corrigir e aperfeiçoar o próprio nariz, ficando com o nariz que se é possível ter.

Mamoplastia de Aumento (Prótese de Mama)

É indicada para os pacientes com mamas pequenas ou que após amamentação tiveram grande redução do volume mamário, sem que houvesse ptose da mama (queda da mama). Durante algum tempo especulou-se que a prótese de silicone poderia trazer prejuízo à saúde da mulher (câncer de mama, doenças reumáticas etc.). Após extensos estudos realizados pelos Estados Unidos, ficou comprovada a inexistência destes malefícios. É recomendável a troca periódica das próteses para se evitar o desgaste das mesmas. Devido à crescente qualidade das próteses, estima-se que a troca deverá ser realizada em torno de 20 anos.

Mamoplastia Redutora e *Lifting* de Mamas

As mamas após a puberdade são rígidas devido à quantidade de glândula, porém com o passar dos anos há uma diminuição da quantidade de glândula, aumento da gordura e tendência à ptose (queda da mama). A gravidez é um importante fator na aceleração da ptose mamária. A mamoplastia tem como objetivo reverter este quadro, suspendendo a mama e retirando o excesso de pele e tecido mamário existentes. É indicada para a redução de mamas volumosas e para suspensão de mamas ptosadas (caídas). Pode também ser indicada para correção de assimetrias entre as mamas.

Otoplastia (Cirurgia de Orelhas)

Algumas pessoas nascem com orelhas mal formadas, ou seja, com o formato diferente do normal. A má formação mais comum é a chamada orelha de abano, a qual apresenta sua borda lateral mais distanciada da cabeça, aparentando por isso ser maior. Nestas orelhas há também o apagamento da anti-hélice (dobra interna da orelha), conferindo a esta um aspecto de antena parabólica. A otoplastia é a cirurgia que leva à correção destas alterações, visando a formar a anti-hélice e diminuir a distância entre a face posterior da orelha e o couro cabeludo. A idade ideal para a correção é a partir dos 6 anos, quando a orelha já alcançou o tamanho adulto e a criança começa o período escolar. O intuito da otoplastia é a correção das alterações estéticas da orelha, deixando a orelha de forma natural, sem estigma de orelha de abano ou de cirurgia.

Cirurgia do Abdômen (Abdominoplastia ou Dermolipectomia)

Em pessoas mais velhas, na gravidez e no efeito sanfona (alternância de engorda e emagrecimento) ocorre um abaulamento flácido do abdômen, formado por sobra de gordura e principalmente de pele. A dermolipectomia abdominal, conhecida também como abdominoplastia remodela o abdômen ao retirar o excesso de tecido (pele e gordura) que se acumula abaixo do umbigo e ao ajustar a cinta muscular frouxa. Não é uma cirurgia para emagrecer e sim para remodelar do abdômen. No caso de pacientes que além de flacidez e excesso de pele apresentam gordura localizada no abdômen, a lipoaspiração poderá ser associada para retirar a gordura, enquanto a abdominoplastia corrige a flacidez e o excesso de pele.

Hidrolipo (HLPA, Mini-lipo ou Lipo Light)

A HLPA é a retirada de gordura localizada, realizada com anestesia local, e não requer sedação nem internação. O procedimento é rápido e o resultado é imediato. Pode ser feita em várias partes do corpo como, abdômen superior e inferior, flancos, culotes, interno da coxa, papada, posterior do braço, dorso superior e inferior e subglúteo. O procedimento foi desenvolvido a partir de duas técnicas médicas consagradas: a hidrolipoclasia (técnica italiana) e a lipoaspiração (técnica francesa). O especialista em medicina estética faz a hidrolipoaspiração, que consiste na infiltração de uma solução apropriada com anestésico na área a ser tratada, o que fará com que as células gordurosas fiquem "inchadas", facilitando o rompimento destas pelas ondas do ultrassom, tornando-se liquefeitas. O cirurgião plástico faz a aspiração da gordura liquefeita, através de uma microcânula, moldando assim a área desejada. Terminado o procedimento, o paciente se levanta e olha-se no espelho para ver o resultado obtido.

Lipoabdominoplastia

É a associação entre duas cirurgias: lipoaspiração e abdominoplastia. A lipoaspiração é indicada para retirar o excesso de gordura localizada, porém não trata a flacidez, podendo inclusive ter a piora da flacidez quando submetida apenas a esse procedimento. Já a abdominoplastia, trata a flacidez abdominal, porém não retira excesso de gordura localizada. A lipoabdominoplastia é indicada para pacientes que apresentam gordura localizada no abdômen associada à flacidez da pele abdominal. A técnica consiste na realização da lipoaspiração seguida da retirada de excesso de pele.

Abdominoplastias Após Grandes Emagrecimentos

Devido à redução drástica do volume de gordura abdominal, ocorre um abaulamento flácido do abdômen, formado por excesso de pele. Devido ao grande estiramento de pele durante o período de obesidade, a pele perde parte de sua elasticidade, e quando ocorre a perda de peso, ela não retrai o suficiente, originando o abdômen em avental, assim chamado, caracterizado por uma sobra de pele pendular abaixo do umbigo.

Esse procedimento remodela o abdômen ao retirar o excesso de pele que se acumula principalmente abaixo do umbigo e também ajusta a cinta muscular frouxa. Nesta cirurgia não há emagrecimento e sim remodelamento do abdômen.

Ritidoplastia, Cirurgia de Face ou *Lifting* facial

Durante o envelhecimento, a pele vai perdendo sua elasticidade e turgor, levando a um excesso de pele na face. A força da gravidade, por sua vez, age puxando esse excesso para baixo, fazendo com que aprofundem os vincos entre o nariz e a boca (sulco nasogeniano), entre outras marcas da pele. Somando-se a tudo isto ainda há toda a musculatura da face, que após anos de movimentação propiciam a formação de rugas na testa, ao redor dos olhos e em outras áreas. São todas estas alterações juntas que levam à aparência de envelhecimento. O *lifting* da face tem por objetivo reverter parcialmente esse processo ao atuar sobre alguns músculos e retirar o excesso de pele existente, sem, no entanto, modificar os traços e expressões do paciente. O resultado esperado consiste em uma face mais jovem, harmônica e de aparência natural.

Mini *Lifting*

Indicada para pacientes que apresentam flacidez e excesso de pele na face nos graus leve a moderado. Através da retirada excedente de pele, corrige a flacidez facial, atenuando as rugas estáticas, melhora o contorno facial e proporciona dessa forma o rejuvenecimento.

Lifting Frontal (Cirurgia da Face)

Visa reposicionar as sobrancelhas e amenizar as rugas da testa.

Dermolipectomia Braquial (Cirurgia de Braço)

Após grandes emagrecimentos, efeito sanfona ou envelhecimento, pode ocorrer um abaulamento flácido da porção posterior do braço, devido ao excesso de pele formada durante o estiramento desta durante o período de sobrepeso ou da perda de turgor da pele devido à idade. Por ser a pele posterior do braço relativamente fina, ela não contrai o suficiente após a perda ponderal, acarretando o excesso de pele local. Esta cirurgia visa retirar o excesso de pele, proporcionando um contorno do braço mais natural e menos flácido.

Dermolipectomia da Coxa

Esta cirurgia visa retirar o excesso de pele, proporcionando um contorno da coxa mais natural e menos flácido.

Blefaroplastia (Cirurgia de Pálpebras)

Ao longo dos anos, as estruturas palpebrais vão se tornando frouxas, levando a um excesso de pele e protrusão das bolsas de gordura que ficam sob as pálpebras. Essas alterações podem ser evidenciadas pelas dobras da pele e pelo abaulamento dessa região, conferindo um aspecto facial de tristeza e cansaço. A cirurgia das pálpebras corrige estas alterações ao retirar o excesso de pele e reduzir as bolsas de gordura, tornando as pálpebras mais planas e lisas, restabelecendo assim um aspecto facial mais alegre e descansado.

Mentoplastia (Cirurgia de Queixo)

O queixo é um dos principais pontos de referência no estudo estético da face. O queixo ideal deverá observar um posicionamento dentro de certos limites estéticos, fazendo um conjunto harmônico juntamente com outros setores, como o nariz, olhos, boca etc. Poderá se apresentar em posição mais avançada ou mais retraída em relação ao seu posicionamento ideal. Para ambos os casos existem correções cirúrgicas. A mentoplastia mais comum é aquela que visa corrigir o retroposicionamento (queixo retraído) através da inclusão de uma peça de silicone ou outro recurso disponível ao arsenal cirúrgico do médico.

Gluteoplastia de aumento (Prótese de Glúteo)

É indicada para pacientes com nádegas pequenas ou que após emagrecimento tiveram grande redução de volume, sem que houvesse ptose importante. É realizada através da colocação de uma prótese de gel de silicone dentro do músculo glúteo maior. A cicatriz fica escondida no sulco glúteo e de difícil percepção. É recomendável a troca periódica das próteses de glúteo para evitar o desgaste das mesmas. Esta deve ser trocada em torno de 30 anos após sua colocação.

Prótese de Panturrilha

É indicada para pacientes que apresentam pouca projeção na região da panturrilha. Ao aumentar o volume dessa região, torna mais harmonioso o contorno das pernas em relação às coxas. A projeção produzida pela prótese de panturrilha é mais posterior do que lateral, sendo mais visível por trás do que pela frente.

Cirurgia de Reconstrução Mamária com Retalho Miocutâneo do Músculo Retoabdominal (TRAM)

Cirurgia realizada em três etapas e muito realizada em pacientes que realizaram masctectomia. No primeiro tempo, a pele e gordura da porção inferior do abdômen (abaixo do umbigo) são levadas para a região da mastectomia (local da mama extirpada) junto com os músculos retoabdominais, que levaram o suprimento sanguíneo para a pele e gordura abdominais do retalho. A elevação desses músculos deixa uma área de enfraquecimento do abdômen, que é reforçada por uma tela de material especial de uso médico (tela de Marlex®). A cicatriz final no abdômen é semelhante à de uma abdominoplastia, sendo facilmente escondida em um biquini, porém sem o mesmo resultado estético. Na região mamária, a cicatriz dependerá daquela deixada pelo mastologista durante a mastectomia. No segundo tempo, são realizadas simetrizações entre a mama reconstruída e a mama normal com intuito de deixá-las o mais parecida possível. No terceiro tempo, são reconstruídos o mamilo e a aréola. A aréola pode ser reconstruída com tecido da virilha ou com tatuagem. O intervalo comum entre cada etapa é em torno de seis meses.

Como notamos, diversos são os tipos de cirurgias que podem ser realizadas. Com isso várias pesquisas estão sendo realizadas de forma multidisciplinar, como, por exemplo, a nutrição durante o processo pré, trans e pós-operatório.

A avaliação nutricional do paciente é de extrema importância, tanto para sua recuperação quanto para a manutenção da cirurgia. Atualmente, quando uma pessoa decide realizar um procedimento cirúrgico estético já torna-se apropriado avaliarmos os hábitos nutricionais desse paciente, assim como seu estado nutricional, mediante exames bioquímicos, como hemograma completo, albumina, pré-albumina e transferrina, linfócitos totais, ferro e ferritina.

▶ EXAMES MAIS COMUMENTE SOLICITADOS

- ▶ *Hemograma:* é um exame de sangue completo, e detecta, por exemplo, a anemia. Denuncia também se a pessoa possui alguma infecção ou outra doença ainda não identificada pelo paciente.
- ▶ *Exame de HIV:* para detectar a AIDS. Para garantir a segurança da equipe médica e do paciente.
- ▶ *Coagulograma:* este exame identifica o grau de coagulação do sangue ou a presença de algum distúrbio. Algumas pessoas possuem anomalias que aceleram a coagulação sanguínea, enquanto outras pessoas têm problemas para que o sangue coagule na velocidade certa. Isso não chega a impedir a cirurgia, mas pode agravar a recuperação do paciente.
- ▶ *Eletrocardiograma:* o exame é rápido e indolor e detecta problemas no coração, que causam transtornos na operação. Se algum problema for detectado, é preciso se consultar com um cardiologista antes da cirurgia.
- ▶ *Glicemia:* através do sangue é possível detectar o diabetes, que pode impedir a realização da operação, pois pode provocar coágulos, infecções, má cicatrização e acidentes vasculares.
- ▶ *Ureia e creatinina:* este exame avalia se as funções renais estão perfeitas. No caso da lipoaspiração, que infiltra substâncias para inchar a pele, é fundamental que os rins estejam trabalhando para eliminar toda a substância injetada no final da operação. Caso isso não ocorra, há risco de o paciente sofrer um choque após a cirurgia.
- ▶ *Raio X do tórax:* é necessário em caso de pacientes fumantes. A função pulmonar deve ser avaliada para evitar problemas durante a cirurgia.
- ▶ Alguns exames são específicos, e cabe ao próprio paciente tomar a iniciativa e comunicar seu médico. Por exemplo, quem tem problemas de visão deve procurar o seu oftalmologista e comentar sobre o desejo de fazer uma cirurgia plástica nessa região ou, ainda, para mulheres que farão cirurgia nas mamas, é sempre bom avisar o seu ginecologista ou mastologista.

Como vimos, diversos são os tipos de cirurgias em que a nutrição pode atuar. A alimentação deve ser equilibrada em todos os momentos do processo de modificação corporal através da cirurgia, atuando no momento pré-cirúrgico, no intuito de preparar o corpo para a cirurgia, evitando assim o desgaste do mesmo, como anemia e dificuldade de cicatrização.

▶ NUTRIÇÃO NA CIRURGIA

Estudos têm mostrado que nem sempre somente a cirurgia atua na melhora e manutenção de um corpo bonito e saudável. Os estudos de Rohrich e Goyens demonstraram resultados semelhantes em relação a manutenção da modificação corporal e estilo de vida saudável. Dados demonstraram que 43% tiveram ganho de peso após o procedimento de lipoaspiração, enquanto 57% não aumentaram peso após o procedimento, sendo que dos

57%, 46% tiveram perda de peso e 54% mantiveram o peso. Já em relação a exercícios, 33% se exercitaram mais após a cirurgia, enquanto 58% não mudaram e 8% se exercitaram menos. Com relação à alimentação, 44% passaram a comer mais enquanto que 53% mantiveram o consumo e 3% diminuíram o consumo de alimentos. Isso mostra a importância do processo de reeducação alimentar mediante acompanhamento de equipe disciplinar.

Nesse mesmo estudo, foi realizado uma avaliação em relação à alimentação saudável e à dedicação aos exercícios, onde os resultados obtidos foram:

Em relação à alimentação: 2 vezes mais chances de perder peso; 35% mais chances de aumentar produtividade; 96% mais chances de diminuir o tamanho do manequim; 43% mais chances de melhorar a saúde e 79% mais chances de melhorar a autoestima.

Em relação ao exercício regular: 1 e ½ vezes mais chances de perder peso; 2 vezes mais chances de aumentar produtividade; 15 vezes mais chances de diminuir o tamanho do manequim, 3 vezes mais chances de melhorar a saúde e 2 e ½ vezes mais chances de melhorar a autoestima.

Já o contrário, não se alimentar de modo saudável e não se exercitar, demonstrou os seguintes resultados:

Em relação à alimentação: 3 vezes mais chances de engordar; 83% mais chances de diminuir produtividade; 62% mais chances de aumentar o tamanho do manequim; 85% mais chances de piorar a saúde e 29% mais chances de piorar a autoestima.

Em relação ao exercício: 4 vezes mais chances de engordar; 2 vezes mais chances de diminuir produtividade; 10 vezes mais chances de aumentar o tamanho do manequim; 3 vezes mais chances de piorar a saúde e 10 vezes mais chances de piorar a autoestima.

Outro estudo sugere que o sucesso da cirurgia começa com a correta avaliação do paciente, sendo três variáveis analisadas no pré-operatório: comportamento do paciente em relação à vida saudável, alimentação equilibrada e exercício regular.

A cicatrização adequada é outra justificativa para a correta alimentação. A cicatrização de feridas e a nutrição tem um íntimo relacionamento que tem sido reconhecido pelos médicos para centenas de anos. Desnutrição ou carências de nutrientes podem ter um grave impacto sobre os resultados do trauma e feridas cirúrgicas. Cicatrização ruim, como infecções da ferida operatória e/ou demora na cicatrização, contribui significativamente para o aumento nos encargos financeiros dos sistemas de saúde em todo o mundo.

Desnutrição após a cirurgia resulta de múltiplos fatores, incluindo a ingestão de uma alimentação pobre, a qual perturba o equilíbrio metabólico do paciente. Estudos ao longo do século passado demonstraram que as mudanças no consumo energético, carboidratos, proteínas, gorduras e vitaminas afetam o metabolismo mineral e o processo de cicatrização. A perda proteica na desnutrição proteico-calórica, a forma mais comum de desnutrição no mundo, leva à diminuição da resistência à tração na ferida, diminuição da função das células T, diminuição da atividade fagocítica e diminuição de anticorpos, acabando por diminuir a habilidade do corpo de defender-se contra a infecção da ferida.

Este papel imune está correlacionado clinicamente com aumento dos índices de complicações das feridas e insucesso no processo de limpeza da ferida cirúrgica.

A desnutrição pode preceder a má cicatrização ou pode ser secundária ao processo catabólico causado pela cirurgia. Ferimentos aumentam as taxas metabólicas, os níveis de catecolaminas, perda de água corporal total e menor *turnover* de proteínas, resultando em um aumento do catabolismo. Durante esse aumento de demanda energética, a ruptura muscular ocorre preferencialmente para que ocorra utilização de gordura depositada, fornecendo aminoácidos para gliconeogênese. De fato, a cicatrização é priorizada pela atividade metabólica. Logo, a principal meta é fornecer uma alimentação correta para que ocorra uma correta cicatrização.

❱ CARBOIDRATOS

Carboidratos, juntamente com gorduras, são as principais fontes de energia do corpo para o processo de cicatrização da ferida. Ferimentos necessitam de energia principalmente para a síntese de colágeno. Estimativa das necessidades calóricas para cicatrização ideal pode ser determinada se levarmos em conta que: 1) síntese proteica requer 0,6 kcal/g; e 2) cada 3 cm x 1 mm de espessura de tecido de granulação contém 10 mg de colágeno.

A glicose é a principal fonte de combustível utilizado pelas células para gerar energia sob a forma de adenosina trifosfato, que, por sua vez, potencializa a cicatrização de feridas. O uso de glicose para gerar adenosina trifosfato é relativamente ineficaz, mas o contribuinte calórico de glicose é essencial na prevenção da depleção de outros aminoácidos e substratos proteicos.

O uso de glicose para gerar adenosina trifosfato é relativamente ineficaz, mas a contribuição calórica da glicose é essencial para evitar a depleção de outros aminoácidos e substratos de proteínas. O fígado, devido ao aumento súbito de catecolaminas e cortisol, inicia a gliconeogênese usando aminoácidos das proteínas musculares degradadas. Na presença de insuficiência de carboidratos e depósitos de gordura, este aumento da gliconeogênese pode significativamente depletar aminoácidos e proteína. Embora carboidratos desempenhem um importante papel no fornecimento da energia essencial para otimização da cicatrização, pouco se sabe sobre as funções que esses carboidratos desempenham nesse processo. Como referido, a gliconeogênese é um caminho relativamente ineficiente para a produção de glicose. Este excesso pode posteriormente complicar a cicatrização de feridas, especialmente em pacientes diabéticos com pior controle glicêmico.

Os pacientes diabéticos têm uma capacidade significativamente prejudicada para cicatrização, e, por isso, apresentam maiores índices de complicações em comparação a pessoas com glicemia normal. Diabéticos apresentam uma diminuição precoce da resposta inflamatória e inibição da atividade de células fibroblásticas e endoteliais. Quando as células inflamatórias eventualmente chegam no local da lesão, iniciam uma prolongada fase inflamatória que resulta em atraso do processo de cicatrização.

A hiperglicemia interfere no transporte celular de ácido ascórbico em fibroblastos e leucócitos. A inibição do transporte pela membrana de ácido ascórbico pode explicar este mecanismo, uma vez que glicose e ácido ascórbico são estruturalmente similares. Este efeito da hiperglicemia, especificamente relacionado aos leucócitos, pode ser usado para explicar a diminuição precoce da resposta inflamatória e comprometida cicatrização observada em pacientes diabéticos. A alteração no metabolismo de um diabético após a lesão ou cirurgia eletiva pode significativamente afetar a cicatrização de feridas por qualquer dos mecanismos discutido acima.

❱ GORDURAS

Ao contrário de carboidratos, o papel das gorduras foi amplamente estudado, apesar de se reconhecer que a demanda de ácidos graxos essenciais aumenta após a lesão. Os ácidos linolêico e araquidônico estão entre os ácidos graxos insaturados que devem ser fornecidos na dieta para permitir a síntese das prostaglandinas. Embora ambos os ácidos graxos possam ser sintetizados a partir de ácido linolêico, a taxa de síntese é insuficiente para as necessidades metabólicas básicas. Deficiências nestes lipídios podem ocorrer logo nas duas semanas após a sua remoção da dieta, porém as manifestações clínicas da deficiência podem levar de dois a sete meses para aparecerem. Como componentes ou precursores de fosfolipídios e prostaglandinas, a deficiência de ácidos graxos livres atrapalha a cicatrização em animais e seres humanos, principalmente porque são os principais constituintes de membranas celulares, enquanto as prostaglandinas desempenham papéis críticos no metabolismo celular e inflamatório.

▶ PROTEÍNAS

A importância das proteínas na cicatrização de feridas tem sido reconhecida e pesquisada desde 1930. Experimentalmente, a privação severa de proteína leva à insuficiente cicatrização, devido à síntese e deposição prejudicada de colágeno. Deficiências isoladas de proteínas raramente são encontradas. A maioria dos pacientes apresentam deficiência proteico-calórica.

▶ AMINOÁCIDOS

Devido ao fato de a cicatrização poder ser prejudicada por uma deficiência de diversos nutrientes, verificou-se um interesse crescente ao longo dos últimos anos na utilização de vários nutrientes para promover a cicatrização da ferida. A melhora parcial da cicatrização de feridas em ratos foi notada com a administração de aminoácidos sulfurados, como metionina e cisteína. Arginina e glutamina, em contrapartida, têm sido os mais extensivamente estudados quando se trata de cicatrização.

   ▶ *Arginina:* é um aminoácido sintetizado endogenamente a partir de ornitina através da citrulina e é um precursor para prolina durante a síntese de colágeno. Apresenta papéis na manutenção do balanço nitrogenado, liberação do fator de crescimento, estimulação de linfócitos T e está envolvida nas vias metabólicas de síntese de ureia, óxido nítrico e creatina fosfato. É absorvida no intestino por um sistema de transporte partilhado com lisina, ornitina e cisteína. Embora a arginina seja sintetizada em quantidades adequadas para sustentar os músculos e tecidos conectivos, em situações de estresse ou lesão, em situações de estresse ou injúria, os depósitos de arginina são depletados rapidamente. É durante essas situações, em que a síntese é insuficiente para suprir a demanda do aumento do *turnover* de proteínas, que a arginina torna-se um aminoácido indispensável no processo de cicatrização e na manutenção de um balanço nitrogenado positivo.
   A suplementação oral de Arginina é bem tolerada e tem sido foco de diversos estudos de cicatrização. Um estudo recente randomizado em indivíduos saudáveis demonstrou melhora na síntese de colágeno após suplementação dietética com arginina, glutamina e β-hidroxi-β-metilbutirato
   ▶ *Glutamina:* é o mais abundante aminoácido no corpo. Responde por aproximadamente 20% do total de aminoácidos livres circulantes e 60% dos aminoácidos livres circulantes na meio intracelular. Além de ser uma importante fonte de combustível respiratório, a glutamina serve como um doador de nitrogênio para a síntese de ami-

noácidos. Ela também é um importante precursor para a síntese de nucleotídeos nas células, incluindo fibroblastos e macrófagos. É também uma fonte de energia para linfócitos e é essencial para a proliferação linfocitária. Finalmente, a glutamina tem um papel importante na estimulação da resposta inflamatória que ocorre no processo de cicatrização.

Devido aos vários papéis da glutamina nas células envolvidas na cicatrização de feridas, é normal que ocorra uma rápida queda dos seus níveis no plasma e no músculo após a lesão. Embora a eficácia da administração de suplementos de glutamina tenha sido demonstrada em algumas situações clínicas, ainda não há dados suficientes sobre sua ação na cicatrização. A maioria de seus benefícios parece envolver melhorias na permeabilidadae no tubo digestivo, normalização de seus níveis séricos, melhora da síntese proteica e diminuição do tempo de internação.

▶ VITAMINAS

A vitamina mais estreitamente associada à cicatrização de feridas é a vitamina C (ácido ascórbico) e vitamina A. A deficiência de vitamina C é bem conhecida devido ao seu significado histórico em relação ao escorbuto (*scorbutus*). As primeiras deficiências relatadas são em relação a marinheiros e soldados que consumiram uma dieta desprovida de frutas e vegetais frescos e que posteriormente desenvolveram escorbuto. Os seus sintomas são síntese de colágeno e do tecido conjuntivo prejudicadas e sangramento gengival, pele, articulações, peritônio, pericárdio e glândulas adrenais. Sintomas mais generalizados incluem fraqueza, fadiga e depressão. Em 1940, um cirurgião fez uma experiência com vitamina C, privando seu consumo. Durante os três primeiros meses, a pele cicatrizava normalmente, porém após seis meses de dieta pobre nesta vitamina, iniciaram-se sintomas de má cicatrização, inclusive sendo realizada biópsia do tecido onde demonstrou-se falta de substância intracelular, ou seja, colágeno. Após esses achados, iniciaram-se suplementação de 1g de ácido ascórbico por dia, com melhora da cicatrização. A biópsia realizada demonstrou melhora da cicatrização, aumento do colágeno e formação de capilares. Estes achados histológicos são resultados agora conhecidos, por estar sua deficiência associada a mínima deposição de colágeno, diminuição da angiogênese e hemorragias significativas.

Embora a recomendação nutricional de vitamina C seja de 60 mg/dia, a aplicação clínica varia muito. Em grandes queimados, o requisito pode ser de 2 g/dia para restaurar tecidos. Apesar de haver variação da dose, não há evidências que sugerem que dosagens maciças de ácido ascórbico forneçam benefício. Ressaltamos o uso até a UL (dose máxima) recomendada. Porém, não há evidências de que seu excesso seja tóxico.

Além de causar dificuldades de cicatrização, sua deficiência tem sido associada a infecções da ferida operatória.

A vitamina A foi descoberta no início dos anos de 1900. Desde então, tem mostrado benefícios em relação ao processo de cicatrização através do estímulo da epitelização e deposição de colágeno pelos fibroblastos. A administração de vitamina A, tópica ou sistêmica, também pode auxiliar a melhora da cicatrização em pacientes em terapia com corticoides. Ela tem sido usada para restaurar a cicatrização prejudicada causada pelo diabetes, formação tumoral, ciclofosfamida e radiação.

Ferimentos graves ou estresse levam a um aumento das exigências de vitamina A. Grandes doses de corticoides também podem esgotar os depósitos hepáticos dessa vitamina.

As vitaminas lipossolúveis A e C são as predominantes no processo de cicatrização. As hidrossolúveis do Complexo B podem ter um papel indireto na cicatrização de feridas. As vitaminas lipossolúveis D e K não contribuem significativamente para a cicatrização de feridas. Porém devemos lembrar que a vitamina D é importante para a fixação do cálcio, e este é importante para a elasticidade da pele. Estudos demonstraram que a vitamina E em pequena quantidade na dieta, pode levar ao aumento do estresse oxidativo levando a dificuldade de cicatrização. Deve ser avaliado o consumo dietético para corrigi-lo chegando até seus valores de UL(Limite superior) de sua recomendação. A vitamina E mantém e estabiliza a integridade celular da membrana, principalmente devido à proteção contra a destruição causada pela oxidação. Ela possui propriedades anti-inflamatórias, semelhantes à dos esteroides. Alguns autores têm sugerido que, em feridas crônicas da extremidade inferior, a vitamina E pode ter um papel na diminuição de queloides, muito comum em pessoas com problemas crônicos de cicatrização. A vitamina K é necessária para a carboxilação do glutamato nos fatores de coagulação II, VII, IX e X; porém, contribui pouco para a cicatrização. A sua ausência ou deficiência, no entanto, pode levar à formação de hematomas em maior quantidade, o que pode prejudicar a cicatrização e predispor à infecção.

▶ MICRONUTRIENTES

Os micronutrientes são componentes essenciais da função celular e podem ser divididos em compostos orgânicos, tais como as vitaminas, e compostos inorgânicos ou oligoelementos. Embora esses nutrientes incluam apenas uma pequena porção do total das necessidades nutricionais, eles são essenciais para o funcionamento celular e cicatrização de feridas. É difícil associar deficiências específicas de minerais ou elementos nas alterações de cicatrização, por que deficiências de micronutrientes geralmente são acompanhadas de outros distúrbios metabólicos e nutricionais coexistentes. A maioria desses minerais e elementos não influenciam diretamente o processo de cicatrização. Na verdade, eles servem como co-fatores ou partes de enzimas que são essenciais para a cicatrização.

O magnésio é essencial para o processo de cicatrização e funciona como um co-fator de várias enzimas envolvidas na síntese de proteínas e colágeno. O principal papel do magnésio é fornecer estabilidade estrutural para a adenosina trifosfato, necessária para a reparação cicatricial. Dos numerosos oligoelementos presentes na corpo, cobre, zinco e ferro têm o relacionamento mais próximo à cicatrização de feridas. O cobre é um exigido co-fator para citocromo oxidase, para o antioxidante citosólico superóxido desmutase e para a otimização do funcionamento da lisil oxidase, uma enzima que catalisa a vinculação cruzada de colágeno e reforça a estrutura de colágeno. Experimentalmente, cicatrização prejudicada tem sido notada secundária à diminuição de cobre nos depósitos de pacientes com a doença de Wilson e nos animais após a administração de Penicilamina.

O zinco é o elemento mais conhecido no processo de cicatrização e tem sido utilizado empiricamente por dermatologistas ao longo de séculos. O zinco é um co-fator tanto para DNA e RNA polimerase e, portanto, está envolvido na síntese de DNA, síntese proteica e proliferação celular. Na deficiência de zinco, a proliferação de fibroblastos e a síntese de colágeno estão diminuídas, levando à diminuição da cicatrização e insuficiente epitelização. Estes defeitos são facilmente revertidos com a normalização de seus níveis. Tanto as funções de imunidade celular e humoral são diminuídas quanto há deficiência de zinco, resultando no aumento da sucetibilidade a infecções da ferida operatória e maiores problemas de cicatrização.

O ferro também é um componente do sistema de transporte de oxigênio e pode afetar a capacidade de cicatrização de feridas, mas somente em deficiências graves, como anemia. No ambiente clínico, a deficiência de ferro pode resultar em perda de sangue, infecção, má nutrição ou desordens hematopoiéticas. Ao contrário de outras deficiências de oligoelementos, a deficiência de ferro é facilmente detectada e tratada.

Referências Bibliográficas

1. Arnold M, Barbul A. Nutrition and Wound Healing. Plast Reconstr Surg, 117(Suppl.):42S, 2006.
2. Gray D, Cooper P. Nutrição e Cicatrização: qual é a conexão? Journal of Wound Care, 10(3):86-9, 2001.
3. Perkins L. Nutritional Balance in Wound Healing. Perkins L. equilíbrio nutricional na cicatrização de feridas. Clinical Nutrition, Update 1:8-10, 2005.
4. Williams L, Leaper D. Nutrition and Wound Healing. Williams L, Leaper D. nutrição e cicatrização de feridas. Clinical Nutrition Update 5(1):3-5, 2000.
5. Thompson C, Fuhrman MP. Nutrients and Wound Healing: Still Searching for the Magic Bullet. Nutr Clin Pract, 20(3):331-47, 2005.
6. Larsson J, Akerlind I, Permerth J, Hornqvist JO. Impact of nutritional state on quality of life in surgical patients. Nutrition, 11 (2 Suppl.): 217, 1995.
7. Hunt T, Hopf H. Nutrition in wound healing. In J. Fischer (ed.) Nutrition and Metabolism in the Surgical Patient. Boston: Little, Brown, pp. 423–42, 1996.
8. Daley B, Bistrian B. Nutritional assessment. In G. Zalonga (ed.), St. Louis: Nutrition in Critical Care, Mo.: Mosby, pp. 9-33, 1994.
9. Albina JE. Nutrition and wound healing. JPEN – J Parenter Enteral Nutr, 18:367, 1994.
10. Barbul A, Purtill WA. Nutrition in wound healing. Clin Dermatol, 12:133, 1994.
11. Patel GK. The role of nutrition in the management of lower extremity wounds. Int J Low Extrem Wounds, 4:12, 2005.
12. Albina JE, Gladden P, Walsh WR. Detrimental effects of an omega-3 fatty acid-enriched diet on woundhealing. JPEN – J Parenter Enteral Nutr, 17:519, 1993.
13. Shi HP, Efron DT, Most D, Tantry US, Barbul A. Supplemental dietary arginine enhances wound healingin normal but not inducible nitric oxide synthase knockoutmice. Surgery, 128:374, 2000.
14. Witte MB, Barbul A. Arginine physiology and itsimplication for wound healing. Wound Repair Regen 11:419, 2003.
15. Peng X, Yan H, You Z, Wang P, Wang S. Clinicaland protein metabolic efficacy of glutamine granules-supplementedenteral nutrition in severely burned patients. Burns, 31:342, 2005.
16. Zhou YP, Jiang ZM, Sun YH, Wang XR, Ma EL, Wilmore D. The effect of supplemental enteral glutamineon plasma levels, gut function, and outcome insevere burns: A randomized, double-blind, controlled clinicaltrial. JPEN – J Parenter Enteral Nutr, 27:241, 2003.
17. Flaring UB, Rooyackers OE, Wernerman J, Hammarqvist F. Glutamine attenuates post-traumatic glutathionedepletion in human muscle. Clin Sci (Lond), 104:275, 2003.

Capítulo 17

Hidratação e Equilíbrio Hidroeletrolítico

Katiuce Borges Sapata

Embora frequentemente não se pense na água como um nutriente, a nossa sobrevivência depende mais desse líquido de que qualquer substrato energético que possamos ingerir. Enquanto os seres humanos podem viver durante meses sem alimento, a morte ocorre em questão de dias sem a ingestão de água. Tal constatação não é de se estranhar, se considerarmos as consequências imediatas e extremas que surgem quando a ingestão de água e de eletrólitos é inadequada.

O papel da água no organismo é ímpar. Atua como solvente de vários solutos, gases e enzimas. É o veículo de transporte dos diferentes nutrientes, como o oxigênio e sais minerais, através do sangue, linfa e outros fluidos corporais, mantém a pressão, a acidez e é o meio no qual ocorrem quase todas as reações bioquímicas que sustentam a vida. Também a presença da água, em quantidades adequadas, é essencial para o funcionamento normal do sistema cardiovascular, respiratório, digestivo e para a regulação térmica do corpo, além de absorção de choques através da lubrificação de vários compartimentos e articulações.

Um ambiente interno estável é requisito para a função fisiológica ótima. Este ambiente interno é mantido por meio de uma sofisticada rede de mecanismos homeostáticos. A desnutrição proteico-energética, a doença, o trauma e a cirurgia podem romper o equilíbrio de fluídos, eletrólitos e ácido-base, causando alterações na composição, distribuição e quantidade dos fluídos corporais. Mesmo pequenas mudanças no pH, concentrações de eletrólitos e grau de hidratação podem ter efeitos adversos sobre a função celular. Se estes distúrbios não forem corrigidos, podem decorrer consequências graves, inclusive morte.

▶ COMPARTIMENTOS HÍDRICOS DO CORPO

A função de cada célula que compõe o corpo humano depende do equilíbrio constante entre o seu ambiente interno e o circulante. Claude Bernard (1813–1878) determinou que a evolução dos organismos superiores não teria ocorrido sem o estabelecimento de um meio interno estável, tendo sua composição protegida por mecanismos reguladores. Seus conceitos foram posteriormente aperfeiçoados por Walter B. Cannon (1871–1945), introdutor do termo homeostase.

Embora seja difícil a medida direta dos compartimentos de água do corpo em seres humanos, algumas aproximações razoáveis podem ser feitas. A distribuição de água corporal varia sob diferentes circunstâncias, porém a quantidade total no corpo permanece relativamente constante. A compreensão do papel da água do corpo na saúde e na doença melhorou com o uso da bioimpedância, uma técnica utilizada para medir a condução elétrica e assim estimar a quantidade de água corporal.

A quantidade e localização da água corporal dependem de três fatores: idade, sexo e adiposidade. A relação entre massa livre de gordura (massa corporal magra) e água corporal total é razoavelmente constante. Tem sido demonstrado que o conteúdo total de água no corpo fica em torno de 60 a 65% do peso corpóreo em homens e aproximadamente 10% menos em mulheres. Esta variação ocorre devido ao sexo feminino apresentar uma porcentagem maior de gordura corporal do que os homens. Já as crianças possuem cerca de 80% do peso constituído de água (nos recém-nascidos, essa porcentagem pode ser ainda maior), enquanto nos idosos este percentual fica em torno de 40-50%.

De uma maneira didática, podemos dividir o corpo em dois compartimentos líquidos: intracelular e extracelular. Aproximadamente 60-75% da água total do corpo é intracelular, isto é, internamente às células e separadas por membranas. Isso representa aproximadamente 26 L dos 42 L de água corporal de um homem de tamanho médio. Devido à diversidade de células no corpo humano, esta porcentagem pode variar de célula a célula.

A água extracelular está localizada do lado de fora das células e compreende aproximadamente 25-40% das reservas totais de água. O líquido extracelular inclui o plasma sanguíneo e os líquidos intersticiais, que englobam principalmente o líquido que flui nos espaços microscópio entre as células, a linfa, a saliva, os líquidos existentes nos olhos, os secretados pelas glândulas e pelo trato digestivo, os que banham os nervos da medula espinhal e os líquidos excretados através da pele e dos rins. Aproximadamente 75% do fluído extracelular hídrico está contido nos espaços intersticiais e 25% no plasma. O fluído intersticial é mais difícil de medir e isolar com precisão e é o menos compreendido dos fluídos corpóreos. Embora haja um contato íntimo com o fluído intravascular, através dos capilares, acredita-se que sua composição seja muito diferente.

Em relação aos eletrólitos, eles servem para controlar a atividade dentro e a comunicação entre cada célula do corpo, além de estarem envolvidos na regulação total da água do corpo e na manutenção do equilíbrio ácido-base que capacita a célula a funcionar adequadamente. Os sais que tendem a dissociar mais completamente são conhecidos como eletrólitos fortes (por exemplo, o cloreto de sódio) e aqueles que dissociam em menor extensão são os eletrólitos fracos (por exemplo, cálcio).

As concentrações de água e eletrólitos são controladas muito rigorosamente, mesmo em casos de variações extremas em ingestão de nutrientes, temperaturas ambientais e atividades físicas. A natureza permitiu vários métodos de resposta aos vários estresses dinâmicos colocados sobre a manutenção do balanço hidroeletrolítico (homeostase).

Os compartimentos que compõem a água total do organismo também diferem em composição. O potássio, o cálcio e o magnésio representam os principais cátions na água intracelular, e os fosfatos e as proteínas, os principais ânions. Grande parte do sódio é eliminada desse compartimento por processos que requerem energia (Bomba Na+-K+ ou Na+-K+ ATPase). Por outro lado, o sódio é o principal cátion do líquido extracelular, enquanto o cloreto e o bicarbonato representam os principais ânions. A importância do sódio está relacionada com o controle que ele exerce na distribuição da água em todo o organismo. O número de moléculas de sódio por unidade de água determina a osmolalidade do líquido extracelular. Se o sódio é perdido, a água é excretada na tentativa de manter a osmolalidade normal, e se o sódio é retido, a água também deve ser retida para diluí-lo. A quantidade total de sódio existente no organismo é de aproximadamente 4000 mEq; porém, a maior parte dessa quantidade encontra-se no esqueleto. Para fins didáticos, as composições iônicas do plasma e do líquido intersticial podem ser consideradas idênticas, embora possa haver pequenas diferenças, resultantes da concentração desigual de proteína. O plasma tem um conteúdo muito maior de proteína, e esses ânions orgânicos exigem um aumento na concentração total de cátions. A concentração dos ânions inorgânicos é algo menor no plasma do que no interstício. Essas relações são estabelecidas pelo equilíbrio de Gibbs-Donnan.

A composição e o volume de água nos compartimentos dos líquidos intra e extracelulares estão sob controle fisiológico preciso, porque são de importância decisiva para o perfeito funcionamento das células. Na Fig. 17.1 apresenta-se a distribuição da água corporal nos dois compartimentos.

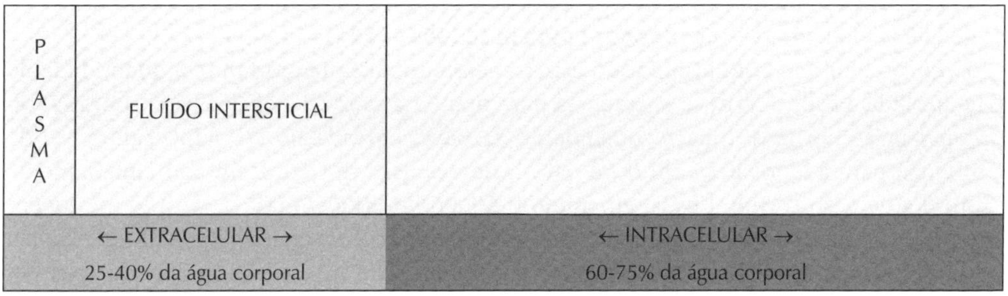

▶ **FIG. 17.1** – Distribuição da água corporal nos compartimentos intra e extracelulares.

▶ ÁGUA CORPORAL

A água sozinha é o maior componente do corpo. As células metabolicamente ativas dos músculos e vísceras possuem a maior concentração de água, enquanto as células teciduais calcificadas possuem a menor. Com relação à porcentagem de peso corporal, a água varia entre os indivíduos, dependendo da proporção corporal de músculos e tecido adiposo. A quantidade total de água corporal diminui significativamente com a idade em razão da diminuição da massa muscular e é maior em atletas do que em não atletas.

A água é um componente essencial de todos os tecidos corporais. Como um solvente, ela torna muitos solutos disponíveis para a função celular e é um meio necessário para todas as reações. Também participa como um substrato nas reações metabólicas e como um componente estrutural que dá forma às células. É essencial para os processos fisiológicos de digestão, absorção e excreção, desempenhando um papel chave na estrutura e função do sistema circulatório e atuando como um meio de transporte para os nutrientes e todas as substâncias corporais. A água mantém a estabilidade física e química dos fluídos intra e extracelular e possui um papel direto na manutenção da temperatura corporal. A evaporação do suor resfria a superfície da pele durante o período em que a temperatura do corpo esteja elevada; 600 kcal de calor corporal são dissipadas durante a evaporação de 1 L de água transpirada.

Em um jovem adulto magro, com massa corporal de 70 kg, a quantidade total de água fica em torno de 42 L. A taxa de circulação de água excede a da maioria dos outros componentes: para um indivíduo sedentário que vive em um clima temperado, a circulação diária de água é de cerca de 2 a 4 L, ou seja, 5-10% do total de água do corpo. Apesar de sua abundância, o conteúdo de água deve ser mantido nos limites, pois o corpo tem menor capacidade para suportar a restrição de água do que de alimentos. Na ausência de exercícios intensos e desde que seja mantida a ingestão de fluídos, alguns dias de jejum completo provocam pequenos impactos na capacidade funcional, e até períodos mais longos de abstinência são bem tolerados. Porém, exceto em circunstâncias excepcionais, a interrupção total de ingestão de água após períodos que variam de 1 ou 2 horas a alguns poucos dias, no máximo, resulta em séria debilitação. A perda de apenas 10% de água corporal pode causar distúrbios graves, enquanto a perda de 20% pode levar à morte.

Necessidades Basais de Água

A água costuma ser chamada de "nutriente silencioso", denominação que reflete o grau de certeza da sua presença e disponibilidade. Assim como acontece com todos os nutrientes, é necessária uma ingestão regular de água para que o corpo mantenha a saúde. Sintomas tanto de deficiência quanto de superdosagem podem ser observados.

O corpo não tem condição para o armazenamento de água; portanto, a quantidade de água perdida a cada 24h deve ser reposta para manter a saúde e a eficiência corporais. Sob circunstâncias normais, uma recomendação razoável baseada no consumo calórico é de 1 mL/kcal para adultos e 1,5 mL/kcal para lactentes. Isso se traduz em aproximadamente 35 mL/kg de peso corporal usual em adultos, 50 a 60 mL/kg em crianças e 150 mL/kg em lactentes. Na maioria dos casos, uma recomendação diária adequada para adultos é de 2 a 2,5 L, dependendo do tamanho corporal. Os lactentes têm maior necessidade de água em razão da limitada capacidade dos seus rins para manejar a carga renal do soluto, maiores porcentagens de água corporal e sua ampla área de superfície por unidade de peso corporal. A necessidade de água de uma mulher lactente também aumenta – 600 a 700 mL/dia – devido à grande quantidade necessária para a produção de leite.

A sede é geralmente um guia adequado para o consumo de água, exceto para lactentes, atletas com grande volume de treinamento, pessoas com alguma patologia e às vezes para o idoso em quem a sensação de sede pode estar diminuída. A sede é estimulada quando a osmolalidade plasmática aumenta ou o volume intravascular diminui. A sensação de sede serve como um sinal para ingerir líquidos. No entanto, qualquer pessoa doente o suficiente para ser hospitalizada, independentemente do diagnóstico, está em risco de desequilíbrio de água e eletrólitos e nestes casos a sede acaba não sendo o melhor sinalizador para a ingestão de fluídos. Os idosos, em geral, são particularmente mais suscetíveis ao desequilíbrio hídroeletrolítico em função de outros fatores, tais como a habilidade de concentração renal prejudicada, polifarmácia, febre, diarreia e vômito. Em casos que envolvem extremo calor ou excessiva sudorese, a sede pode não acompanhar o ritmo das necessidades reais de água do corpo, devendo ser incentivado o consumo de líquidos regularmente.

A água é ingerida como fluídos e também como parte de alimentos. A oxidação dos alimentos no corpo também produz água metabólica como um produto final. A oxidação de 100g de gordura, carboidrato ou proteína produz 107, 55 ou 41 g de água, respectivamente, para um total de cerca de 200 a 300 mL/dia.

A água é absorvida com rapidez porque ela se move livremente através das membranas, por difusão. Este movimento é controlado principalmente pelas forças osmóticas geradas pelos íons inorgânicos em solução no corpo.

Quando a água não pode ser ingerida por via oral ou por uma sonda de alimentação, deve ser administrada por via intravenosa na forma de soluções salinas, que se assemelham muito aos fluídos corporais; soluções de glicose; ou em misturas de sangue, plasma ou proteínas hidrolisadas. A intoxicação por água ocorre como resultado de um excesso de ingestão de água e volume de fluído intracelular aumentado e é acompanhada por diluição osmolar. Este volume aumentado de fluído intracelular faz com que as células, particularmente as cerebrais, aumentem de volume, levando a dor de cabeça, náuseas, vômito, contrações musculares, convulsões com estupor iminente e, possivelmente, morte.

▶ BALANÇO HÍDRICO

Em todas as situações, com exceção daquelas que envolvem períodos muito curtos, a ingestão de água tem de ser igual ou muito próxima à perda. A água formada pela oxidação dos alimentos (água metabólica) contribui, em pequena medida, para compensar as perdas diárias. Já a água das bebidas e alimentos sólidos atende a quase toda a demanda. As perdas de água do corpo variam enormemente e abrangem um número de perdas significativas somadas a outras de menor importância. A urina, as fezes, o suor, a respiração e a pele são as vias principais; perdas menores ocorrem por meio do sangue, sêmem, lágrimas etc., mas essas geralmente são insignificantes.

A regulação da água corporal e das concentrações eletrolíticas envolve um conjunto de mecanismos neurais e hormonais que influenciam a ingestão e a perda. Somam-se a esses mecanismos de controle fisiológicos vários fatores sociais e outros que atuam na restrição ou no aumento da ingestão de fluídos.

A regulação homeostática pelo trato gastrointestinal, rins e cérebro mantém o conteúdo de água da massa magra regularmente constante. Em média, totalizamos uma perda de água ao dia de aproximadamente 2.800 mL, distribuídas entre o trato gastrointestinal, respiratório, transpiração e excreção renal. Essa perda é compensada pela ingestão de líquidos, consumo de alimentos e pela formação de água metabólica (Tabela 17.1). No entanto, a perda pode aumentar consideravelmente em algumas situações especiais, tais como na prática de exercícios ou exposição a ambientes quentes.

A água associada aos alimentos pode contribuir bastante para a ingestão total de fluídos, como demonstrados na Tabela 17.2. Um pouco de água adicional é obtido por meio da oxidação dos nutrientes. Seu valor depende da taxa metabólica total, além de ser influenciado também, em menor medida, pela natureza do substrato que está sendo oxidado. Se imaginarmos um gasto energético de 3.000 kcal/dia, composto por 50% de carboidratos, 35% de gorduras e 15% de proteínas, teremos cerca de 400 mL de água/dia. A redução do gasto energético para 2.000 kcal, com manutenção da mesma composição alimentar, gera cerca de

▶ **TABELA 17.1** – Equilíbrio Hídrico

Entrada de água (mL/dia)		Saída de água (mL/dia)	
Líquidos	1.500	Pele	750
Alimentos	1.000	Fezes	200
Água metabólica	300	Pulmões	350
		Rins	1500
Total	2.800	Total	2.800

275 mL de água. Podemos concluir que a contribuição de água resultante da oxidação para a necessidade total é apreciável quando a circulação é baixa, mas torna-se praticamente insignificante em caso de perdas altas.

▶ **TABELA 17.2** – Porcentagem de Água nos Alimentos

Alimento	Porcentagem
Alface	96
Pepinos	95
Repolho	92
Melancia	92
Brócolis, fervido	91
Leite, sem gordura	91
Espinafre	91
Vagem, fervida	89
Cenouras, cruas	88
Laranjas	87
Maçã, cruas	84
Uvas	81
Batatas, fervidas	77
Ovos	75
Bananas	74
Frango, assado, carne branca	70
Milho, fervido	65
Carne de boi, lombo	59
Queijo, suíço	38
Pão, branco	37
Manteiga	16
Bolacha de água e sal	3
Açúcar, branco	1
Óleos	0

O controle do balanço hídrico se dá através de um sistema integrado complexo, que envolve a entrada e o débito de água no organismo. O hormônio antidiurético (ADH), o sistema renina-angiotensina-aldosterona (SRAA) e o mecanismo da sede permitem a manutenção do equilíbrio hidroeletrolítico e da constância da osmolalidade plasmática. Elevações mínimas da osmolalidade são percebidas imediatamente pelos osmorreceptores e, mais tardiamente, pelos barorreceptores, desencadeando um processo que resulta no estímulo da secreção do ADH e na ativação do mecanismo da sede. Qualquer mudança no ambiente interno, que leve à hiponatremia dispara a sede. Os rins têm de secretar uma quantidade mínima de água para eliminar sólidos. Quando há água em excesso no corpo, pouco ou nenhum ADH é levado aos rins; então, mais água é excretada. Um déficit de água estimula a secreção de ADH. É fácil observar que o volume da urina diminui quando a quantidade de suor é grande. Um aumento entre 2% e 3% na osmolalidade do plasma em relação ao nível normal de cerca de 285 a 290 mosmol/L é suficiente para provocar fortes sensações de sede, juntamente com aumento na concentração circulante do ADH. A secreção ou ação inadequada do ADH, alterações nos canais de água da aquaporina-2 ou ingestão aumentada de água resultam nas síndromes poliúricas.

O volume dos fluídos intracelulares nas células específicas do hipotálamo pode ser fator crucial no mecanismo da sede. A pressão osmótica através da membrana celular influencia esse volume. Os receptores de volume (receptores de estiramento) nas paredes dos átrios e dos vasos de grande calibre detectam variações no volume dos fluídos intracelulares e, reflexamente, ajustam-nos.

A ingestão e a excreção de água são impelidas pela interação complexa entre fatores neurais e hormonais que respondem a determinados números de impulsos diferentes. Sob condições normais, o volume sanguíneo e a osmolalidade do fluído intracelular são mantidos em limites restritos: aumento ou queda de cerca de 5 nOsm/L na osmolalidade do plasma é suficiente para alterar o funcionamento do rim, que passa da conservação máxima de água à eliminação máxima de urina. O sódio, como principal íon do espaço extracelular, contribui com cerca de 50% da osmolalidade total do plasma, o que significa que a manutenção do equilíbrio osmótico está intimamente relacionada com a ingestão e com a excreção do sódio e da água. A diurese profunda que acompanha a queda na osmolalidade do plasma normalmente evita uma sobrecarga de água. Casos de hiponatremia (baixo nível do sódio do plasma), porém, não estão descartados.

Quando o consumo de água é insuficiente ou a perda de água é excessiva, os rins compensam conservando água e excretando uma urina mais concentrada. Os túbulos renais aumentam a reabsorção de água em resposta à ação hormonal do ADH. Entretanto, a concentração de urina produzida pelos rins tem um limite: aproximadamente 1.400 nOsm/L.

A capacidade dos rins em idosos de concentrar urina pode estar comprometida, resultando em risco aumentado de desenvolver desidratação e hipernatremia, especialmente durante enfermidades. Os sinais de desidratação incluem cefaleia, fadiga, apetite diminuído, tontura, turgor cutâneo precácio (embora este possa estar presente em idosos bem hidratados), pele esticada na testa, urina concentrada, débito urinário diminuído, olhos encovados, mucosa da boca e nariz secos, alterações de pressão ortostática e taquicardia. Em uma pessoa desidratada, a densidade específica da urina aumenta além dos níveis normais de 1.005 a 1.030, e ela se torna notavelmente mais escura.

A sede, medida como resultado ou resposta observada parece ser relativamente insensível a alterações agudas no estado de hidratação em humanos. Já a estabilidade geral do volume total de água de um indivíduo indica que o desejo de ingerir líquidos é um fator regulador em longo prazo. A ausência da sensação de sede não deve ser tomada como indicador de que o corpo está completamente hidratado. Nem sempre a sede constitui consequência direta da necessidade fisiológica de ingerir água.

As condições ambientais afetam a necessidade individual de água porque alteram as perdas ocorridas pelas diversas vias. A necessidade de água dos indivíduos sedentários que vivem em regiões quentes podem ser 2 a 3 vezes maior do que daqueles de um clima temperado, mesmo não havendo transpiração pronunciada. As perdas transcutâneas e respiratórias sofrem grande influência da umidade do ar ambiente. Aliás, esse pode ser um fator mais importante do que a temperatura ambiente. As perdas de água pela transpiração devem-se à umidificação do ar inspirado. São relativamente pequenas no indivíduo em repouso, sob clima quente e ambiente úmido (soma cerca de 200 mL/dia), mas aumentam para praticamente o dobro em regiões de baixa umidade; pode chegar a valores tão altos quanto 1.500 mL/dia durante períodos de trabalho pesado em clima frio e seco, em locais de maior altitude. A essas devem ser acrescentadas as perdas imperceptíveis pela pele (cerca de 750 mL/dia) e a perda pela urina, sendo normalmente inferior a 1.500 mL/dia. A hipoidratação promove maior armazenamento de calor no corpo, o que reduz a tolerância ao estresse do calor. O aumento do armazenamento do calor é mediado pela redução na taxa da transpiração e pela diminuição do fluxo sanguíneo para a pele na presença de determinada temperatura central. O deslocamento do sangue para a pele dificulta a manutenção da pressão venosa e a adequação do débito cardíaco para, simultaneamente, controlar o metabolismo e a temperatura durante o estresse térmico, por exemplo, induzido pelo exercício.

▶ AVALIAÇÃO DO ESTADO DE HIDRATAÇÃO

Devido ao grande impacto fisiológico do estado de hidratação sobre a saúde e qualidade de vida, foram desenvolvidos alguns métodos para a avaliação do índice de hidratação do organismo humano. Cada um com suas características peculiares, sendo alguns mais práticos e aplicáveis, e outros mais sensíveis e invasivos. Abaixo segue uma breve síntese dos métodos de avaliação do estado de hidratação mais utilizados:

▶ *Coloração da urina* é um método de simples aplicação, consistindo de uma análise qualitativa da cor da urina, onde essa é comparada de forma visual com uma tabela de referências de cores variando de um a oito, em que um se refere a uma hiperhidratação e oito, a uma desidratação severa. Essa tabela é denominada Tabela de Armstrong, desenvolvida no ano de 1994, que leva o nome do seu criador, o professor Lawrence Armstrong.

▶ *Densidade ou gravidade específica da urina* é uma medida um pouco mais sensível, onde uma alíquota de urina é analisada através de um refratômetro ou de um exame qualitativo de urina (EQU). Sua escala varia de 1.005 até 1.030, sendo que quanto maior estiver o valor da densidade da urina, mais densa está a mesma, refletindo uma possível situação de desidratação; entretanto, quanto menor estiver o valor da densidade da urina, significa que menos densa está, refletindo um possível estado de hiperhidratação. O valor ideal de um estado de hidratação seria em torno de 1.020.

▶ *Valores percentuais do hematócrito* referem-se uma medida de hemoconcentração ou hemodiluição do sangue representado em valores percentuais. Sendo o hematócrito a parte figurada do sangue formada por células do mesmo, quanto mais elevado estiver esse valor entende-se que mais desidratado o sujeito está devido à concentração do seu sangue, muito provávelmente por consequência de uma perda excessiva da parte líquida desse sangue. Entretanto, existem inúmeras situações que podem afetar os seus valores, como, por exemplo, anemias, manipulação de hormônios, como a eritropoeitina e a utilização de diuréticos. Os valores ideais para homens está em torno de 40% e em mulheres, em torno de 38%.

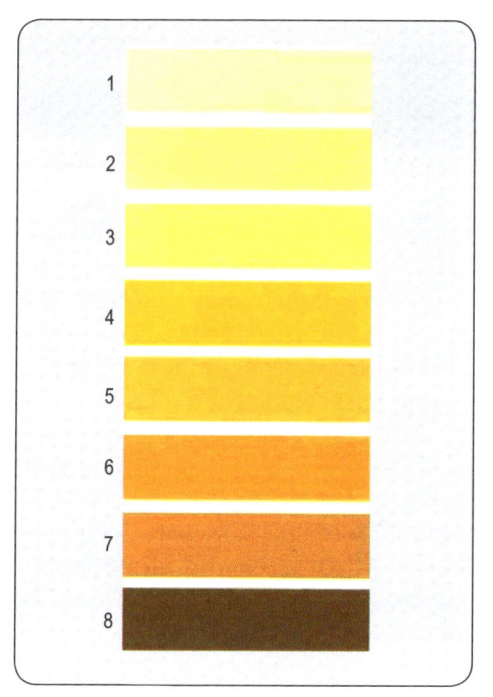

▶ FIG. 17.2 – Tabela de coloração da urina.

▶ *Turgor da pele* trata-se de uma avaliação extremamente qualitativa, onde a pele é pinçada e elevada para cima, quanto mais demorar para a pele retornar ao seu local de origem, significa que com mais déficit de líquidos essa pessoa se encontra. Entretanto, é uma medida pouco confiável que pode ter algum fator de confusão quando realizada em pessoas com pouco colágeno e elastina na pele, muito característico em pessoas de idade mais avançada.

▶ Δ *da massa corporal total:* muito utilizada na prática de exercícios. Refere-se à diferença entre a massa corporal total do início para o final do exercício físico. Ela se torna uma avaliação ainda mais interessante quando levamos em consideração a quantidade de líquidos que o indivíduo ingeriu durante o tempo de realização da atividade. Uma fórmula simples para mensurar o grau de hidratação após a realização de algum trabalho físico é apresentada a seguir:

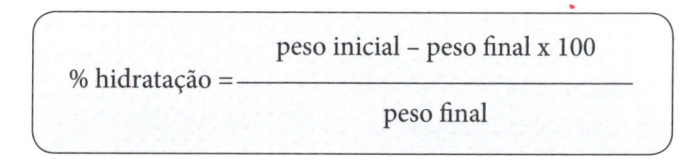

$$\% \text{ hidratação} = \frac{\text{peso inicial} - \text{peso final} \times 100}{\text{peso final}}$$

▶ Maughan e colaboradores, em 1999, determinaram pontos de corte nos graus de desidratação com suas respectivas consequências fisiológicas ao organismo e desenvolveram a seguinte Tabela 17.3.

▶ **TABELA 17.3** – Classificação do Estado de Desidratação

Percentual de Desidratação	Classificação da Desidratação	Efeitos no Organismo
1 a 3 %	Leve	Tonturas, fraqueza
4 a 8 %	Média	Câimbras
> 9 %	Alta	Danos graves ao organismo, inclusive podendo levar à morte

▶ DISTÚRBIOS HIDROELETROLÍTICOS

Um dos distúrbios mais importantes relacionados com as proporções de água no organismo humano é a desidratação, uma diminuição na quantidade total de água corporal com hiper, iso ou hipotonicidade dos fluídos orgânicos. Este distúrbio normalmente está relacionado com perdas gastrintestinais (diarreia, vômitos, aspiração gástrica), perdas gêniturinárias (poliúria de qualquer etiologia, doença de Addison, diabetes, terapêutica com diuréticos etc.), perdas pela pele (sudorese abundante, queimaduras etc.) ou ingestão insuficiente de líquidos. Mas também pode ocorrer a desidratação intencional, como resultado de transpiração excessiva ou restrição de líquidos. Este método de perda de água é frequentemente utilizado por lutadores que forçam uma redução de peso para poderem participar de competições. É uma prática prejudicial que pode afetar adversamente o desempenho.

Outros distúrbios relacionados ao equilíbrio hidroeletrolítico também podem ocorrer em função da alteração da homeostase. Dentre eles estão as alterações dos eletrólitos: sódio, potássio, cálcio e magnésio.

▶ ALTERAÇÕES DO SÓDIO

O sódio é o cátion que existe em maior quantidade nos líquidos extracelulares. Os íons de sódio participam da manutenção do equilíbrio hidroeletrolítico, da transmissão dos impulsos nervosos e da contração muscular. A sua concentração normal no líquido extracelular varia entre 136 e 144mEq/L. O equilíbrio hidroeletrolítico é regido por um princípio fisiológico importante: a água vai para onde for o sódio. Quando os rins retêm sódio, a água também é retida. Por outro lado, a sua excreção é acompanhada pela excreção de água. Quando a ingestão de sódio diminui, ou quando o indivíduo perde líquido, o organismo procura reter o sódio por ação da aldosterona nos túbulos renais, onde promove a reabsorção do sódio. As alterações nas concentrações de sódio podem resultar em dois processos: hiponatremia (deficiência corporal de sódio e/ou diluição por excesso de água) e hipernatremia (perda de água superior à de sódio, reposição insuficiente das perdas hídricas, administração de sobrecarga de soluto ou excesso de esteroides).

▶ ALTERAÇÕES DO POTÁSSIO

O potássio é o principal cátion intracelular que regula a excitabilidade neuromuscular e a contratilidade muscular. É necessário para a formação do glicogênio, para a síntese proteica e para a correção do desequilíbrio ácido-básico. A regulagem do potássio está a cargo, principalmente, dos rins. Quando a aldosterona aumenta, a urina elimina maior quantidade de potássio e o nível de potássio no sangue pode diminuir. Outro mecanismo regulador baseia-se na permuta com o sódio nos túbulos renais. A retenção de sódio é acompanhada pela eliminação de potássio. Os níveis séricos normais de potássio oscilam entre 3,5 e 5 mEq/L. Ressalte-se que os valores plasmáticos representam os valores extracelulares. Sua normalidade ou o seu aumento não significam alterações globais dos seus valores, isto porque ele predomina no líquido intracelular. O excesso de potássio (hipercalemia) normalmente é causado por insuficiência renal aguda, doença de Addison, acidose, transfusões e hemólise, degradação de proteínas, grande ingestão de potássio frente à insuficiência renal, entre outras. Já a baixa concentração de potássio (hipocalemia) é ocasionada por perdas gastrintestinais, perdas geniturinárias, ingestão insuficiente ou desvio iônico.

▶ ALTERAÇÕES DO CÁLCIO

O cálcio ocupa o quinto lugar entre os elementos mais abundantes no corpo humano. O organismo precisa do cálcio para a integridade e estrutura das membranas celulares, condução adequada dos estímulos cardíacos, coagulação sanguínea, formação e crescimento ósseos e para a realização de contrações musculares. O cálcio contido nos líquidos orgânicos representa uma pequena porcentagem do cálcio total, sendo que a maior parte dele se encontra nos ossos e dentes. O cálcio contido no líquido extracelular é regulado pela ação dos hormônios das paratireoides e tireoides. O hormônio da paratireoide regula o equilíbrio entre o cálcio contido nos ossos, a absorção de cálcio pelo trato gastrintestinal e a eliminação do cálcio pelos rins. A tireocalcitonina, produzida pela tireoide, também desempenha certo papel na determinação dos níveis séricos do cálcio, porque inibe a reabsorção do cálcio dos ossos. A deficiência de cálcio (hipocalcemia) é ocasionada principalmente pela perda de tecido da paratireoide após tireoidectomia, hipoparatireoidismo idiopático e insuficiência renal (raramente sintomática). O excesso de cálcio (hipercalcemia) tem como etiologia o hiperparatireoidismo, neoplasias (carcinoma, leucemia, linfoma, mieloma múltiplo), intoxicação por vitamina D, hipo e hipertireoidismo e insuficiência adrenal.

▶ ALTERAÇÕES DO MAGNÉSIO

O magnésio ocupa o segundo lugar, por ordem de importâncias, entre os cátions do líquido intracelular. Ele é indispensável para as atividades enzimáticas e neuroquímicas, assim como para a excitabilidade dos músculos. Seus níveis plasmáticos variam entre 1,5 e 2,5 mEq/L. A regulagem dos níveis de magnésio é indireta, estando a cargo da eliminação renal, além de depender do hormônio das paratireoides. O excesso (hipermagnesemia) é ocasionado normalmente por insuficiência renal e inabilidade em excretar o que foi absorvido do alimento ou infundido. Ocasionalmente, o uso do sulfato de magnésio, como catártico, pode ser absorvido o bastante para produzir uma intoxicação, particularmente da função renal comprometida. A deficiência (hipomagnesemia) pode ser encontrada no alcoolismo crônico, cirrose, pancreatite, acidose diabética, jejum prolongado, diarreia, má absorção, aspiração gastrintestinal prolongada, diurese exagerada, hiperaldosteronismo primário e hiperparatireoidismo e quando largas doses de vitamina D e cálcio são consumidas.

◗ HIDRATAÇÃO E ESTÉTICA

Uma alimentação equilibrada, associada a um estilo de vida saudável, pode contribuir com a saúde da pele, fornecendo os nutrientes responsáveis por garantir sua integridade, elasticidade e brilho natural. Por outro lado, uma alimentação deficiente em determinados nutrientes pode ser refletida em uma pele sem vida. Desta forma, na dieta para garantir a saúde da pele é importante incluir principalmente fibras, água, vitaminas e minerais diariamente na alimentação.

A ingestão adequada de água favorece a absorção dos nutrientes necessários ao equilíbrio da pele e garante a sua hidratação. Além disso, a água trabalha junto com as fibras, estimulando o trânsito intestinal e eliminando as toxinas do organismo, impedindo que o seu acúmulo seja refletido na pele. Também é responsável pelo controle dos níveis nutricionais sanguíneos e favorecendo a absorção dos nutrientes necessários ao equilíbrio celular. Sendo assim, manter-se bem hidratado é essencial para o bom funcionamento do organismo e, consequentemente, para a manutenção de uma pele saudável.

Referências Bibliográficas

1. Adrogué HJ, Madias NE. Hypernatremia. N Engl J Med, 18(342):1493-9, 2000.
2. Adrogué HJ, Madias NE. Hyponatremia. N Engl J Med, 25(342):1581-9, 2000.
3. Allison S. Fluid, electrolytes and nutrition. Clin Med, 4(6):573-8, 2004.
4. Allison SP, Lobo DN. Fluid and electrolytes in the elderly. Curr Opin Clin Nutr Metab Care, 7(1):27-33, 2004.
5. Armstrong LE et al. Urinary indices of hydration status. Int J Sport Nutr, 4(3):265-79, 1994.
6. Cesareo R et al. Etiopathogenetic classification and description of a rare clinical case. Minerva Endocrinol, 27(1):43-7, 2002.
7. Davidhizar R, Dunn CL, Hart AN. A review of the literature on how important water is to the world's elderly population. Int Nurs Rev, 51(3):159-66, 2004.
8. Ellis KJ et al. Bioelectrical impedance methods in clinical research: a follow-up to the NIH Technology Assessment Conference. Nutrition, 15:874-80, 1999.
9. Ferry M. Strategies for ensuring good hydration in the elderly. Nutr Rev, 63:S22-S29, 2005.
10. Food and nutrition board, National research council: recommended dietary allowances. 10 ed., Washington, DC: National Academy Press, 1989.
11. Kenefick RW, Sawka MN. Hydration at the work site. J Am Coll Nutr, 26(5):S597-S603, 2007.
12. Kleiner SM. Water: an essential but overlooked nutrient. J Am Diet Assoc, 99(2):200-6, 1999.
13. Kumar BT. Sodium. Lancet, 352:220-28, 1998.
14. Lobo DN. Fluid, electrolytes and nutrition: physiological and clinical aspects. Proc Nutr Soc, 63(3):453-66, 2004.
15. Mahan LK, Escott-Stump S. Krause. Alimentos, Nutrição e Dietoterapia. 11 ed. São Paulo: Roca, 2005.
16. Manz F. Hydration and disease. J Am Coll Nutr, 26(5):S535-S541, 2007.
17. Manz F. Hydration in children. J Am Coll Nutr, 26(5):S562-S569, 2007.
18. Manz F, Wentz A. The importance of good hydration for the prevention of chronic diseases. Nutr Rev, 63(6):S2-S5, 2005.
19. Maughan RJ, Burke LM. Nutrição esportiva. Porto Alegre: Artmed, 2004.
20. Maughan RJ, Shirreffs SM. Dehydration, rehydration and exercise in the heat. Int J Sports Med, 19 (Suppl 2):S89-S168, 1998.
21. Mouterde O. Oral rehydration solutions and acute diarrhea: an update. Arch Pediatr, 14(3):S165-S168, 2007.

22. Naves LA et al. Distúrbios na secreção e ação do hormônio antidiurético. Arq Bras Endocrinol Metab, 47(4):467-81, 2003.
23. Nelson JL, Robergs RA. Exploring the potential ergogenic effects of glycerol hyperhydration. Sports Med, 37(11):981-1000, 2007.
24. Sharp RL. Role of whole foods in promoting hydration after exercise in humans. J Am Coll Nutr, 26(5):S592-S596, 2007.
25. Wendt D, van Loon LJ, Lichtenbelt WD. Thermoregulation during exercise in the heat: strategies for maintaining health and performance. Sports Med, 37(8):669-82, 2007.

Capítulo 18

Atividade Física

Caroline Ayres

A nutrição em estética é uma das esferas mais promissoras da atualidade. A busca pela perfeição estética está cada vez mais evidenciada na sociedade.

O nutricionista deve adquirir este conhecimento como sendo uma ferramenta de grande diferencial. Com o conhecimento técnico é possível montar protocolos baseado em evidência científica e que resultam em uma melhora do corpo.

A nutrição esportiva é uma esfera da nutrição, na qual podemos promover saúde, melhorar o corpo esteticamente e a mente.

Neste capítulo abordaremos a conduta nutricional na atividade física no contexto estético, excluindo a nutrição voltada para esporte de alto rendimento, pois, neste caso, a conduta será voltada para melhora da *performance* do atleta.

▶ A BUSCA PELO CORPO PERFEITO

A eterna busca pelo corpo perfeito não é um tema atual. Na grande maioria, os homens desejam um corpo hipertrofiado, bem como definição muscular, enquanto as mulheres (mais suscetíveis ao ganho de peso gordo) buscam se livrar da gordura em excesso. Quando se tem uma consciência apenas estética é preocupante, pois se acaba esquecendo o mais importante: a saúde.

Entretanto, muitos praticantes de exercícios físicos buscam mais que saúde, buscam a perfeição estética. O profissional nutricionista deverá trabalhar em equipe, de forma a adequar a conduta nutricional nos aspectos do treino para cada objetivo. O ideal no caso do atendimento nutricional visando à estética é trabalhar com educadores físicos, farmacêuticos e psicólogos.

▶ ATUAÇÃO DO PROFISSIONAL

Na primeira consulta é importante fazer uma ótima avaliação nutricional (detalhada na parte II), seguindo um questionário próprio. Nas reconsultas deve-se repetir a avaliação nutricional, verificar a aceitabilidade do plano alimentar, buscar sugestões de alimentos e reformular o plano alimentar. No intervalo entre as reconsultas é importante que o indivíduo sofra algum tipo de abordagem, seja por telefone, e-mail ou outros métodos. Esta conduta é importante para que ocorra uma adesão do paciente.

Visando uma melhoria estética, o profissional nutricionista deve estimar as necessidades nutricionais em relação às calorias, bem como as quantidades adequadas de macronutrientes, micronutrientes e água.

❱ NECESSIDADES NUTRICIONAIS

As necessidades nutricionais podem ser calculadas através de protocolos apropriados, sendo estimadas por meio de tabelas próprias. Devem ser levados em consideração a modalidade esportiva praticada, dados referentes ao metabolismo basal, demanda energética de treino, necessidades de modificação da composição corporal e fatores clínicos presentes, como as condições de mastigação, digestão e absorção. As necessidades energéticas são calculadas por meio da soma da necessidade energética basal (protocolo de livre escolha), gasto energético médio em treino e consumo extra ou reduzido para controle da composição corporal. Para a determinação das necessidades dos macronutrientes (carboidratos, proteínas e lipídios) devem ser levados em consideração as necessidades calóricas e o tempo necessário de digestão para o aproveitamento dos músculos[1].

Os macronutrientes são essenciais para a recuperação muscular, a manutenção do sistema imunológico, o equilíbrio do sistema endócrino e a manutenção e/ou melhora da *performance*[1].

Os micronutrientes desempenham papel importante na produção de energia, síntese de hemoglobina, manutenção da saúde óssea, função imunológica e a proteção dos tecidos corporais em relação aos danos oxidativos. São necessários na construção e manutenção dos tecidos musculares após os exercícios[1].

O estresse dos exercícios pode resultar numa adaptação bioquímica muscular que aumenta as necessidades nutricionais, com maior utilização e/ou perda de micronutrientes[1].

A necessidade calórica dietética é influenciada pela hereditariedade, sexo, idade, peso corporal, composição corporal, condicionamento físico e fase de treinamento. Devem ser levadas em consideração a frequência, intensidade e duração das sessões de exercícios físicos[1].

As necessidades nutricionais, em termos calóricos, correspondem a um consumo que se situa entre 37 e 41kcal/kg de peso/dia. Dependendo dos objetivos, a taxa calórica pode apresentar variações mais amplas, com o teor calórico da dieta situando-se entre 30 e 50kcal/kg/dia[1].

Em relação ao macronutriente carboidrato pode-se afirmar que o efeito ergogênico da ingestão do mesmo durante o exercício já foi consistentemente demonstrado em vários experimentos, muitos dos quais efetuados durante etapas de muitas horas de duração. Foi demonstrado que o exercício prolongado reduz acentuadamente o nível de glicogênio muscular, exigindo constante preocupação com sua reposição[1].

Apesar da comprovada eficiência do carboidrato na recuperação do glicogênio muscular, atletas ainda demonstram resistência no consumo deste nutriente. A alimentação adequada em termos de ingestão de carboidratos contribui para a manutenção do peso corporal e a adequada composição corporal, maximizando os resultados do treinamento e contribuindo para a manutenção da saúde. Balanço calórico negativo, que se acompanha de menor ingestão de micronutrientes, pode ocasionar perda de massa muscular, disfunção hormonal, osteopenia e maior incidência de fadiga crônica, lesões músculo-esqueléticas e doenças infecciosas[1].

Estima-se que a ingestão de carboidratos correspondente a 60-70% do aporte calórico diário atende à demanda de um treinamento esportivo. Para otimizar a recuperação muscular recomenda-se que o consumo de carboidratos esteja entre 5 e 8 g/kg de peso/dia. Em atividades de longa duração e/ou treinos intensos, há necessidade de até 10 g/kg de peso/dia para a adequada recuperação do glicogênio muscular e/ou aumento da massa muscular[1].

Após o exercício exaustivo, recomenda-se a ingestão de carboidratos simples entre 0,7 e 1,5 g/kg peso no período de quatro horas, o que é suficiente para a ressíntese plena de glicogênio muscular[1].

▶ EMAGRECIMENTO

Para o emagrecimento, alguns estudos têm demonstrado que a dieta com baixo índice glicêmico é eficaz. Em estudos clínicos, dietas com baixo índice glicêmico produziram menos fome, promoveram maior perda de peso e melhoraram marcadores de controle de glicemia e risco de doença cardiovascular comparados a dietas de alto índice glicêmico[2,3]. Dietas com baixo índice glicêmico parecem ser um método efetivo para promover a perda de peso e melhorar o perfil lipídico[3]. Em um estudo, a massa de gordura total, o índice de massa corporal, o colesterol total e o LDL-colesterol diminuíram significativamente mais no grupo com dieta de baixo índice glicêmico quando comparados com o grupo com dieta de alto índice glicêmico[3].

A perda de peso com dieta moderada de carboidrato, proteína moderada, resulta em mudanças mais favoráveis na composição corporal e dislipidemia em comparação com uma dieta hiperglicídica e hipoproteica, sugerindo um benefício adicional na redução do risco para doenças metabólicas[4].

▶ NUTRIENTES

Em termos ao macronutriente lipídeo, a parcela de ácidos graxos essenciais deve ser de 8 a 10g/dia. Para atletas tem prevalecido a mesma recomendação nutricional destinada à população em geral, que são: 10% de saturados, 10% de polinsaturados e 10% de monoinsaturados[1].

Se houver a necessidade de dietas hipolipídicas, devem prevalecer as cotas, em relação ao aporte calórico total, menor do que 8% para as saturadas, maior que 8% para as monoinsaturadas e de 7-10% para as polinsaturadas[1].

Quando se deseja a modificação da composição corporal à custa de redução da massa gorda, em geral, se propõe a redução da ingestão calórica com a escolha de alimentos de baixa densidade energética, pobres em gordura[1].

A redução drástica da gordura dietética pode não garantir a redução de gordura corporal e ocasionar perdas musculares importantes por falta de nutrientes importantes na recuperação após o exercício físico, como as vitaminas lipossolúveis e proteínas[1].

Em relação ao macronutriente proteína, um indivíduo fisicamente ativo tem maior necessidade proteica do que o indivíduo sedentário devido ao reparo de lesões induzidas pelo exercício nas fibras musculares, uso de pequena quantidade de proteína como fonte de energia durante o exercício físico e ganho de massa magra[5].

❱ INGESTÃO PROTEICA

Para se estabelecer o valor adequado para ingestão de proteína, é necessário determinar, além das características individuais (sexo, idade, perfil antropométrico, estado de saúde etc.), parâmetros básicos a respeito da atividade física praticada, tais como intensidade, duração e frequência. Recomenda-se para indivíduos ativos a ingestão de 1,2 a 1,4g/kg/dia. Atletas e indivíduos visando à hipertrofia muscular teriam suas necessidades atendidas com o consumo máximo de 1,8g/kg/dia[1].

Para os indivíduos sedentários, recomenda-se o consumo diário de proteínas entre 0,8 e 1,2g/kg de peso/ dia. Tem sido constatada uma maior necessidade de ingestão para aqueles indivíduos praticantes de exercícios físicos, pois as proteínas contribuem para o fornecimento de energia em exercícios de *endurance*, sendo, ainda, necessárias na síntese proteica muscular no pós-exercício[1].

Para os atletas de força, a proteína tem papel importante no fornecimento de "matéria-prima" para a síntese de tecido, sendo de 1,4 a 1,8g/kg de peso as necessidades diárias proteicas[1].

Ingestão proteica, após o exercício físico de hipertrofia, favorece o aumento de massa muscular, quando combinado com a ingestão de carboidratos, reduzindo a degradação proteica. Este consumo deve estar de acordo com a ingestão proteica e calórica total. O aumento da massa muscular ocorre como consequência do treinamento, assim como a demanda proteica, não sendo o inverso verdadeiro[1].

Um estudo foi realizado com o objetivo de verificar se a ingestão de uma dieta hiperproteica (4 g/kg de peso/dia), aliada ao treinamento, provoca maior aumento da massa muscular e força quando comparado com o padrão dietético de 1,8 g/kg de peso/dia de proteínas. Os indivíduos foram divididos em dois grupos segundo a suplementação: um grupo com suplementação de proteína, perfazendo 4 g/kg de peso/dia, e outro grupo com suplementação de carboidrato, na quantidade calórica da suplementação proteica (225 g/dia). Os dois grupos foram submetidos ao treinamento com pesos para os músculos bíceps e tríceps, três vezes por semana, durante oito semanas. Foram analisados a força, massa muscular, entre outras variáveis. Os resultados encontrados no estudo foram: o grupo com suplementação de carboidrato apresentou correlação positiva entre a ingestão de carboidrato e o aumento da área muscular e força para o exercício tríceps francês. Os indivíduos suplementados com carboidrato (225 g/dia) associados à ingestão proteica de 1,8 g/kg de peso/dia, quando submetidos ao treinamento com peso, apresentaram maior aumento da massa muscular quando comparados com os indivíduos submetidos ao mesmo treinamento suplementados com 4g/kg de peso/dia[6].

A massa muscular é normalmente perdida com o jejum prolongado[7]. Por isso é incoerente treinar em jejum. Adequar o balanço energético é essencial para a manutenção da massa magra, funções imunológicas e otimizar a *perfomance*[8]. Uma vez que otimizamos o desempenho do atleta recreativo que visa a estética, potencializamos os resultados esperados.

❱ INGESTÃO DE CARBOIDRATOS E LIPÍDEOS

A ingestão de carboidrato e proteína no período pós-treino ajuda na síntese proteica e restauração dos níveis de glicogênio muscular[9].

Quanto maior a intensidade dos exercícios, maior será a participação dos carboidratos como fornecedores de energia. A contribuição da gordura pode ser importante para todo o tempo em que durar o exercício, tendendo a se tornar mais expressiva quando a atividade se prolonga e se mantém em intensidade francamente aeróbia. Contudo, a proporção de energia advinda da gordura tende a diminuir quando a intensidade de exercício aumenta, o que exige maior participação dos carboidratos. A proteína, com a maior duração do exercício, aumenta a sua participação, o que contribui para a manutenção da glicose sanguínea, principalmente por meio da gliconeogênese hepática[1].

A escolha dos alimentos fontes de carboidrato, assim como a preparação da refeição que antecede o evento esportivo, deve respeitar as características gastrintestinais individuais dos atletas[1].

O tamanho da refeição e a composição da mesma em quantidades de proteínas e fibras podem exigir mais de três horas para o esvaziamento gástrico. Na impossibilidade de esperar por mais de três horas para a digestão, pode se evitar o desconforto gástrico com refeições pobres em fibras e ricas em carboidratos[1].

▶ ESTRESSE OXIDATIVO

O exercício físico, quando realizado com moderação, traz benefícios ao organismo. Porém, quando ultrapassa os limites fisiológicos, é responsável pelo aumento da produção de radicais livres, que podem iniciar um processo deletério nas células e tecidos, chamado de estresse oxidativo.

Dentro deste contexto, muitos estudos têm avaliado o papel antioxidante de diferentes micronutrientes; entretanto, não temos uma preconização quanto ao aumento dietético desses micronutrientes envolvidos no papel antioxidante.

- ▶ *Vitaminas:* para atletas em regime de treinamento intenso, tem sido sugerido o que tem gerado controvérsia, ou seja, o consumo de vitamina C entre 500 e 1.500 mg/dia (proporcionaria melhor resposta imunológica e antioxidante) e de vitamina E (aprimoraria a ação antioxidante)[1]. A vitamina C e vitamina E têm ações que promovem a imunidade[10].
- ▶ *Minerais:* o zinco está envolvido no processo respiratório celular e sua deficiência em atletas pode gerar anorexia, perda de peso significativa, fadiga, queda no rendimento em provas de *endurance* e risco de osteoporose, razão pela qual tem sido sugerida a utilização em suplementação alimentar. Entretanto, as evidências científicas não justificam o uso do zinco em suplementação nutricional[1].

  Atletas do sexo feminino, em dietas de restrição calórica, podem sofrer deficiências no aporte de minerais. É o caso do cálcio, envolvido na formação e manutenção óssea. O baixo nível de ferro, que ocorre em cerca de 15% da população mundial, causa fadiga e anemia, afetando a *performance* e o sistema imunológico[1].

  Recomenda-se que a dieta contenha a quantidade mínima de 1.000mg/dia de cálcio. Em relação ao ferro, recomenda-se 15mg/dia para a população feminina e 10mg/dia para a masculina. A correção da anemia ferropriva irá melhorar o desempenho nos treinos[1].
- ▶ *Hidratação:* o estresse do exercício é acentuado pela desidratação, que aumenta a temperatura corporal, prejudica as respostas fisiológicas e o desempenho físico e produz riscos para a saúde[1].

  Com 1-2% de desidratação, inicia-se o aumento da temperatura corporal. Em torno de 3%, há uma redução importante do desempenho; com 4-6% pode ocorrer fadiga térmica; e a partir de 6% existe risco de choque térmico, coma e morte[1].

  Como o suor é hipotônico em relação ao sangue, a desidratação provocada pelo exercício pode resultar num aumento da osmolaridade sanguínea[1].

A desidratação afeta o desempenho aeróbio, diminui o volume de ejeção ventricular pela redução no volume sanguíneo e aumenta a frequência cardíaca. São alterações acentuadas em climas quentes e úmidos, pois a maior vasodilatação cutânea transfere grande parte do fluxo sanguíneo para a periferia, ao invés da musculatura esquelética, ocasionando importantes reduções da pressão arterial, do retorno venoso e do débito cardíaco. A reposição hídrica em volumes equivalentes às perdas de água pela sudorese pode prevenir um declínio no volume de ejeção ventricular, sendo, também, benéfica para a termorregulação, pois aumenta o fluxo sanguíneo periférico, facilitando a transferência de calor interno para a periferia[1].

Quando leve a moderada, ela se manifesta com fadiga, perda de apetite e sede, pele vermelha, intolerância ao calor, tontura, oligúria e aumento da concentração urinária. Quando grave, ocorre dificuldade para engolir, perda de equilíbrio, a pele se apresenta seca e murcha, olhos afundados e visão fosca, disúria, pele dormente, delírio e espasmos musculares. Foi demonstrado ainda que a ingestão de líquidos, independente da presença de carboidrato, melhora o desempenho durante uma hora de exercício aeróbio em alta intensidade. Como a desidratação decorrente do exercício pode ocorrer não apenas devido à sudorese intensa, mas, também, devido à ingestão insuficiente e/ou deficiente de absorção de líquidos, é importante reconhecer os elementos que influem na qualidade da hidratação[1].

A concentração média de sódio no suor de um adulto está em torno de 40mEq/L. Supondo que um indivíduo de 70kg corra por três horas e perca dois litros de suor por hora, a perda total de sódio é de 240mEq, ou seja, 10% do total de Na+ do espaço extracelular. Esta perda seria irrelevante, não fosse o risco de hiponatremia, concentração de sódio plasmático menor que 130mEq[1].

Devemos ingerir líquidos antes, durante e após o exercício. Para garantir que o indivíduo inicie o exercício bem hidratado, recomenda-se que ele beba cerca de 250 a 500 mL de água duas horas antes do exercício. Durante o exercício recomenda-se iniciar a ingestão já nos primeiros 15 minutos e continuar bebendo a cada 15 a 20 minutos. O volume a ser ingerido varia conforme as taxas de sudorese, na faixa de 500 a 2.000 mL/hora[1].

❯ CONSIDERAÇÕES FINAIS

Dentro deste contexto, a alimentação ideal para os praticantes de exercício físico para fins estéticos deve ser equilibrada nutricionalmente, respeitando a ingestão adequada dos macronutrientes, micronutrientes, fibras e água, diversificada, adequada para a realidade de cada indivíduo, considerando o gasto energético com o treino, entre as condutas normais destinadas à nutrição clínica.

Referências Bibliográficas

1. Carvalho T et al. Diretrizes da Sociedade Brasileira de Medicina do Esporte – Modificações dietéticas, reposição hídrica, suplementos alimentares e drogas: comprovação de ação ergogênica e potenciais riscos para a saúde. Rev Bras Med Esporte. 9(2), 2003.
2. Bell SJ, Sears B. A proposal for a new national diet: a low-glycemic load diet with a unique macronutrient composition. Metab Syndr Relat Disord, 1(3):199-208, 2003.
3. Thomas DE, Elliott EJ, Baur L. Low glycaemic index or low glycaemic load diets for overweight and obesity. Cochrane Database Syst Rev, 18;(3):CD005105, 2007.

4. Walker Lasker DA, Evans EM, Layman DK. Moderate carbohydrate, moderate protein weight loss diet reduces cardiovascular disease risk compared to high carbohydrate, low protein diet in obese adults: A randomized clinical trial. Nutr Metab (Lond), 7;5(1):30, 2008.

5. American Dietetic Association, Dietitians of Canada, American College of Sports Medicine. Position of American Dietitic Association, Dietitians of Canada, and American College of Sports Medicine: nutrition and athletic performance. J Am Diet Assoc, 100(12):1543-56, 2001.

6. Oliveira P et al. Correlação entre a suplementação de proteína e carboidrato e variáveis antropométricas e de força em indivíduos submetidos a um programa de treinamento com pesos. Rev Bras Med Esporte. 12(1), 2006.

7. Volpe SL. Nutrition and dietary supplements 2000. Critical reviews in food science and nutrition, 14(4):291-308, 2000.

8. Bertolucci P. A importância da Alimentação do atleta visando a melhora da performance. In: Nutrição, hidratação e suplementação do atleta: Um desafio atual. São Paulo: Rev Nutr Pauta, 54: 9-18, 2002.

9. Lambert EV, Goedecke JH. The role of dietary macronutrients in optimizing endurance performance. Curr Sports Med Rep, 2(4):194-201, 2003.

10. Aoi W, Naito Y, Yoshikawa T. Exercise and functional foods. Nutr J, 5;5:15, 2006.

Parte 4

Tópicos Especiais em Estética

Capítulo 19

Suplementos Nutricionais

Janaína Fishborn

▶ IMPORTÂNCIA DOS NUTRIENTES PARA A SAÚDE E ESTÉTICA

Há cerca de 50 fatores essenciais à vida e manutenção da saúde, dos quais cerca de 45 são nutrientes que precisamos obter do nosso meio ambiente[1]:

Nutrientes essenciais: 20 a 21 minerais, 13 vitaminas, 8 aminoácidos (10 para crianças e 11 para prematuros) e 2 ácidos graxos essenciais:

- ▶ Água
- ▶ Oxigênio
- ▶ Luz

Esses nutrientes são necessários à síntese de células saudáveis, bem como de enzimas e hormônios, além de desempenhar papel fundamental na estética. O estrato córneo (camada externa da pele) se renova a cada duas semanas, o colágeno a cada três meses, por exemplo, e a saúde e beleza desses tecidos estão diretamente ligadas à sua nutrição.

Outro aspecto a se considerar é o fato de que quando tratamos uma desordem estética com reposição das deficiências nutricionais e incentivando a reeducação alimentar, alteração de hábitos e estilo de vida, também estamos atuando na promoção da saúde. Muitas vezes alterações estéticas são sinais de ausência de saúde e podem vir associadas a comprometimento da vascularização, trocas entre os tecidos e condições inflamatórias, os quais podem ser a base do desenvolvimento de doenças.

Saliento a importância da nutrição sob a ótica de que cada organismo tem uma individualidade bioquímica que deve ser respeitada e que uma dieta pronta ou radical focada somente em calorias não comporta. Com o avanço da nutrigenômica, descobriu-se que os nutrientes modulam genes e podem aumentar a expressão ou suprimir genes para uma determinada doença a qual somos geneticamente predispostos. Dessa forma, se focarmos apenas em calorias sem nos preocuparmos com o conteúdo nutricional dos alimentos podemos ficar mais predispostos ao desenvolvimento de doenças. Um bom exemplo do quanto nos enganamos focando só em calorias são os ácidos graxos da série ômega 3. Trata-se de uma gordura que tem cerca de 9 calorias por grama (o dobro das calorias do açúcar), mas é responsável por ativar genes que queimam gordura no organismo. Então, apesar de ter calorias, auxilia no processo de emagrecimento[16].

> Nutrientes atuam na expressão ou supressão de genes:
> "Ácidos Graxos Poliinsaturados (PUFA) induzem genes no fígado e sistema músculo esquelético que codificam proteínas da oxidação lipídica e suprimem genes no fígado e tecido adiposo que codificam proteínas da biosíntese de ácidos graxos[2]."

▶ JUSTIFICATIVA PARA A SUPLEMENTAÇÃO

Vários estudos têm demonstrado que a composição nutricional dos solos e dos alimentos tem sido modificada pelos tipos de cultivo, métodos genéticos e ambientais[3,4]. Um comparativo de 43 alimentos nos Estados Unidos entre os anos de 1950 e 1999 demonstrou que os mesmos tiveram significante declínio de seis nutrientes: proteínas, cálcio (Ca), fósforo (P), ferro (Fe), riboflavina (B2) e ácido ascórbico (vitamina C)[3].

Uma pesquisa do Departamento de Alimentos e Nutrição Experimental da Faculdade de Ciências Farmacêuticas da Universidade de São Paulo[5] analisou a "cesta básica Dieese e Procon", originada de um Estudo de Padrão de Vida e Emprego, no Município de São Paulo, e empregada como parâmetro para o acompanhamento de preços. Foram encontrados valores insuficientes para as vitaminas A, C, riboflavina (B2) e piridoxina (B6), para os minerais cálcio (Ca), magnésio (Mg), ferro (Fe), zinco (Zn), iodo (I) e selênio (Se), e o percentual de lipídios no total calórico mostrou-se elevado. É válido ressaltar que o estudo adotou dois terços das "Recommended Dietary Allowances" (RDA) como parâmetro de necessidades.

Outro estudo analisou 70 dietas de indivíduos sedentários e atletas[6] e todas as análises dietéticas não atingiram as RDAs para micronutrientes.

Conforme recomendação do *The American Dietetic Association* (ADA), a melhor estratégia nutricional para promoção da saúde e redução do risco de doenças crônicas é manter uma alimentação variada[7]. Entretanto, o mais comum é observarmos um repertório cada vez menor, especialmente de frutas e verduras, no mundo onde a falta de tempo impera, instigando ao consumo de *fast foods*, em geral muito ricos em carboidratos, gorduras e energia, mas pobres nutricionalmente.

É válido lembrar que embora nem sempre todos os nutrientes consigam ser ofertados e ou biodisponibilizados pela alimentação, a reeducação alimentar deve ser prioridade, e a suplementação, uma alternativa de suprir as carências. O alimento dispõe de um sinergismo nutricional, o qual otimiza a atuação dos nutrientes nele presentes. Além disso, muitas vezes ao introduzirmos um alimento com o objetivo de ofertar determinado nutriente, também se altera um hábito alimentar não favorável àquela condição. Por exemplo, quando há necessidade de aumentar o aporte de ácidos graxos ômega 3, a inclusão do peixe em substituição a outras carnes pode trazer benefícios adicionais, como a redução do consumo de ácidos graxos saturados presentes nas outras carnes, que somente a suplementação com o óleo não traria.

▶ LEGISLAÇÃO

RESOLUÇÃO CFN Nº 390/2006[1]

"Regulamenta a prescrição dietética de suplementos nutricionais pelo nutricionista e dá outras providências."

Essa resolução define suplementos nutricionais como formulados de vitaminas, minerais, proteínas e aminoácidos, lipídios e ácidos graxos, carboidratos e fibras, isolados ou associados entre si. Ordena que sejam respeitados os níveis máximos de segurança determinados pela ANVISA e, na ausência destes, os definidos como "Tolerable Upper Intake Levels (UL)" pelas "Dietary Reference Intakes" (DRIs). Esses correspondem aos valores máximos que podem ser suplementados. O profissional somente deverá recomendar suplementos com base no diagnóstico nutricional e em especial nas seguintes condições: estados fisiológicos específicos, estados patológicos e alterações metabólicas. Além disso, sempre deve definir o período de utilização da suplementação e realizar a reavaliação do estado nutricional e do plano alimentar[1].

É importante lembrar que muitos suplementos são de livre acesso ao consumidor e a resolução considerou isso associado ao fato que nem sempre atendem às necessidades individuais.

Por isso é dever do nutricionista estudar e entender melhor cada vez mais a sua ferramenta de trabalho: os alimentos e seus nutrientes.

▶ INTERAÇÕES NUTRICIONAIS

Antes de começar um programa de suplementação, é importante se certificar de que os processos digestivos estão adequados para que haja um bom aproveitamento nutricional. Também é importante conhecer as interações nutricionais e interações droga/nutrientes a fim de realizar um trabalho apropriado.

▶ CONHECENDO AS INTERAÇÕES NUTRICIONAIS

- ▶ Interações Pré-absortivas:
  - – Intraluminais: combinações químicas, competições e antagonismos
  - – Nas microvilosidades e enterócitos: competições antagonismos e interações metabólicas
- ▶ Interações Pós-absortivas:
  - – No metabolismo do nutriente: interações metabólicas de troca e de precursor
  - – A nível de excreção renal: interações metabólicas
- ▶ Combinações químicas:
  - – Dependendo da combinação química, pode haver formações de sais, de quelatos ou de compostos hidrofóbicos.

▶ COMPETIÇÕES

Podem ocorrer em nível de mucosa e pós-absortivo. Em função de similaridades estruturais nutrientes, competem por canais de absorção na mucosa intestinal ou por sítios enzimáticos ou por ligação a proteínas plasmáticas.

Exemplos de competições importantes:

- ▶ *Cálcio e ferro:* competem pelo transporte no enterócito. Na clínica é muito comum observar anemia em crianças que tomam leite muito próximo às refeições principais. Uma dose de 300mg de cálcio pode levar ao declínio de 50-60% na absorção de ferro não heme[8]. Quando se quer priorizar a absorção de ferro, uma relação Ca/Fe> 150 já representa risco[9].

TABELA 19.1 – Combinações Químicas

Combinações Químicas Positivas	
Ferro	Vitamina C, arginina, histidina, lipídios, TCM e frutose
Selênio	Vitamina C, arginina e histidina
Zinco	Ácido picolínico e triptofano
Cálcio	Lactose
Combinações Químicas Negativas	
Ferro e Zinco	Fosfatos, oxalatos, fibras, fitatos, taninos
Cálcio	Fosfatos, fibras, fitatos
Magnésio	Fitatos
Cobre	Vitamina C, fitatos e taninos
Proteínas	Fitatos e taninos
Lipídios	Fibras

▶ *Ferro e Zinco*: competem a nível intraluminal por quelantes endógenos ou provenientes da dieta e a nível intracelular por proteínas envolvidas no armazenamento e distribuição pelo organismo.

Também se antagonizam zinco e cobre, competição útil em casos de doença de Wilson, em que se pode lançar mão de suplemento de zinco para diminuir a absorção do cobre[10].

Interações de Troca e de Precursor:

São sempre positivas. Nas interações de troca, um nutriente pode substituir o outro e nas interações de precursor, um nutriente pode ser formado a partir do outro.

Exemplos:

▶ Phenilalanina e tirosina

▶ Metionina e cisteína

▶ Triptofano e niacina

Interações Metabólicas:

Um nutriente é necessário para a utilização do outro.

Exemplo:

▶ Zinco e vitamina A: a proteína responsável pelo transporte da vitamina A do fígado aos demais tecidos é dependente de zinco[8,11].

O excesso de um nutriente pode bloquear ou diminuir a retenção do outro.

Exemplos:

▶ Proteína e Cálcio.

▶ Ácidos graxos poliinsaturados e Vitamina E.

Como Lidar com os Antagonismos Nutricionais na Prescrição de Suplementos

Forma de suplementação de minerais: sal ou quelado?

Tendo em vista estas interações é importante lembrar que quando dois nutrientes que se antagonizam estiverem presentes na mesma formulação, deve-se atentar muito para a relação molar dos mesmos e utilizar pelo menos um deles na forma quelada (complexado a um aminoácido). Dessa maneira, ambos não competirão entre si pela absorção.

Quando prescritos nas proporções adequadas e em conjunto, apenas pequenas doses são necessárias. Contudo, se prescritos sem necessidade, podem ter efeitos adversos. Ressalto que muitos suplementos multivitamínicos e minerais prontos apresentam doses muito elevadas de alguns nutrientes e baixas de outros. É comum observar o complexo B incompleto e doses baixas de zinco, por exemplo. Além disso, é importante lembrar que a suplementação de ferro, cobre, selênio e manganês requer maior atenção. O ferro em excesso pode se depositar em tecidos, como o fígado e o músculo cardíaco. O ferro e o cobre podem atuar como catalisadores da formação do radical livre hidroxil (HO·). O selênio e o manganês, quando em excesso, podem ter efeitos tóxicos. O ideal é que exames bioquímicos, como dosagem sanguínea desses minerais e/ou intraeritrocitária, façam parte da avaliação nutricional antes da prescrição de suplementos que os contenham. As vitaminas lipossolúveis também podem se acumular no organismo e apresentar toxicidade.

▶ NUTRIÇÃO PARA A PELE E BELEZA

Flacidez

A síntese do colágeno na pele é realizada pelos fibroblastos a partir dos aminoácidos lisina, prolina e glicina. Também são necessários outros nutrientes, como a vitamina C para a hidroxilação pelas enzimas lisina e prolina hidroxilases, os minerais cobre, zinco, manganês que atuam como cofatores, e o silício, que participa da formação do colágeno.

Para prevenir e tratar a flacidez da pele é importante fornecer a energia necessária para preservação da massa magra e ter um consumo adequado de proteínas e vitamina C. Esta é encontrada em todas as frutas e verduras cruas, salientando como ótimas fontes a goiaba e a acerola. Pode se adicionar na alimentação a gelatina sem sabor (fonte de lisina e prolina para o *pool* de aminoácidos) preparada com suco natural, que fornecerá parte dos nutrientes necessários à síntese de colágeno sem a presença de corantes e edulcorantes artificiais, que são substâncias que desgastam nutrientes do organismo.

Nutriente	Doses Usuais em Adultos por Tomada
Vitamina C	150 -300mg
Zinco quelado	5 – 15mg
Cobre quelado	0,5- 1,5mg
Manganês quelado	0,5-2,5mg
Silício quelado	5-10mg

Nutriente	RDA/AI* Adultos	ANVISA Máximo/dia	UL Máximo/dia
Vitamina C	75mg	1000mg	2000mg
Zinco	8mg M 11mg H	30mg	40mg
Cobre	900mcg	9mg	10000mcg
Manganês	1,8mg* M 2,2mg* H	10mg	11mg
Silício	Não Estabelecida	Não Estabelecida	Não Estabelecida

Fonte: Institute of Medicine[15] e Anvisa[14].

Sugestão de suplemento

Sugestão 1	
Vitamina C revestida	150 mg
Zinco quelado	10mg
Cobre quelado	1mg
Manganês	0,5mg
Silício quelado	5mg
Tomar 2 doses ao dia (30 dias) 1 dose no desjejum 1 dose à noite	

Sugestão 2	
L- Lisina	250mg
L-Prolina	250 mg
Tomar 2 doses ao dia (30 dias) 1 dose no desjejum 1 dose à noite	

▶ Orientações
- Preferir a vitamina C revestida, se houver distúrbios digestivos;
- É interessante que a proporção entre zinco e cobre seja de 10:1 ou 15:1;
- Na prescrição de minerais, pode-se solicitar que sejam quelados ao aminoácido glicina, fornecendo, assim, junto à formulação um dos precursores de colágeno;
- A lisina é um aminoácido essencial, enquanto a prolina pode ser sintetizada pelo organismo a partir do glutamato (o α-cetoglutarato obtido no ciclo de Krebs é precursor do glutamato, que, por sua vez, pode dar origem à glutamina, à prolina e à arginina).

❱ CELULITE

A celulite é de origem multifatorial, estando a alteração da matriz intersticial (matriz entre os tecidos de consistência líquida que permite a passagem de nutrientes da corrente sanguínea até as células e também a passagem das toxinas para a linfa), problemas na microcirculação e alterações do tecido adiposo, em geral, implicados. Os alimentos que ajudam no tratamento e prevenção da celulite são aqueles que fornecem um conjunto de nutrientes e fitoquímicos (substâncias encontradas em vegetais que possuem propriedades funcionais) que auxiliam na regulação dos fatores predisponentes e reparo das alterações que o tecido já sofreu. Os nutrientes são substratos para a síntese de células saudáveis, bem como de enzimas, hormônios e cofatores de reações no organismo. Dessa forma, são essenciais para prevenir danos aos tecidos e também são os agentes que podem fazer os reparos. No caso da celulite, existem nutrientes que podem auxiliar no restabelecimento da matriz intersticial, evitar o aumento da permeabilidade vascular, reduzindo edema e alterações decorrentes e inclusive melhorar a queima de gorduras. Além disso, os nutrientes auxiliam na eliminação de toxinas, que congestionam os tecidos e dificultam a sua saúde. Em geral, a ingestão de mais frutas, verduras, grãos e cereais integrais é recomendada. Em especial, os alimentos ricos em silício, como a aveia, cevada, salsa e grãos integrais, pois o silício auxilia na reorganização da matriz intersticial, tecido adiposo e microcirculação (na falta de nutrientes, a matriz intesticial se geleifica e as fibras colágenas se espiralizam causando o repuxamento da pele). O silício atua na reorganização dessa matriz e do colágeno, permitindo novamente o fluxo de nutrientes e o descongestionamento das toxinas). Além disso, a ingestão de água adequada também é fundamental.

Se houver comprometimento da microcirculação além dos nutrientes necessários à síntese de colágeno, utilizar nutrientes que auxiliam na saúde dos vasos, como os bioflavonoides, especialmente a rutina. A quercetina é outro bioflavonoide de interesse, pois tem potencial anti-inflamatório e atua na inibição da degranulação de mastócitos em processos alérgicos, assim como a vitamina C. Também incluir magnésio na formulação, a fim de regular a bomba sódio e potássio.

Nutriente	Doses usuais em Adultos por Tomada
Vitamina C	150 -300mg
Rutina	15 – 30mg
Quercetina	30 – 50mg
Magnésio quelado	50 – 150mg
Zinco quelado	5 – 15mg
Cobre quelado	0,5- 1,5mg
Manganês quelado	0,5-2,5mg
Silício quelado	5-10mg

Nutriente	RDA/AI* Adultos	ANVISA Máximo/dia	UL Máximo/dia
Vitamina C	75 mg	1.000 mg	2.000 mg
Rutina	–	–	–
Quercetina	–	–	–
Magnésio	Mulher: 360 mg Homem: 400 mg	700 mg	350 mg
Zinco	Mulher: 8 mg Homem: 11 mg	30 mg	40 mg
Cobre	900 mcg	9 mg	10.000 mcg
Manganês	Mulher: 1,8 mg* Homem: 2,2 mg*	10 mg	11 mg
Silício	Não estabelecida	Não estabelecida	Não estabelecida

Fonte: Institute of Medicine[15] e Anvisa[14].
*São nutrientes para a matriz intersticial e também tem ampla utilização para a saúde das cartilagens.

Sugestão de suplemento

Sugestão 1	
Vitamina C revestida	150 mg
Rutina	30 mg
Quercetina	30 mg
Magnésio quelado	50 mg
Zinco quelado	10 mg
Cobre quelado	1 mg
Cobre quelado	0,5 mg
Manganês	10 mg
Tomar 2 doses ao dia (30 dias) 1 dose no desjejum 1 dose à noite	

Sugestão 2	
Sulfato de glicosamina	500 mg
Sulfato de condroitina	400 mg
Tomar 2 doses ao dia (30 dias) 1 dose no desjejum 1 dose à noite	

▶ Orientações:
– Preferir a vitamina C revestida se houver distúrbios digestivos;
– É interessante que a proporção entre zinco e cobre seja de 10:1 ou 15:1;
– Os bioflavonoides atuam sinergicamente com a vitamina C e uma proporção interessante fica em torno de 20% do teor de vitamina C presente na fórmula;
– O magnésio não deve ser suplementado sozinho por muito tempo, pois deve manter um balanço com o cálcio na razão 2:1 de Ca/Mg.

▶ ANTI AGING

"O envelhecimento é um processo biológico multifatorial associado com degeneração progressiva das funções biológicas e aumento da suscetibilidade à doenças[12,13]".

Os processos degenerativos do envelhecimento são consequência dos danos causados pelas espécies reativas do oxigênio[13,14]. Os radicais livres podem causar alterações orgânicas devido às reações com enzimas, lipídios, colágeno, hormônios e também DNA e RNA, resultando em alterações celulares, teciduais e genéticas relacionadas ao processo de envelhecimento[15].

O envelhecimento da pele inclui fatores intrínsecos (genética e fatores hormonais) e extrínsecos (fotoenvelhecimento, nutrição e tabagismo). Vitaminas A, D, E e C e os minerais Se, Mg e Zn apresentam capacidade de minimizar o fenômeno natural[16]. Além destes, na hora de elaborar a suplementação lembrar que a maior fonte geradora de espécies reativas é a cadeia respiratória mitocondrial[13].

▶ NUTRIENTES PARA AS MITOCÔNDRIAS

▶ Complexo B
▶ CoQ10
▶ Antioxidantes
▶ L-Carnitina
▶ Ácidos graxos essenciais (para a saúde da membrana)

Frutas e verduras são as maiores fontes de antioxidantes e existem evidências crescentes de que a dieta rica em antioxidantes pode proteger contra estresse oxidativo, inflamação, doença cardiovascular e mortalidade[17,18].

Alta ingestão de vitamina C e ácido linoleico foram associados com baixa prevalência de rugas, ressecamento associado ao envelhecimento e atrofia da pele, enquanto alta ingestão de gorduras e carboidratos parece colaborar com o aumento do envelhecimento da pele[19].

Há muitos estudos sobre a aplicação da vitamina A para atenuar e/ou prevenir o envelhecimento precoce. Tem sido demonstrado que o uso tópico melhora rugas associadas com o envelhecimento natural[20], mas o uso oral não tem demonstrado o mesmo efeito. Talvez porque doses maiores sejam requeridas ou porque há deficiência de zinco e, dessa forma, a vitamina não é biodisponibilizada para os tecidos.

A produção da coenzima Q10 pelo organismo cai após os 35 anos de idade[21]. A coenzima Q10 desempenha papel fundamental na geração de energia celular. Além disso, possui atividade antioxidante. Na deficiência da coenzima Q10, as células não desempenham suas funções de forma adequada e ficam mais suscetíveis às agressões.

A carnitina é sintetizada pelo organismo através da carboxilação e metilação da lisina. Este processo requer as vitaminas C, Niacina (B3), piridoxina (B6) e ferro como cofatores enzimáticos[22].

Nutriente	Doses Usuais em Adultos por Tomada
Coenzima Q 10	10-50 mg
Ácido lipoica	30-75mg
Vitamina A	1.000-2.500 UI
Vitamina E	15-50 UI
Vitamina C	150-300 mg
Tiamina	2,5-10 mg
Riboflavina	2,5-10 mg
Niacina	2,5-15 mg
Ácido pantotênico	2,5-10 mg
Piridoxina	2,5-10 mg
Biotina	50-150 mcg
Ácido fólico	200-400 mcg
Cianocobalamina	2,5-50 mcg
Magnésio quelado	50-150 mg
Zinco quelado	5-15 mg
Selênio quelado	25-100 mcg

Nutriente	RDA/AI* Adultos	ANVISA Máximo/dia	UL Máximo/dia
Coenzima Q 10	–	–	–
Ácido lipoica	–	–	–
Vitamina A	Mulher: 700 mcg Homem: 900 mcg H	10.000 UI	2.800-3.000 mcg
Vitamina E	15 mg	1.200 UI	1.000 mg
Vitamina C	75 mg	1.000 mg	2.000 mg
Tiamina	Mulher: 1,1 mg Homem: 1,2 mg H	200 mg	Não estabelecida

▶ *Continuação*

Nutriente	RDA/AI* Adultos	ANVISA Máximo/dia	UL Máximo/dia
Riboflavina	Mulher: 1,1 mg Homem: 1,3 mg	200 mg	Não estabelecida
Niacina	Mulher: 14 mg Homem: 16 mg	–	35 mg
Ácido pantotênico	5 mg	1.000 mg	Não estabelecida
Piridoxina	1,3 mg	200 mg	100 mg
Biotina	30 mcg*	2,5 mg	Não estabelecida
Ácido fólico	400 mcg	1 mg	1.000 mcg
Cobalamina	2,4 mcg	1.000 mcg	Não estabelecida
Magnésio quelado	Mulher: 360 mg Homem: 400 mg	700 mg	350 mg
Zinco quelado	Mulher: 8 mg Homem: 11 mg	30 mg	40 mg
Selênio quelado	55 mcg	150 mcg	400 mcg

Fonte: Institute of Medicine[15] e Anvisa[14].

Sugestão de Suplemento

Coenzima Q10	20 mg
Ácido lipoica	30 mg
Vitamina A	1.500 UI
Vitamina E	15 UI
Vitamina C revestida	150 mg
Tiamina	2,5 mg
Riboflavina	2,5 mg
Niacina	2,5 mg
Pantotenato de cálcio	2,5 mg
Biotina	75 mcg
Ácido fólico	200 mcg
Cianocobalamina	5 mcg
Magnésio quelado	50 mg
Zinco quelado	10 mg
Selênio quelado	25 mcg
Tomar 2 doses ao dia (30 dias) 1 dose no desjejum 1 dose à noite	

- Quando se utiliza o complexo B, procurar sempre suplementar todas as vitaminas do grupo, pois participam de reações em conjunto. Atentar para desequilíbrios, como excesso de acido fólico, que pode levar à deficiência de vitamina B12, quando suplementado de forma isolada;
- Se houver carência de manganês, incluí-lo no complemento, uma vez que a enzima antioxidante superóxido desmutase, presente na mitocôndria, é dependente do manganês;
- Preferir a vitamina C revestida se houver distúrbios digestivos;
- O magnésio não deve ser suplementado sozinho por muito tempo, pois deve manter um balanço com o cálcio na razão 2:1 de Ca/Mg;
- Cada 100UI da vitamina E representam cerca de 67mg da vitamina;
- Não suplementar vitamina A para gestantes.

❱ FOTOPROTEÇÃO

A radiação ultravioleta (UV) produz radicais livres que rompem fibras elásticas, alteram colágeno, resultando em rugas, flacidez e manchas de oxidação. Antioxidantes dietéticos contribuem para fotoproteção endógena e são importantes para manutenção da saúde da pele[23].

> N= 24 mulheres entre 18 e 65 anos.
> 2 grupos = alto e baixo consumo de flavonoides (326 e 20mg/dia).
> Eritema induzido por radiação UV foi significativamente menor após 6 a 12 semanas no grupo com alto consumo de flavonoides[23].

Outro estudo mostra efeito fotoprotetor da genisteína, minimizando efeitos deletérios da radiação UVB em pele humana reconstituída. Esta atividade foi atribuída a seu potencial antioxidante[24].

Alguns vegetais têm enzimas que protegem da radiação e aumentam a resistência cutânea. Os extratos de plantas que contêm flavonoides, como, por exemplo, *Achillea millefolium*, *Hamamelis virginiana*, *Matricaria chamomilla*, *Mentha piperita* e *Salvia officinalis*, além da própolis, são capazes de absorver a luz ultravioleta[25]. Estudos também têm atribuído papel fotoprotetor para a Aloe vera[26]. Esta ainda tem demonstrado atividade antioxidante[27] e de indução da fase II de detoxificação[28].

> "Tratamento com aloe vera causou decréscimo na formação do malondialdeído (MDA) e na atividade da lactato desidrogenase no fígado, sugerindo seu papel na proteção de danos induzidos por oxidação nas membranas e células[28]".

Os danos causados pelo UV, além de estarem relacionados ao envelhecimento precoce da pele, são considerados o principal fator etiológico que contribui para o desenvolvimento do câncer de pele[29]. A ingestão de vitamina C e E em humanos por um período de três meses reduziu significativamente queimaduras solares pela radiação UVB[29]. Outros estudos já foram feitos com a vitamina E isolada e não obtiveram a mesma proteção. Talvez seja devido ao papel da vitamina C de regenerar a vitamina E. O 5-metiltetrahidrofolato, forma predominante do folato no plasma, também inibiu reações de fotossensibilização e quebras de cadeia de DNA[30].

Queimaduras envolvem processo inflamatório, talvez por isso o uso de nutrientes que modulam a inflamação como a vitamina E e os flavonoides tenham papel foto protetor. Estudos com o chá verde têm mostrado a capacidade de seus polifenóis modular rotas bioquímicas envolvidas na resposta inflamatória, proliferação celular e agressões do UV na pele[31]. No câncer de pele, tratamento com silimarina (*Silybum marianum*) inibiu radiação ultravioleta B e promoção da carcinogênese[32].

Para proteção e regeneração de queimaduras, vários nutrientes são requeridos, substratos, vitaminas, elementos traços entre eles principalmente o cobre, selênio e zinco[33]. O cobre é essencial para o reparo pelo seu papel nas lisil oxidases, enzimas que dependem do cobre para sua aividade e iniciam o "cross-linking" do colágeno e elastina[34,35]. O zinco é necessário para as rotas anabólicas e é um cofator importante de enzimas envolvidas na síntese proteica[36]. Estudos sugerem que o Aloe vera também pode induzir síntese proteica[28]. O selênio é essencial, para a atividade da glutationa, enzima antioxidante.

Composto Antioxidante

Nutriente	Doses Usuais em Adultos por Tomada
Vitamina E	15-50 UI
Vitamina C	150-300 mg
β-Caroteno	1,5-2,5 mg
Tiamina	2,5-10 mg
Riboflavina	2,5-10 mg
Niacina	2,5-15 mg
Ácido pantotênico	2,5-10 mg
Piridoxina	2,5-10 mg
Biotina	50-150 mcg
Ácido fólico	200-400 mcg
Cianocobalamina	2,5-50 mcg
Cobre quelado	0,5-1,5 mg
Zinco quelado	5-15 mg
Selênio quelado	25-100 mcg
Silimarina	35-75 mg

Nutriente	RDA/AI* Adultos	ANVISA Máximo/dia	UL Máximo/dia
Vitamina E	15 mg	1.200 UI	1.000 mg
Vitamina C	75 mg	1.000 mg	2.000 mg
β-Caroteno	Não estabelecida	25 mg	Não estabelecida
Tiamina	Mulher: 1,1 mg Homem: 1,2 mg	200 mg	Não estabelecida
Riboflavina	Mulher: 1,1 mg Homem: 1,3 mg	200 mg	Não estabelecida
Niacina	Mulher: 14 mg Homem: 16 mg	–	35 mg
Ácido pantotênico	5 mg	1.000 mg	Não estabelecida
Piridoxina	1,3 mg	200 mg	100 mg
Biotina	30 mcg*	2,5 mg	Não estabelecida
Ácido fólico	400 mcg	1 mg	1.000 mcg
Cobalamina	2,4 mcg	1.000 mcg	Não estabelecida
Cobre quelado	900 mcg	9 mg	10.000 mcg
Zinco quelado	Mulher: 8 mg Homem: 11 mg	30 mg	40 mg
Selênio quelado	55 mcg	150 mcg	400 mcg
Silimarina	–	–	–

Fonte: Institute of Medicine[15] e Anvisa[14].
*São nutrientes para a matriz intersticial e também tem ampla utilização para a saúde das cartilagens.

Sugestão de Suplemento

Sugestão 1	
Vitamina E	30 UI
Vitamina C revestida	250 mg
β-Caroteno	1,5 mg
Tiamina	1,5 mg
Riboflavina	1,5 mg
Niacina	2,5 mg
Pantotenato de cálcio	1,5 mg
Biotina	50 mcg

Ácido fólico	200 mcg
Cianocobalamina	2,5 mcg
Cobre quelado	1 mg
Zinco quelado	10 mg
Selênio quelado	25 mcg
Silimarina	70 mg

Tomar 2 doses ao dia (30 dias)
1 dose no desjejum
1 dose à noite

Sugestão 2	
Suco de Aloe vera	50 mL

Usar 2 doses ao dia (30 dias)
1 dose no almoço
1 dose no jantar

▶ Orientações
- O Aloe vera contém enzimas digestivas, potencial anti-inflamatório e também é rico nutricionalmente em uma série de vitaminas e minerais. Contudo, é importante que seja livre de antraquinonas, que tem efeito laxativo e podem ser danosas à mucosa intestinal;
- Se usar suplementação de β-caroteno, preferir doses menores, pois ele pode interferir na biosdisponibilidade dos demais carotenoides;
- Não utilizar suplementação de β-caroteno em fumantes, pois alguns estudos têm evidenciado efeitos adversos;
- A vitamina C tem papel importante na regeneração da vitamina E e necessita do ácido fólico para ser regenerada;
- Preferir a vitamina C revestida se houver distúrbios digestivos.

▶ EMAGRECIMENTO E GORDURA LOCALIZADA

Alimentação rica em ômega 3, gordura encontrada em peixes (como o salmão, a truta, a cavala e a sardinha), sementes (especialmente semente de linhaça) e oleaginosas (nozes e amêndoas), pode auxiliar na redução da gordura abdominal. O ômega 3 regula genes que estimulam a quebra da gordura e também tem ação anti-inflamatória, condição que está associada a aumento de gordura na região abdominal.

Também há estudos com a suplementação do ácido linoleico conjugado (CLA) para redução da gordura abdominal; contudo, quando em concentrações de 25% do total de lipídios da dieta, induziu hiperinsulinemia e hepatomegalia em ratos[37]. Quando testado em doses de 2,5-3% da dieta lipídica, resultou em moderada redução da gordura corporal sem apresentar efeitos colaterais[37].

O uso de cálcio também tem sido relatado por alguns estudos para favorecer o emagrecimento. Dietas ricas em cálcio atenuam o ganho de peso durante consumo de dieta muito energética e aumenta a lipólise, preservando a termogênese durante a restrição calórica[26]. Na deficiência de cálcio e também na deficiência de magnésio pode haver aumento do cálcio intracelular. Este tem um papel chave em regular metabolismo lipídico do adipócito e armazenamento de gordura. O aumento do cálcio intracelular estimula expressão de genes lipogênicos, a lipogênese e a supressão da lipólise[26].

Alimentos ricos em fitoestrógenos, como a soja, podem ser úteis na redução da gordura na região ginoide (quadris e coxas):

- por conter compostos fenólicos que estimulam aumento no AMPc (pacote de energia incompleto que favorece a queima de gordura para formar ATP) que ativa a lipólise;
- por inibir a aromatase, enzima encontrada nas células de gordura responsável pelo aumento de estrogênio no sangue, que favorece depósito de gordura na região ginoide.

O chá verde, é rico em polifenóis (epigalocatequina 3 galato, epigalocatequina, epicatequina 3 galato e epicatequina), que neutralizam espécies reativas do oxigênio e quelam íons metálicos. As catequinas parecem inibir a enzima COMT, responsável pela degradação da norepinefrina, o que resulta em aumento do efeito ou efeito mais prolongado da norepinefrina na termogênese do metabolismo das gorduras mediado pelo sistema nervoso simpático[38].

O uso de 500 mL a 1 L de chá verde por dia reduziu em 15% o consumo alimentar e 10-13% o peso corporal[39].

Nutriente	Doses Usuais em Adultos por Tomada
Cálcio quelado	100-300 mg
Magnésio quelado	50-150 mg
Vitamina E	15-50 UI
Vitamina D3	50-200 UI

Nutriente	RDA/AI* Adultos	ANVISA Máximo/dia	UL Máximo/dia
Cálcio	1.000 mg*	1.500 mg	2.500 mg
Magnésio	Mulher: 360 mg Homem: 400 mg	700 mg	350 mg
Vitamina E	15 mg	1.200 UI	1.000 mg
Vitamina D	5 mcg*	800 UI	50 mcg

Fonte: Institute of Medicine[15] e Anvisa[14]

*São nutrientes para a matriz intersticial e também tem ampla utilização para a saúde das cartilagens.

Sugestão de Suplementos

Sugestão 1	
Cálcio quelado	300 mg
Magnésio quelado	150 mg
Vitamina E	15 UI
Vitamina D3	100 UI

Tomar 2 doses ao dia (30 dias)
1 dose no desjejum
1 dose à noite

▶ Orientações
- 800 UI de vitamina D equivalem a cerca de 25 mcg;
- O cálcio quelado apresenta melhor absorção quando comparados aos sais;
- Se preferir utilizar sal, recomendo a forma citrato de cálcio, pois o carbonato é dependente do pH para absorção e muitas pessoas apresentam desordens digestivas;
- Para aumentar a ingestão de ômega 3, o óleo de linhaça prensado a frio pode ser recomendado para ser utilizado na salada. Sugiro misturá-lo a um pouco de mostarda para tornar o paladar mais agradável.

Sugestão 2	
Suplemento de óleo de peixe omega 3	1 g
1 dose após o desjejum, almoço e jantar (30 dias)	

▶ Orientações
- Antes de administrar suplementos de ômega 3, certificar-se se o paciente possui tempo de coagulação adequado ou se não está em uso de anticoagulantes, pois com o uso dos suplementos pode se diminuir a coagulação sanguínea;
- Orientar o paciente a suspender o uso do complemento pelo menos 10 dias antes de intervenções cirúrgicas;
- Importante ter ingestão adequada de vitamina E para minimizar oxidação dos ácidos graxos. A relação de miligramas de vitamina E por grama de ácido graxo poliinsaturado deve ser superior a 0,4[39,40].

Sugestão 3	
Chá verde (*Camellia sisensis*)	
Beber de 1 a 3 xícaras ao dia longe das refeições principais	

▶ Orientações
- Usar 3 colheres das folhas para o preparo de 1l de chá.
- Deixar em infusão em água quente por 3 a 5 minutos.
- Não utilizar água fervendo, pois pode destruir alguns compostos do chá.

Bibliografia Consultada

1. Erasmus U. Fats that Heal, fats that Kill. Canada, September, 2005.
2. Archer MC, Clarkson TW. Genetic aspects of nutrition na toxicology: report of a workshop. Journal of the American College of Nutrition, 2001.
3. Davis DR et al. Changes in USDA Food Composition Data for 43 Garden Crops, 1950 to 1999. Journal of the American College of Nutrition, 23(6)669-82, 2004.
4. Davis DR. Trade-offs in agriculture and nutrition. Food Thecnology, 2005.
5. Barretto SAJ, Cyrillo DC, Cozzolino SMF. Análise nutricional e complementação alimentar de cesta básica derivada do consumo. São Paulo: Rev Saúde Púb, 32(1), 1998.
6. Misner B. Food alone may not provide sufficient micronutrients for preventing deficiency. Journal of the International Society of Sports Nutrition, 2006.
7. American Dietetic Association. Position of the American Dietetic Association: fortification and nutritional supplements. J Am Diet Assoc, 2005.
8. Cozzolino SMF. Biodisponibilidade de minerais. R Nutr PUCCAMP Campinas, 1997.
9. Couzi F et al. Nutritional implications of the interactions between minerals. Progress in Food and Nutrition Science. Oxford, 1993.
10. Brewer GJ, Yuzbasiyan-Guritan V, Doh-Yeel L. Use of zinc-copper metabolic interactions in the treatment of Wilson's disease. Journal of the American College of Nutrition. New york, 1990.
11. Coelho RG. Interações Nutricionais/Parte 2: ao nível pós absortivo. R Metab Nutr, 1995.
12. Droge W. Free radicals in the psysiological control of cell function. Physiol R, 2002.
13. Taufer M et al. Is the Val16Ala Mn SOD Polymorphism Associated with the Aging Process? J Geront: Biolog Scien, 60a(4), 2005.
14. Harman D. Aging: a theory based on free radical and radiation chemistry. J Gerontol, 1956.
15. Papaléo, Carvalho Filho. Geriatria-Fundamentos, Clínica e Terapêutica. São Paulo: Atheneu, 2000.
16. Strutzel E, Cabello H, Queiroz L et al. Análise dos fatores de risco para o envelhecimento da pele: aspectos gerais e nutricionais. R Bras Nutr Clin, 2007.
17. Lopes HF et al. DASH diet lowers blood pressure and lipid-induced oxidative stress in obesity. Hypertension, 2003.
18. Esposito K et al. Effect of a Mediterranean-style diet on endothelial disfunction and markers of vascular inflammation in the metabolic syndrome: a randomized trial. JAMA, 2004.
19. Coagrove MC et al. Dietary nutrient intakes and skin-aging appearance among middle-aged American women. Am J Clin Nutr, 2007.
20. Kafi R et al. Improvement of naturally aged skin with vitamin A (Retinol). Arch Dermatol, 2007.
21. Hojerová J. Coenzyme Q10-its importance, properties and use in nuitrition and cosmeticas. Ceska Slov Farm, 2000.
22. Lukaczer D, Jones DS, Lerman RH. Clinical Nutrition: a functional aproach. 2ª ed. The Institute for Functional Medicine, 2004.
23. Heinrich U et al. Long term ingestion of hight flavanol cocoa provides photoprotection against UV--induced erythema and improves skin condition in women. American Society for Nutrition, 2006.
24. Moore JO et al. Photoprotective effect of isoflavone genistein on ultraviolet B-induced pyrimidine dimer formation and PCNA expression in human reconstituted skin and ist implications in dermatology and prevention of cutaneous carcinogenesis. Carcinogenesis, 2006.
25. Souza TM, Santos LE, Moreira RRD et al. Avaliação da atividade fotoprotetora de Achillea millefolium L. (Asteraceae). Rev Bras Farmacogn, 15(1), 2005.
26. Bobin MF, Raymond M, Martini MC. Propriedades de absorção UVA/UVB de produtos naturais. Cosmet Toil, 1995.
27. Yun HU, Juan XU, Qiuhui HU. Evaluation of antioxidant potential of Aloe Vera (Aloe barbadensis Miller) extracts. J Agric Food Chem, 2003.
28. Singh RP, Dhanalakshmi S, Rao AR. Chemomodulatory action of Aloe vera on the profiles of enzymes associated with carcinogen metabolism and antioxidant status regulation in mice. Phytomedicine, 2000.

29. Placzek M et al. Ultraviolet B-induced DNA damage in human epidermis is modified by the antioxidants ascorbic acid and D-alfa-tocoferol. The Journal of Investigative Dermatology, 2004.

30. Offer T, Ames BN, Bailey SW et al. 5-Methyltetrahydrofolate inibits photosensitization reactions and strand breaks in DNA. FASEB J, 2007.

31. Kativar SK, Elmets CA. Green tea polyphenolic antioxidants and skin photoprotection (rewiew). Int J Oncol, 2001.

32. Deep G. Chemopreventive efficacy of silymarin in skin and prostate cancer. Integrative Cancer Terapies, 6(2), 2007.

33. Tenauld I et al. In vitro modulation of keratinocyte wound healing integrins by zinc, copper and manganese. Br J Dermatol, 1999.

34. Jonas J et al. Impaired mechanicall strength of bone in experimental copper deficiency. Ann Nutr Metab, 1993.

35. Rucker RB et al. Cooper, lysyl oxidase, and extracelular matrix protein cross-linking. Am J Clin Nutr, 1998.

36. Berger MM et al. Trace element supplementation after major burns increases burned skin trace element concentrations and modulates local protein metabolism but not whole-body sbstrate metabolism. Am J Clin Nutr, 2007.

37. Tsuboyama-Kasaoka N et al. Increasing the amount of fat in a conjugated linoleic acid-supplemented diet reduces lipodystrophy in mice. American Society for Nutritional Sciences, 2003.

38. Duloo AG et al. Eficacy of a green tea extract richt in catequin polyphenols and caffeine in increasing 24h energy expenditure and fat oxidation in humans. Am J Clin Nutr, 2000.

39. Kao Y, Hiipakara RA, Lia S. Modulation of obesity. Am J Clin Nutr, 2000.

40. Paschoal V et al. Suplementação Funcional Magistral: dos nutrientes aos compostos bioativos. São Paulo: VP Editora, 2008.

41. Conselho Federal dos Nutricionistas (CFN). Resolução CFN nº. 390/2006. Regulamenta a prescrição de suplementos nutricionais pelo nutricionista e dá outras providências. Disponível em: http://www.cfn.org.br. Acessado em 13/11/2008.

42. Agência Nacional de Vigilância Sanitária (ANVISA). Portaria nº 40 de 13 de janeiro de 1998. Regulamento que estabelece normas para níveis de dosagens diárias de vitaminas e minerais em medicamentos. Disponível em http://www.anvisa.gov.br. Acessado em 13/11/2008.

43. Institute of Medicine. Food and Nutrition Board. Dietary Reference Intakes for vitamin A, vitamin, K, arsenic,boron, chromium, cooper, iodine, iron, manganese, molybdenum, nickel, silicon, vanadium, and zinc. Whashington: National Academic Press, 2000.

44. Zemel MB. Regulation of Adiposity and Obesity Risk By Dietary Calcium: Mechanisms and Implications. J Am Coll Nutr, 21(2), 2002

45. Ambrósio CL, Campos FACS, Faro ZP. Carotenoides como alternativa contra a hipovitaminose A. Rev Nutr, 19(2), 2006.

46. Smith D, Kim Y-I, Refsum H. Is folic acid good for everyone? Am J Clin Nutr, 2008.

47. Olson ER. Stabilization of Quercetin paradoxally reduces its proapoptotic effect on UVB-irradiated human keratinocytes. Cancer Prev Res, 2008.

48. Chung S et al. Effects of tea consumption on nutrition and health1. Journal of Nutrition, 2000.

49. Craig WJ. Health-promoting properties of common herbs1, 2. Am J Clin Nutr, 70(3), 1999.

50. Hasan M, Nihal A. tea poluphenols: prevention of cancer and optimizing health 1,2,3. Am J Clin Nutr, 71(6) jun, 2000.

51. Herbals. Cancer prevention and health1. Am Society for Nutritional Sciences, 2001.

52. Kerry N, Rice-Evans C. Inhibition of peroxynitrite-mediates oxidation of dopamine by flavonoid and phenolic antioxidants and their structural relationships. J Neurochem, 1999.

53. Riemersma RA et al. Tea flavonoids and cardiovascular health.

54. Rice-Evans CA, Miller NJ, Paganga G. Structure-antioxidant activity relationships of flavonoids and phenolic acids. Free Rad Biol Med, 1996.

Capítulo 20

Dietas Populares para Emagrecimento

Jussara Carnevale de Almeida

O excesso de peso corporal é o sexto mais importante fator de risco para doenças crônico não-transmissíveis em todo o mundo. Cerca de 1,1 bilhões de adultos e 10% de crianças são atualmente classificados com sobrepeso ou obesidade[1]. No Brasil, a prevalência de sobrepeso observada foi de 41% para os homens e 39,2% para as mulheres, sem diferenças entre os sexos[2]. Mais recentemente, dados nacionais apresentam uma prevalência de 43% de sobrepeso e de 16% de obesidade em mulheres de 15 a 49 anos de idade[3]. Desta forma, perda de peso tem sido uma preocupação comum entre a população adulta em todo o mundo. Entretanto, muitas pessoas estão tentando perder peso sem adotar a estratégia de reduzir a ingestão calórica e aumentar o gasto energético a partir de uma prática regular de atividade física[4]. Neste sentido, é crescente o surgimento de dietas populares para combater a obesidade ao longo destas últimas três décadas[5].

Dietas diferentes foram publicadas nos últimos 15 anos e o fato de novas dietas ainda estarem surgindo provam que nenhuma delas tem a fórmula mágica para perda de peso, porque, se tivessem, nenhuma das outras faria sucesso no mercado.

A proliferação de livros que tratam de dietas não é um pequeno fenômeno. Uma procura por livros no site *Amazon.com* usando palavras-chaves como *weight loss* revela cerca de 62.607 exemplares (pesquisa feita em Outubro de 2008). Dentre os 50 mais vendidos livros sobre dietas, 58% foram publicados entre 1999 e 2000 e 88% foram publicados a partir de 1997. Atualmente há um grande número de dietas que têm sido propostas para perda de peso. Dentre as dietas populares, podemos agrupá-las segundo algumas características fundamentais de suas propostas, referentes à proporção dos macronutrientes. Na Tabela 20.1 estão os principais grupos de dietas, informações sobre a composição nutricional e os nomes dos planos alimentares como popularmente são conhecidas.

Embora muitas destas propostas de perda de peso sejam eficazes na redução ponderal a curto prazo, a avaliação da qualidade destas dietas não é bem esclarecida[5]. Uma análise mais detalhada da composição nutricional dos planos alimentares propostos em cada uma das dietas populares mostrou que nenhum deles alcança o índice de qualidade global da dieta adequado[7], conforme demonstrada na Tabela 20.2. As dietas propostas pelo *Dr. Ornish*, Vigilantes do Peso®, rica em carboidratos e a Revolução da Glicose parecem ter os maiores índices de qualidade da dieta. Em relação ao aporte energético, os planejamentos alimentares propostos pela dieta do Ponto Z e dos Vigilantes do Peso® rica em proteínas oferecem uma importante restrição calórica na ingestão do paciente (<1200 kcal ao dia)[5].

TABELA 20.1 – Principais Dietas Populares Agrupadas de Acordo com a Proporção de Macronutrientes

Tipo de dieta	Lipídeos (% energia)	Carboidratos (% energia)	Proteínas (% energia)	Nomes populares
Dietas Prudentes	20-30	55-60	15-20	Vigilantes do Peso® Dieta LEARN
Rica em gorduras com baixo teor de carboidratos	55-65	<20 (<100g)	25-30	Dieta do Dr. Atkins´s "Revolução da Glicose" "Poder das Proteínas" "Vida sem pães"
Moderada restrição de carboidratos, hiperproteicas	30	40	30	South Beach Ponto Z
Baixo ou muito baixo teor de gorduras	<10-19	>65	10-20	Dieta do Dr. Dean Ornish´s "Coma mais, perca peso"

Adaptado de FREEDMAN e cols., 2001[6].

A seguir, será feita uma breve caracterização das principais dietas populares:

▌ VIGILANTES DO PESO® (*WEIGHT WATCHERS*®)

Dos programas comerciais amplamente difundidos nos EUA, o programa dos vigilantes do peso é o único que apresenta sua eficiência a partir de um ensaio clínico controlado randomizado multicêntrico[8].

O plano alimentar dos Vigilantes do Peso® envolve um sistema de pontos que atribui um valor para cada alimento, baseado no conteúdo de calorias, gorduras e fibras da porção consumida[9]. O conteúdo de fibras do alimento diminui a sua pontuação, enquanto o conteúdo de gordura e calorias aumenta. Os pacientes são orientados para consumirem um limite máximo de pontos ao dia, de acordo com o seu peso atual ou meta de perda de peso. Os vigilantes do peso oferecem reuniões semanais e dois planos alimentares distintos: um rico em carboidratos e outro rico em proteínas, de acordo com as preferências alimentares do indivíduo. Além disto, utilizam materiais informativos disponibilizados em *site* específico (www.vigilantesdopeso.com.br) com informações, depoimentos, receitas e propagandas específicas do programa para manter o indivíduo motivado ao programa.

Entretanto, dados a partir de uma revisão sistemática demonstram um desempenho sub--ótimo na perda de peso (<5% do peso inicial) dos participantes, além de indicar a necessidade de serem realizados estudos de custo-efetividade para melhor avaliação desta proposta de emagrecimento[10].

▌ DIETA PROPOSTA PELO DR. ATKINS (*DR. ATKINS´ NEW DIET REVOLUTION*)[11]

O plano alimentar proposto é baseado em uma dieta com baixo teor de carboidrato e rica em gorduras composta de quatro fases:

▌ *Fase 1 ou fase de indução:* nesta fase há uma restrição importante de carboidratos da dieta (exceto fibras) para, no máximo, 20 g/dia.

TABELA 20.2 – Composição Nutricional e Índice de Qualidade Global da Dieta (IQD) dos Planos Alimentares Propostos pelas Principais Dietas Populares

Escore e porções	Revolução da Glicose	Vigilantes do Peso® Rica em carboidratos	Vigilantes do Peso® Rica em proteínas	Atkins 45 g de carboidratos	Atkins 100g de carboidratos	South Beach Fase 2	South Beach Fase 3	Ornish Ponto Z	P
IQD ajustado para energia	54,6 ± 3,4	60,4 ± 3,5	51,2 ± 3,7	41,6 ± 3,2	42,1 ± 3,7	53,0 ± 3,3	46,4 ± 3,2	54,9 ± 3,9	61,9 ± 3,4	<0,01
Grupos alimentares										
Vegetais (porções/dia)	6,0 ± 1,9	6,3 ± 1,2	3,1 ± 0,7	6,6 ± 1,1	6,4 ± 2,6	11,1 ± 5,8	6,4 ± 3,0	7,2 ± 2,0	12,6 ± 3,2	<0,01
Frutas (porções/dia)	5,1 ± 1,4	3,1 ± 2,8	2,4 ± 2,3	1,9 ± 0,3	3,0 ± 0,4	2,8 ± 0,9	2,5 ± 1,2	4,2 ± 2,1	4,7 ± 2,0	<0,01
Nozes e proteína de soja (porções/dia)	4,1 ± 1,7	1,4 ± 1,1	1,3 ± 1,2	2,2 ± 1,9	3,1 ± 2,4	1,3 ± 1,5	0,4 ±0,4	2,0 ± 1,8	2,1 ± 1,2	<0,01
Carnes branca e vermelha (porções/dia)	1,5 ± 1,9	3,4 ± 1,5	2,3 ± 2,1	1,0 ± 0,8	1,2 ± 1,4	2,6 ± 1,7	2,5 ± 2,2	1,8 ± 1,9	4,0 ± 0,0	<0,01
Composição nutricional										
Total de energia (kcal)	1729 ± 133	1204 ± 104	1118 ± 79	1547 ± 218	1858 ± 253	1272 ± 263	1404 ± 273	1025 ± 122	1739 ± 144	<0,01
Carboidratos (% energia)	57,1 ± 3,1	59,0 ± 4,6	52,9 ± 4,1	22,2 ± 3,4	29,5 ± 5,1	41,4 ± 8,7	37,0 ± 10,2	43,6 ± 4,7	81,0 ± 2,3	<0,01
Proteínas (% energia)	19,5 ± 1,4	21,0 ± 2,8	25,8 ± 4,5	25,4 ± 3,5	20,7 ± 3,1	24,2 ± 5,7	25,7 ± 5,3	30,8 ± 2,6	15,9 ± 1,6	<0,01
Lipídeos (% energia)	28,8 ± 2,8	25,7 ± 2,2	24,8 ± 3,3	54,9 ± 5,7	52,6 ± 6,6	37,4 ± 8,8	39,6 ± 8,6	29,2 ± 3,9	6,5 ± 1,8	<0,01
Saturados (% energia)	5,3 ± 1,0	5,6 ± 2,5	6,0 ± 2,6	16,2 ± 2,2	17,6 ± 3,5	9,6 ± 2,6	10,4 ± 3,1	7,6 ± 1,6	1,5 ± 0,6	<0,01
trans (% energia)	0,4 ± 04	0,3 ± 0,3	0,3 ± 0,3	1,2 ± 0,7	1,3 ± 0,4	0,5 ± 0,3	0,6 ± 0,3	0,3 ± 0,2	0,3 ± 0,2	0,051
Monoinsaturados (% energia)	13,7 ± 1,9	11,2 ± 1,7	11,6 ± 1,2	21,9 ± 4,3	20,8 ± 4,7	16,0 ± 4,3	18,4 ± 5,8	13,5 ± 1,5	1,8 ± 0,8	<0,01
Poliinsaturados n3 (% energia)	1,8 ± 2,0	1,2 ± 0,7	1,0 ± 0,9	3,4 ± 0,7	3,4 ± 0,7	2,7 ± 2,3	1,8 ± 0,7	1,3 ± 0,9	0,6 ± 0,1	<0,01
Poliinsaturados/saturados	1,6 ± 0,7	1,3 ± 0,6	1,0 ± 0,4	0,8 ± 0,1	0,6 ± 0,2	1,0 ± 0,4	0,9 ± 0,4	0,7 ± 0,2	0,7 ± 0,2	0,02
Fibras totais (g/dia)	39,8 ± 8,0	34,7 ± 9,3	22,9 ± 6,8	22,1 ± 4,4	27,6 ± 4,2	26,0 ± 9,0	20,4 ± 4,4	21,8 ± 3,2	48,4 ± 6,4	<0,01
Fibras de cereais (g/dia)	8,3 ± 7,6	12,4 ± 8,4	8,5 ± 5,9	1,8 ± 1,5	6,9 ± 3,4	4,9 ± 4,1	6,2 ± 5,4	2,0 ± 5,2	11,3 ± 9,0	<0,01
Sódio (mg/dia)	1749 ± 541	1653 ± 356	1790 ± 491	2251 ± 545	2539 ± 830	1669 ± 789	1815 ± 676	1726 ± 738	2206 ± 723	>0,08

Adaptado de MA e cols., 2007[5].

- *Fase 2:* aumento do consumo de carboidratos para 25 g ao dia, com adição de 5 g de carboidratos no total consumido ao dia, a cada semana, enquanto houver perda de peso. Se ocorrer uma estabilização do peso, o indivíduo deve retirar 5 g de carboidratos de sua ingestão diária até que a perda ponderal reinicie.
- *Fase 3 ou fase de pré-manutenção.*
- *Fase 4:* é baseada no número de gramas de carboidratos necessárias para estabilização do peso corporal (entre 45 e 100 g ao dia). Alimentos ricos em proteínas e com gorduras insaturadas (mono- e poliinsaturadas) são recomendados, embora não haja limite no consumo de gordura saturada.

▶ DIETA DE *SOUTH BEACH*[12]

O plano alimentar da dieta de *South Beach* recomenda a exclusão de alguns alimentos de acordo com o conteúdo de gordura e carboidratos, sem restrição calórica, e é organizado em três fases:

- **Fase 1:** Compreende as duas primeiras semanas do plano para perda de peso. Há restrição no consumo de alguns alimentos: pães, arroz, batatas, massas, produtos de padaria (à base de farinha), bebidas alcoólicas, frutas e doces.
- **Fase 2:** Propõe-se a continuidade de perda de peso. Os pacientes são orientados a consumirem fontes proteicas magras e laticínios desnatados, e, gradualmente, re-introduzirem cereais integrais e frutas em sua alimentação diária.
- **Fase 3:** Fase de manutenção de peso. Os pacientes aumentam a quantidade de consumo de cereais integrais selecionados, frutas e vegetais.

Se ocorrer uma estabilização ou ganho de peso, o indivíduo deve retornar à fase anterior para reiniciar a perda ponderal.

Não foram encontrados ensaios clínicos que avaliassem especificamente o plano alimentar proposto pela dieta de South Beach, mas dietas com restrição de carboidratos que serão discutidos ao final deste capítulo. Entretanto, um relato de caso foi publicado recentemente[13] de uma americana (30 anos, IMC 27,1 kg/m^2) com cetoacidose e hiperglicemia que, após ser atendida, relata ter seguido a dieta proposta por South Beach (< 20 g de carboidratos ao dia) por três semanas prévias aos sintomas, com perda ponderal de ~7 % do peso inicial. O caso relatado requer futuras discussões.

▶ DIETA DO PONTO Z (*THE ZONE PLAN*)[14]

Tendo como filosofia de que o alimento é o medicamento para o acesso ao equilíbrio orgânico, energia física e mental, e a obtenção deste equilíbrio denominado como o ponto Z, o autor propõe um plano alimentar com dieta hipocalórica e leve redução de carboidratos (40% do total de energia diária consumida, restrita e limitada aos grãos integrais), 30% da energia proveniente de proteínas (através do consumo de alimentos proteicos magros em cada refeição) e 30% de gorduras, com ênfase em gorduras monoinsaturadas (presentes no óleo de oliva, sementes oleaginosas e abacate) e poliinsaturadas n3 ao invés da gordura presente nas carnes vermelhas, vísceras, gema de ovo e alimentos processados (fontes de gordura saturada, *trans* e colesterol). É baseado na premissa de que valores elevados de insulina contribuem para o ganho de peso e que, ao serem estabilizados, promovem perda de peso.

◗ DIETA PROPOSTA PELO DR. DEAN ORNISH[15]

Desenvolvida com o objetivo de reverter e prevenir doenças cardiovasculares através do consumo de <10% da energia total consumida proveniente de gorduras. A ingestão de colesterol e gordura saturada é estritamente limitada e quase todos os produtos de origem animal são excluídos, exceto clara de ovos e laticínios desnatados. Somente óleo de canola e fontes de poliinsaturados n3 são utilizados. O plano alimentar proposto pelo Dr. Ornish permite um moderado consumo de bebidas alcoólicas, açúcares e sal. O total de calorias da dieta não é restringido, mas o indivíduo é direcionado para que suas escolhas alimentares sejam feitas somente dentre os alimentos recomendados: que são fundamentalmente legumes e carboidratos ricos em fibras.

◗ NOVA REVOLUÇÃO DA GLICOSE

Esta dieta subscreve um plano alimentar com baixo índice glicêmico e baixa carga glicêmica para perda de peso[16], que será tratada em capítulo específico deste livro (vide próximo capítulo).

◗ OUTRAS DIETAS

Dieta do Tipo Sanguíneo[17]

Os autores propõem algumas relações históricas, antropológicas e fisiológicas dos tipos de sangue A, B, AB e O com os alimentos, a personalidade e o estilo de vida dos indivíduos. A chave para o entendimento da teoria proposta é baseada em questões evolutivas da espécie humana: cada tipo sanguíneo constituiria uma mensagem genética dos comportamentos e dietas de seus ancestrais, ou seja, "o ser humano carregaria no seu sangue uma parte da memória da história da humanidade".

Entretanto, não foi encontrado nenhum estudo observacional ou de intervenção publicado avaliando o efeito desta dieta em humanos ou mesmo em animais.

Dieta Mediterrânea

A adoção de uma dieta semelhante à adotada pelos países mediterrâneos têm sido descrita como uma estratégia favorável para lipoproteínas séricas, vasodilatação endotelial, resistência à ação da insulina, síndrome metabólica, capacidade antioxidante e mortalidade cardiovascular em indivíduos obesos e com infarto do miocárdio prévio[18].

A dieta mediterrânea consiste em um consumo abundante de alimentos vegetais (frutas, hortaliças, pães e outros cereais, batatas, leguminosas, nozes e sementes), óleo de oliva como a principal fonte de gordura da dieta, pequena quantidade de lácteos (queijos e iogurte), frango e peixes, consumo de, no máximo, quatro ovos por semana, carne vermelha em pequenas quantidades e vinho tinto, em quantidades moderadas, junto às refeições. Fornecendo, desta forma, um baixo teor de gordura saturada (≤ 7-8 % da energia consumida), com um total de lipídeos da dieta entre 25-35% da energia, de acordo com a região e um alto teor de fibras, flavonoides e antioxidantes (provenientes do vinho tinto, hortaliças e frutas)[19]. A

Tabela 20.3 apresenta os componentes da dieta mediterrânea, onde a adoção de 6 a 9 destes componentes foi caracterizada como melhor aderência à dieta **(20).**

▶ TABELA 20.3 – Componentes Alimentares da Dieta Mediterrânea

Grupos de Alimentos	Quantidade (g ou mL)
Vegetais (por dia)	500-550
Legumes (por dia)	5-10
Frutas, nozes e oleaginosas (por dia)	350-360
Queijos e iogurtes (por dia)	190-200
Cereais: farinhas, flocos, massas, arroz, outros grãos, pães, cereais matinais, biscoitos e outros produtos de cereais (por dia)	140-180
Carnes (por dia)	90-120
Peixes (por semana)	125-180
Óleos de oliva (por dia)	35-45
Batatas (por dia)	65-90
Ovos (por semana)	100-150 (2-3 unidades)
Vinho tinto durante as refeições (g etanol por dia)	10-30
Alimentos açucarados (por dia)	20-25

Adaptado de TRICHOUPOLOU e cols., 2003[20].

▶ COMPARAÇÃO ENTRE OS TIPOS DE DIETAS PROPOSTAS ATRAVÉS DE ENSAIOS CLÍNICOS RANDOMIZADOS PARA AVALIAÇÃO DA PERDA DE PESO EM ADULTOS

Na última década, ensaios clínicos randomizados foram conduzidos para comparar o efeito de diferentes dietas propostas para emagrecimento: a dieta com baixo teor de carboidratos proposta pelo Dr. Atkins, dieta do Ponto Z, dieta prudente (LEARN), a dieta com baixo teor de gorduras proposta pelo Dr. Ornish e o programa dos Vigilantes do Peso[21-23]. A perda ponderal obtida ao final de um ano foi modesta em todas as dietas avaliadas[21, 22], mas foi maior nas mulheres que seguiram a dieta com baixo teor de carboidratos em relação às demais dietas, sem diferença entre estas[22].

Dietas com baixo teor de carboidratos, ricas em proteínas e ricas em gorduras já tinham sido comparadas com dietas com baixo teor de gorduras e restritas em calorias. Uma meta-análise de cinco ensaios clínicos com 447 participantes[24] e um estudo recente, de seguimento de um ano, de 311 mulheres obesas[22] indicam que uma dieta com baixo teor de carboidratos é uma alternativa à dieta com baixo teor de gorduras por promover maior perda ponderal e efeitos metabólicos desejáveis.

Entretanto, as chances do indivíduo randomizado para a dieta com baixo teor de carboidratos não completar o estudo são de 80% [Razão de Chances (RC) = 1,8 (IC 95% 1,2-2,6)] quando comparados com os seguidores da dieta com baixo teor de lipídeos nos primeiros seis meses de seguimento. Já aos 12 meses, esta diferença não é mais significativa: RC 1,4 (IC 95% 0,9-2,3)[24]. Já havia sido demonstrado que os efeitos observados na redução do peso corporal são mais pronunciados nos indivíduos que completam os estudos[21].

A Fig. 20.1 apresenta os valores médios de autorrelato de aderência neste ensaio clínico randomizado de um ano de seguimento, que comparou o efeito das dietas de baixo teor de carboidratos (Dr. Atkins), do Ponto Z, Vigilantes do Peso® e proposta pelo Dr. Ornish[21]. Observa-se que em todas as quatro dietas o autorrelato de aderência diminuiu ao longo dos meses de seguimento. A maior perda de peso (cerca de 7% do peso inicial) foi associada com maiores valores de autorrelato de aderência ao plano alimentar proposto ($r = 0,60$; P < 0,001), mas não com o tipo de dieta seguida ($r = 0,07$; P = 0,40)[21].

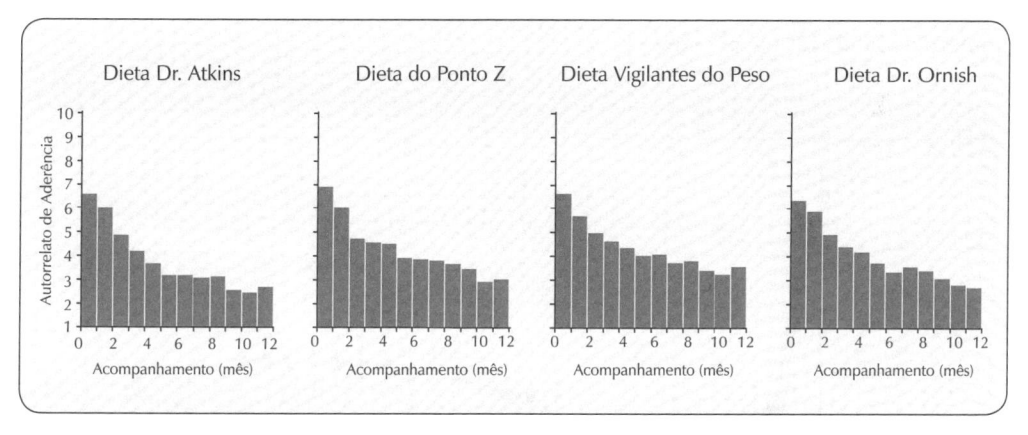

▶ **FIG. 20.1** – Retirada de Dansinger e cols., 2005[21]. Valores de auto-relato de aderência nas dietas para emagrecimento estudadas a cada mês de seguimento do estudo. O escore utilizado considera 1 como aderência nula e 10 como máxima (perfeita). A faixa de valores de desvios-padrão das dietas foi de 1,9 a 3,5.

Por outro lado, uma dieta mediterrânea com uma ingestão moderada de gorduras (rica em ácidos graxos monoinsaturados) promove benefícios cardiovasculares. Uma recente revisão da literatura[18] sugere que a adoção de uma dieta estilo mediterrânea também promoveria perda de peso.

Limitações comuns aos estudos clínicos de perda de peso incluem tamanho da amostra, tempo de seguimento, falhas na avaliação e manutenção da aderência às dietas propostas e diferenças na intensidade da intervenção.

Há somente um estudo de dois anos de seguimento com 322 indivíduos com sobrepeso e média de idade de 52 anos (86% homens) que foram randomizados para seguirem uma das três dietas: hipocalórica e com baixo teor de gorduras (30% de lipídeos), hipocalórica e tipo mediterrânea ou sem restrição calórica e baixo teor de carboidratos (120 g/dia)[23]. Até então, este estudo foi o que obteve as melhores taxas de aderência de seguimento dentre os estudos propostos de emagrecimento: 95,4% no primeiro ano e 84,6% aos dois anos, mas com diferença entre os tipos de dietas prescritas. A dieta com baixo teor de carboidratos foi a com menor aderência (78%) quando comparada com as demais (85,3% na dieta mediterrânea e 90,4% na dieta com baixo teor de gorduras; P = 0,04).

As melhores taxas de aderência deste estudo em relação aos estudos anteriores devem-se, possivelmente, pelas estratégias utilizadas de oferta do almoço – considerada a principal refeição em Israel – na própria cafeteria da empresa, com cardápio variado e ajustado de acordo com os planos alimentares propostos com orientações visuais na escolha dos alimentos, além de encontros periódicos com nutricionista específica para cada tipo de dieta e medidas mensais do peso.

Neste estudo, a dieta mediterrânea e a dieta com restrição de carboidratos se mostraram alternativas mais efetivas para promoção de perda de peso quando comparadas com a dieta considerada com baixo teor de gorduras: -4,7 ± 6,5 kg *vs* -4,4 ± 6,0 kg *vs* -2,9 ± 4,2 kg, respectivamente. A Fig. 20.2 mostra a evolução ponderal das três dietas. É possível observar duas fases distintas da mudança de peso corporal: uma fase inicial de perda de peso que ocorre nos seis primeiros meses de intervenção e a manutenção da perda ponderal no restante do seguimento.

Os autores ainda sugerem que existe uma possível interação entre o efeito da dieta e o gênero: mulheres e homens teriam resultados distintos de acordo com o tipo de dieta seguida. Entretanto, a validade externa é discutível devido à seleção dos participantes e ao pequeno número de mulheres na amostra.

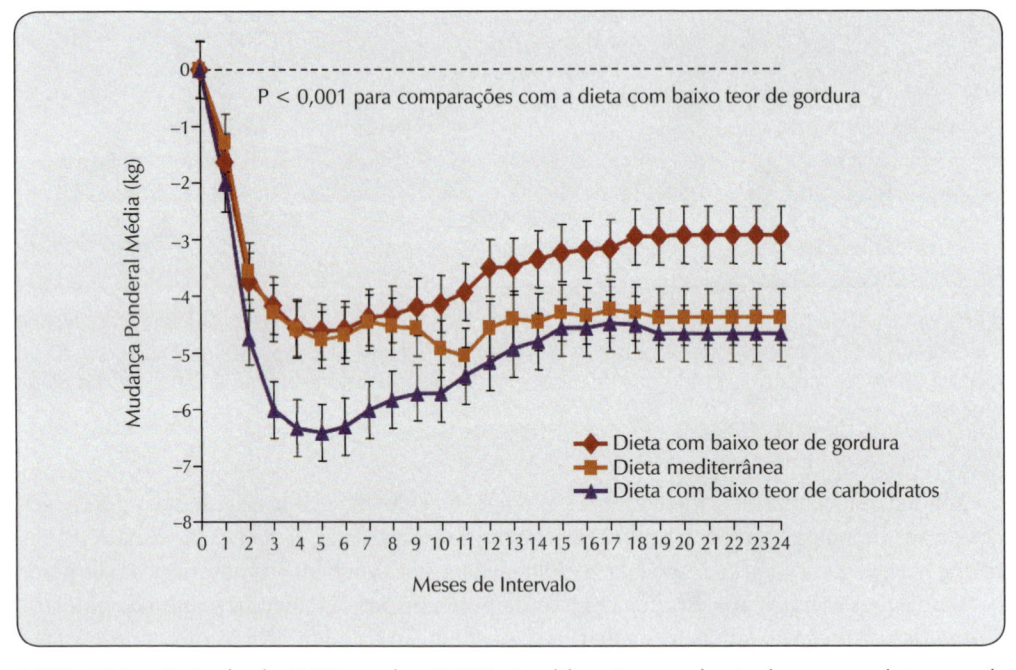

FIG. 20.2 – Retirada de SHAI e cols., 2008[23]. Modificações ponderais durante os dois anos de seguimento de acordo com o grupo de dieta prescrita. Barras verticais indicam erros padrões. Para avaliar estatisticamente as modificações das medidas de peso, equações de estimativas generalizadas foram utilizadas, com o grupo com dieta prescrita de baixo teor de gordura como grupo referência. As variáveis utilizadas foram: idade, sexo, tempo e grupo de dieta.

▶ CONSIDERAÇÕES FINAIS

A adoção de uma dieta para perda de peso deve ser baseada em evidências científicas, levando-se em consideração aspectos individuais. As preferências alimentares, condição sócio-econômica e aspectos culturais, o estilo de vida, co-morbidades associadas e a promoção de melhora de qualidade de vida dos pacientes devem ser ponderadas. Além disto, a estratégia utilizada para o acompanhamento da perda de peso e a motivação do indivíduo parecem ser fatores determinantes aos resultados obtidos. Desta forma, estratégias nutricionais que considerem estes aspectos são, atualmente, o grande desafio à equipe de atendimento do indivíduo com excesso de peso.

Referências Bibliográficas

1. World Health Organization. Food and Agriculture Organization. Joint WHO/FAO expert consultation. Diet, Nutrition and the Prevention of Chronic Diseases. Geneva: WHO/FAO, 2003.
2. Instituto Brasileiro de Geografia e Estatítica (IBGE). Pesquisa de Orçamentos Familiares (POF) 2002-2003. Ministério do Planejamento, Orçamento e Gestão, 2006.
3. Ministério da Saúde. PNDS 2006. Pesquisa Nacional de Demografia e Saúde da Criança e da Mulher – Relatório. Brasília/DF, 2008. Disponível em: http://bvsms.saude.gov.br/bvs/pnds/img/relatorio_final_pnds2006.pdf. Acessado em 17/10/2008.
4. Serdula MK, Mokdad AH, Williamson DF, Galuska DA, Mendlein JM, Heath GW. Prevalence of Attempting Weight Loss and Strategies for Controlling Weight. JAMA, 282:1353-8, 1999.
5. Ma Y, Pagoto SL, Griffith JA, Merriam PA, Ockene IS, Hafner AR, Olendzki BC. A Dietary Quality Comparison of Popular Weight-Loss Plans. J Am Diet Assoc, 107(10):1786-91, 2007.
6. Freedman MR, King J, Kennedy E. Popular diets: a scientific review. Obes Res, 9:1S-40S, 2001.
7. Mccullough ML, Willett WC. Evaluation Adherence to Recommended Diets in Adults: The Alternate Healthy Eating Index. Public Health Nutr, 9:152-7, 2006.
8. Heshka S, Anderson JW, Atkinson RL, Greenway FL, Hill JO, Phinney SD, Kolotkin RL, Miller-Kovach K, Pi-Sunyer FX. Weight loss with self-help compared with a structured commercial program: a randomized trial. JAMA, 289:1792-8, 2003.
9. Rippe JM. Weight Watchers Weight Loss That lasts: Break Through the 10 Big Diet Myths. Hoboken NJ: Wiley, 2005.
10. Tsai AG, Wadden TA. Systematic review: an evaluation of major commercial weight loss programs in the United States. Ann Intern Med, 4;142(1):56-66, 2005.
11. Atkins RC. Atkins for Life: The Complete Controlled Carb Program for Permanent Weight Loss and Good Health. New York, NY: St Martins, 2003.
12. Agatston A. The South Beach Diet: the Delicious, Doctor Designed, Foolproof Plan for fast and healthy Weight Loss. Emmaus, PA: Rodale; 2003.
13. Chalasani S, Fischer J. South Beach Diet associated ketoacidosis: a case report. J Med Case Reports 11;2:45, 2008.
14. Sears B. Week in the zone: A Quick Course in the Healthiest Diet for You. New York, NY: HarperCollins; 2000.
15. Ornish D. Eat More, weight less: dr. Dean Ornish´s life Choice program for Losing Weight Safely While Eating Abundantly. New York, NY: HarperCollins, 2001.
16. Brand-Miller J, Wolever TM, Foster-Powell K, Colagiuri S. The New glucose Revolution: The Authoritative Guide to the Glycemic Index – The Dietary Solution for Lifelong Health. New York, NY: Marlowe, 2003.
17. D´Adamo PJ. A Dieta do Tipo Sanguíneo. Editora Campus, 2005.
18. Serra-Majem L, Roman B, Estruch R. Scientific Evidence of Interventions using the Mediterranean Diet: a Systematic Review. Nutr Rev, 64:S27-S47, 2006.
19. Willett WC, Sacks F, Trichopoulou A, Drescher G, Ferro-Luzzi A, Helsing E, Trichopoulos D. Mediterranean Diet Pyramid: a Cultural Model for Healthy Eating. Am J Clin Nutr, v.61:1402S-1406S, 1995.
20. Trichopoulou A, Costacou T, Bamia C, Trichopoulos D. Adherence to a Mediterranean Diet and Survival in a Greek Population. N Engl J Med, 348(26):2599-608, 2003.

21. Dansinger ML, Gleason JA, Griffith JL, Selker HP, Schaefer EJ. Comparison of the Atkins, Ornish, Weight Watchers, and Zone Diets for Weight Loss and Heart Disease Risk Reduction: A Randomized Trial. JAMA, 293:43-53, 2005.

22. Gardner CD, Kiazand A, Alhassan S, Kim S, Stafford RS, Balise RR, Kraemer HC, King AC. Comparison of the Atkins, Zone, Ornish, and Learn Diets for Change in Weight and Related Risk Factors among Overweight Premenopausal Women: the A to Z Weight Loss Study: A Randomized Trial. JAMA, 297:969-77, 2007.

23. Shai I, Schwarzfuchs D, Henkin Y, Shahar DR, Witkow S, Greenberg I, Golan R, Fraser D, Bolotin A, Vardi H, Tangi-Rozental O, Zuk-Ramot R, Sarusi B, Brickner D, Schwartz Z, Sheiner E, Marko R, Katorza E, Thiery J, Fiedler GM, Blüher M, Stumvoll M, Stampfer MJ. Dietary Intervention Randomized Controlled Trial (DIRECT) Group. Weight Loss with a Low-carbohydrate, Mediterranean, or Low-fat Diet. N Engl J Med, 359:229-41, 2008.

24. Nordmann AJ, Nordmann A, Briel M, Keller U, Yancy WS, Brehm BJ, Bucher HC. Effects of Low-Carbohydrate vs Low-Fat Diets on Weight Loss and Cardiovascular Risk Factors. A Meta-analysis of Randomized Controlled Trials. Arch Intern Med, 166:285-93, 2006.

Capítulo 21

Índice Glicêmico e Carga Glicêmica

Flávia Moraes Silva
Gabriela Brenner Bello

▶ INTRODUÇÃO

Os carboidratos são classificados de acordo com o seu grau de polimerização, sendo divididos inicialmente em três grupos principais: açúcares, oligossacarídeos e polissacarídeos. Constituem a principal fonte de energia da dieta da maioria dos indivíduos, sendo importantes na manutenção da homeostase glicêmica e para a função e integridade do trato gastrointestinal. Podem influenciar diretamente a saúde dos indivíduos por afetarem processos fisiológicos e metabólicos. Recomenda-se que em uma dieta equilibrada pelo menos 55% da energia total seja proveniente dos carboidratos[1].

Dietas ricas em carboidratos estão associadas ao aumento dos níveis plasmáticos de glicose e de insulina[2]. A hiperglicemia e a hiperinsulinemia que seguem a ingestão alimentar podem ser um fator de risco para o desenvolvimento de várias desordens metabólicas[3]. No passado, recomendações tradicionais para prevenir a hiperglicemia eram baseadas na estrutura química do carboidrato consumido. A crença comum era de que os açúcares (mono e dissacarídeos, por exemplo) eram rapidamente digeridos e absorvidos e, portanto, causavam um aumento rápido e substancial nas concentrações de glicose plasmática no período pósprandial. Em contrapartida, acreditava-se que os carboidratos complexos (amido, por exemplo) eram digeridos e absorvidos mais lentamente e teriam, portanto, um menor impacto sobre a glicemia[4].

De acordo com as recomendações atuais da FAO/WHO, os termos açúcar intrínseco e extrínseco e carboidrato complexo devem ser evitados, e o termo carboidrato glicêmico, o qual se refere aos conceitos de índice glicêmico (IG) e carga glicêmica (CG), deve ser adotado[1]. O IG e a CG têm sido investigados como potenciais ferramentas para o planejamento de refeições e para avaliar o risco de doenças associado ao consumo de carboidratos da dieta[5].

▶ DEFINIÇÃO DE ÍNDICE GLICÊMICO E CARGA GLICÊMICA DOS ALIMENTOS

O IG é uma medida *in vivo* do impacto relativo de alimentos contendo carboidrato nas concentrações de glicose plasmática[2]. É definido como a área abaixo da curva de resposta glicêmica duas horas após o consumo de uma porção do alimento teste, que contém uma quantidade específica de carboidrato (geralmente 50 gramas), dividido pela área abaixo da curva de resposta glicêmica correspondente ao consumo de uma porção do alimento referência, que contém a mesma quantidade de carboidrato. Esse valor é multiplicado por 100 para que o IG seja expresso como porcentagem[6]. Tanto o pão branco como a glicose podem ser usados como alimento referência[1]. Quanto maior a área abaixo da curva, maior o IG do alimento[7], como pode ser observado na Fig. 21.1.

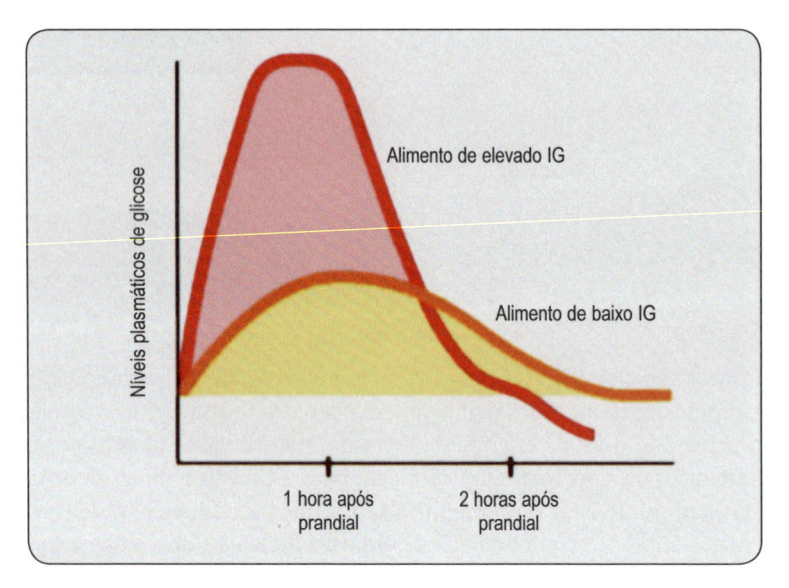

▶ FIG. 21.1 – Resposta glicêmica duas horas após o consumo de alimento com elevado índice glicêmico e de alimento com baixo índice glicêmico.
Fonte: Adaptado de http://www.glycemicindex.com.[8]

Por definição, o IG compara quantidades iguais de carboidrato e fornece uma medida da qualidade do mesmo, mas não da quantidade[9]. A carga glicêmica de um alimento, por sua vez, representa o produto do IG de um alimento e o seu conteúdo de carboidrato, sendo obtida através da fórmula abaixo[2]:

$$CG = \frac{IG \text{ x quantidade de carboidrato}}{100}$$

O conceito de CG envolve tanto a quantidade como a qualidade do carboidrato consumido, o que a torna mais relevante do que o IG quando se avalia um alimento isolado[2, 9]. A cenoura, por exemplo, tem um pequeno efeito nas concentrações plasmáticas de insulina e glicose, embora apresente um elevado IG. Isso pode ser explicado pela pequena quantidade de carboidrato que a cenoura apresenta, o que a caracteriza como um alimento de baixa CG [2]. O feijão preto cozido é um exemplo de alimento que apresenta baixo IG e baixa CG. Em contrapartida, o cereal matinal *Corn Flakes* e a batata inglesa assada são alimentos que apresentam elevado IG e elevada CG[9]. Na Tabela 21.1 são apresentados os valores de IG e CG de alguns alimentos selecionados.

▶ **TABELA 21.1** – Índice Glicêmico e Carga Glicêmica de Alimentos Selecionados

Alimento	Porção (g/mL)	Medida Caseira	IG [a]	Carboidrato [b]	CG
Cereal All Bran®	40	¾ de xícara	50	30,67	15,33
Feijão preto cozido	150	1 concha G	20	30	6,00
Suco de laranja natural	250	1 copo	50	26	13,00
Bolo caseiro	100	1 fatia G	42	52,25	21,95
Laranja	120	1 unidade M	42	11	4,62
Arroz parboilizado	150	6 colheres S	47	36	16,92
Mamão	120	1 fatia M	59	17	10,03
Arroz branco cozido	150	6 colheres S	58	40	23,20
Sorvete	50	1/2 xícara	61	13	10,17
Polenta cozida	150	5 colheres S	68	13	9,71
Coca-cola®	250	1 copo	63	26	16,38
Nhoque	180	5 colheres S	68	48	32,64
Cereal Corn Flakes®	30	1 xícara	81	26	21,06
Farinha de trigo	40	2 colheres S	90	30,40	27,36
Melancia	120	1 fatia P	72	6	4,32
Batata inglesa cozida	150	1 unidade M	88	18	15,84
Cenoura crua	80	½ unidade G	92	6	5,52
Biscoito água e sal	20	4 unidades	71	18	12,78

[a] Índice glicêmico (IG) referente à análise comparativa com a glicose; [b] Quantidade de carboidrato na porção
P=pequeno; M=médio; G=grande; S=sopa. Amarelo=baixo IG; azul=médio IG; laranja=elevado IG.
Valores de CG em preto=baixa CG; em vermelho=média CG; em azul=elevada CG.
Adaptado de Foster-Powell K et al., 2002 [9].

Os valores utilizados para definir o IG e a CG de um alimento particular, tendo a glicose como referência, são apresentados na Tabela 21.2 juntamente com os valores utilizados para representar a CG diária. Não existem valores recomendados para classificação do IG diário, assim como ainda não há uma referência para classificação do IG e da CG das refeições.

▶ **TABELA 21.2** – Valores para a Classificação dos Alimentos de Acordo com o Índice Glicêmico e a Carga Glicêmica

IG de um Alimento Particular	CG de um Alimento Particular	CG Diária
Baixo IG = 55 ou menos Médio IG = 56 a 69 Alto IG = 70 ou mais	Baixa CG: 10 ou menos Média CG: 11 a 19 Alta CG: 20 ou mais	Baixa CG: menor que 80 Alta CG: maior que 120

Fonte: Adaptado de Liu S et al., 2005 [2].

▶ FATORES QUE INFLUENCIAM O ÍNDICE GLICÊMICO DOS ALIMENTOS

Uma variedade de fatores intrínsecos e extrínsecos ao alimento pode determinar o seu impacto na glicemia e, consequentemente, influenciar o seu IG[5,10-12]. Na Tabela 21.3 estão apresentados alguns dos fatores que influenciam a resposta glicêmica e o IG dos alimentos.

▶ **TABELA 21.3** – Fatores que Influenciam a Resposta Glicêmica e o Índice Glicêmico

Fatores	Influência sobre o índice Glicêmico dos Alimentos
Natureza do amido	Quanto maior a razão amilose/amilopectina do alimento, menor o IG. O arroz parboilizado e os legumes são exemplos de alimentos com menor IG devido à maior quantidade de amilose.
Tipo de monossacarídeo	A galactose e a frutose são exemplos de monossacarídeos que diminuem o IG, enquanto a glicose aumenta o IG.
Tamanho da partícula	Partículas maiores aumentam o IG, enquanto partículas menores o diminuem.
Interações amido x nutrientes	Níveis elevados de gordura e proteína podem diminuir o IG dos alimentos. A gordura por lentificar o esvaziamento gástrico e a proteína por aumentar a secreção de insulina.
Inibidores da α-amilase	Níveis elevados de lecitinas e fitatos diminuem o IG dos alimentos. Lecitinas são encontradas nos grãos de soja e fitatos estão presentes em sementes e grãos integrais.
Aprisionamento físico	O revestimento fibroso ao redor dos feijões e das sementes e as paredes das células dos vegetais agem como uma barreira física, retardando o acesso das enzimas ao amido interior e, consequentemente, reduzindo o IG.
Acidez	A acidez nos alimentos retarda o esvaziamento gástrico e, consequentemente, diminui a velocidade de digestão do amido. Desta maneira, adicionar vinagre a um alimento de elevado IG pode contribuir para reduzir o IG do mesmo.
Gelatinização do amido	Quanto menos gelatinizado o amido, menor a velocidade de digestão devido à menor área disponível ao ataque das enzimas digestivas e menor o IG do alimento. O macarrão é um exemplo de alimento que apresenta baixo grau de gelatinização do amido.

Fonte: Adaptado de Brand-Miller JC et al., 2003[13] e Augustin et al., 2002[14].

▶ TABELAS DE ÍNDICE GLICÊMICO E CARGA GLICÊMICA DOS ALIMENTOS

Os valores do IG dos alimentos estão descritos em tabelas. A primeira lista com valores de IG de 62 alimentos foi publicada no início da década de 1980 por Jenkins e colaboradores[15]. Em 1995 foi publicada a primeira edição da Tabela Internacional de IG com 565 itens[16]. Em 2002, uma nova Tabela Internacional de IG foi publicada com o propósito de agrupar todos os dados relevantes sobre IG publicados entre 1981 e 2001[9]. Agora, em 2008, Brand-Miller e colaboradores compilaram os valores de IG de 2.487 alimentos em duas tabelas separadas: a primeira tabela inclui valores de IG de 1.879 alimentos – dados mais precisos, derivados de testes realizados com indivíduos saudáveis; e a segunda tabela inclui os valores de IG de 491 alimentos determinados em indivíduos diabéticos ou com tolerância diminuída à glicose[17]. Nessas tabelas não são encontrados valores de IG para os tipos de carne, aves, peixes, ovos e queijos, pois estes alimentos contêm pouco ou nenhum carboidrato e, provavelmente, não induzem a um aumento significativo na glicemia quando consumidos isoladamente em grandes quantidades[9,15-17].

Também se pode ter acesso ao IG e a CG dos alimentos através de busca na base de dados disponível no *site* http://www.glycemicindex.com, a qual compila as informações de IG e CG de alimentos determinados por diferentes estudos[8].

▶ ÍNDICE GLICÊMICO E CARGA GLICÊMICA DE REFEIÇÕES E DIETAS

O cálculo do IG de refeições mistas é simples quando se tem o valor do IG e o conteúdo de carboidrato dos alimentos[18]. De acordo com as recomendações da FAO/WHO (1998) para o cálculo do IG de refeições mistas, determina-se, primeiramente, a porcentagem de cada alimento em relação ao carboidrato total da refeição; multiplica-se este valor pelo IG de cada alimento e divide-se por 100[1]. Somam-se os valores obtidos para predizer o IG da refeição. Na Tabela 21.4 é apresentado um exemplo de cálculo de IG e de CG de uma refeição mista. O cálculo do IG diário ou de uma dieta segue os mesmos princípios. A CG de uma refeição ou de uma dieta é obtida pela soma da CG de todos os alimentos que a constitui.

Alguns estudiosos argumentam que o conteúdo de proteína, gordura e fibra presente nas refeições interferem na resposta glicêmica e compromete a aplicabilidade do IG em refeições[7,19]. Entretanto, trabalhos recentes demonstraram que o IG e a CG calculados para refeições são bons preditores da resposta glicêmica e podem ser utilizados com esta finalidade, tendo o conteúdo de gordura e de proteína efeitos negligenciáveis sobre a resposta glicêmica[20-22].

▶ IG, CG, SAÚDE E ESTÉTICA

O IG e a CG têm sido apontados como importantes ferramentas dietéticas relacionadas à prevenção e manejo dietoterápico de inúmeras doenças. Diversos trabalhos têm sido conduzidos para avaliar os benefícios de dietas com baixo IG e CG. Já existem evidências de que essas dietas estão relacionadas ao menor incremento nas concentrações de insulina no período pós-prandial[4,14], condição que está associada a uma infinidade de anormalidades clínicas que comprometem a promoção de saúde e a estética dos indivíduos, tais como: excesso de peso, saciedade precoce, dislipidemia, determinados tipos de câncer, diabetes e acne, entre outros.

▶ **TABELA 21.4** – Cálculo de índice glicêmico e da carga glicêmica de uma refeição.

Alimento – Porção	Quantidade de Carboidrato	IG do Alimento	IG da Refeição	CG da refeição
Leite (2%) – 250 mL	12 (26,91%*)	30	8,07	3,60
Pão de centeio – 30 g	12 (26,91%*)	50	**13,45**	**6,00**
Mel – 5g	3,6 (8,07%*)	55	**4,44**	**1,98**
Mamão – 120 g	17 (38,12 %*)	59	22,49	10,03
Total	44,6 (100%)	–	**48,45**	**21,61**

Os valores entre parênteses representam o percentual de carboidrato de cada alimento em relação ao total de carboidrato da refeição.

Serão apresentadas a seguir evidências acerca da relação entre IG, CG e composição corporal, bem como a relação destas ferramentas dietéticas com a acne.

▶ COMPOSIÇÃO CORPORAL

Modificações dietéticas são cruciais para promoção de perda de peso e para prevenir o ganho de peso; contudo, não há consenso quanto à melhor conduta dietoterápica para o manejo da obesidade[23]. O tratamento tradicional da obesidade fundamenta-se no aumento da prática de exercícios físicos associado à adoção de dietas hipocalóricas. No entanto, a adesão a tais dietas por longos períodos torna-se difícil, favorecendo assim a recuperação do peso perdido inicialmente[24]. Por outro lado, o consumo de alimentos com alto poder de saciedade favorece no controle da ingestão energética, sem levar ao aumento da sensação de fome entre as refeições[25]. Neste contexto, as dietas com baixo IG e CG surgem como uma alternativa para o tratamento da obesidade e das co-morbidades a ela associadas.

Alguns autores sugerem que a maior secreção insulínica observada após o consumo de dietas de elevado IG possa levar à rápida captação de glicose pelas células, favorecendo o aumento da oxidação de glicose e redução da oxidação lipídica. Acredita-se que tal perfil de oxidação de substrato energético resulte no aumento do teor de gordura corporal. Ainda, sabe-se que duas a quatro horas após o consumo de refeição com elevado IG (período pós-prandial intermediário), os níveis de substratos energéticos (glicose e ácidos graxos livres) encontram-se reduzidos. Essa "falta" de substratos energéticos no período pós-prandial intermediário é apontada como responsável pelo aparecimento precoce da fome[26]. Sendo assim, dietas com baixo IG parecem apresentar um maior poder de saciedade do que as dietas com elevado IG[27].

Em uma revisão de 16 estudos, Ludwig encontrou que o consumo de alimentos com baixo IG está associado a aumento da saciedade, representado por retardo do aparecimento da fome ou por redução do consumo alimentar[28]. Ensaio clínico randomizado cruzado publicado recentemente avaliou o efeito de dietas com baixo e elevado IG na saciedade, consumo de energia e peso corporal em dezenove mulheres com sobrepeso ou obesas e não demonstrou diferença entre as dietas sobre os parâmetros avaliados. Isso talvez possa ser justificado pela estreita diferença entre os valores de IG das dietas[29]. Em outro estudo, observou-se um menor consumo calórico 2 horas após a ingestão de alimentos de baixo IG. Entretanto, quando essas calorias foram adicionadas àquelas ingeridas no restante do dia, não foi observada diferença na ingestão calórica total[30].

Encontram-se diversos estudos na literatura sobre dietas de baixo IG, perda de peso e composição corporal. Revisão sistemática da literatura publicada recentemente na *Cochrane Database of Systematic Reviews* combinou os resultados de seis ensaios clínicos randomizados, envolvendo 202 indivíduos com sobrepeso ou obesos, e demonstrou reduções significativas na massa corporal, na massa gorda e no índice de massa com dietas de baixo IG[31]. A seguir serão descritos estudos publicados em 2007 e 2008 que buscaram avaliar o efeito de dietas com baixo IG na perda de peso e na composição corporal (todos tiveram duração maior ou igual a seis meses e delineamento de ensaio clínico randomizado):

- Estudo envolvendo 34 indivíduos com sobrepeso não demonstrou diferença significativa na perda de peso e no percentual de massa gorda entre indivíduos que seguiram dieta com baixo IG e indivíduos que seguiram dieta com alto IG, embora ambos os grupos tenham apresentado perda de peso e redução no percentual de massa gorda após 12 meses de acompanhamento[32].
- Estudo envolvendo 73 adultos comparou dieta com baixa CG e dieta com restrição de lipídios. Participantes foram estratificados de acordo com os níveis séricos de insulina e acompanhados por 18 meses. No grupo com níveis séricos de insulina mais elevados, o grupo da dieta de baixa CG atingiu maior perda de peso comparado ao grupo de dieta com restrição lipídica. O percentual de seguimento aos seis meses foi de 90% e ao final dos 18 meses foi de 70% [33].
- Estudo com 86 adultos demonstrou maior perda de peso média, redução de massa gorda e de massa livre de gordura nos indivíduos que seguiram dieta de baixa CG em comparação àqueles que seguiram dieta com controle das porções, após 12 semanas de acompanhamento. Ao final de 36 semanas, não houve diferença na perda de peso média entre os grupos. Dezesseis indivíduos não completaram o estudo[34].
- Quarenta e dois indivíduos com DM tipo 2 foram randomizados para seguir dieta da *American Diabetes Association* (ADA) ou dieta de baixo IG por 12 meses. Ao final do estudo, não foi observada diferença na perda de peso e na circunferência da cintura entre os grupos. Salienta-se que o IG das dietas não foi estatisticamente diferente (IG = 76 no grupo de baixo IG e IG = 80 no grupo da ADA) e que a perda de peso foi um desfecho secundário, pois o objetivo principal do estudo foi avaliar o efeito das dietas no controle glicêmico[35].
- Um total de 414 mulheres brasileiras com sobrepeso foram alocadas randomicamente para seguir por 18 meses dieta com alto IG ou dieta com baixo IG. A perda de peso média não diferiu entre os grupos ao final do acompanhamento. Cabe ressaltar que as perdas de seguimento foram altas – 38% no grupo de baixo IG e 41% no grupo de alto IG[36].

Observa-se que ainda não há consenso no meio científico quanto ao efeito do IG no controle da obesidade. São necessários estudos bem delineados, com percentuais reduzidos de perdas de seguimento, que apresentem poder estatístico adequado, que testem dietas bem controladas (diferindo apenas no IG) e que tenham a perda de peso e as alterações na composição corporal como desfechos primários para que o papel do IG das dietas na perda de peso e na composição corporal possa ser melhor estabelecido.

Cabe destacar que dietas de baixo IG também merecem destaque quanto à prevenção e ao tratamento das co-morbidades associadas ao excesso de peso. Dentre os benefícios atribuídos a essas dietas pode-se citar: redução do risco de desenvolvimento de diabete melito tipo 2 e melhora do controle glicêmico em pacientes diabéticos [37], redução do risco de aparecimento de doenças cardiovasculares[38,39] e dos níveis de lipídios séricos[40,41], além de redução do risco de desenvolvimento de alguns tipos de câncer[42].

▶ ACNE

Dentre as opções de tratamento para a acne destacam-se o uso de fármacos e a limpeza de pele [43]. Além disto, intervenções dietéticas podem contribuir para a melhora das lesões.

Sabe-se que dietas com elevado IG e CG promovem um maior aumento nas concentrações plasmáticas de insulina. Acredita-se que a hiperinsulinemia decorrente do consumo de alimentos com elevado IG e CG possa induzir o desenvolvimento da acne por aumentar as concentrações de andrógenos[44]. Adicionalmente, a insulina parece reduzir a ligação da proteína para o *Insulin-like growth factor 1* (IGF-1), facilitando o efeito deste fator de crescimento na proliferação celular[45].

São encontrados poucos estudos na literatura que avaliaram o papel do IG da dieta na melhora da acne. A seguir são descritos estudos publicados recentemente sobre o assunto:

- ▶ Ensaio clínico randomizado envolvendo 43 homens jovens com acne avaliou os efeitos de uma dieta com baixa CG nas lesões da acne. Os indivíduos foram alocados em dois grupos (dieta de baixa CG ou dieta controle) e acompanhados por 12 semanas. O grupo que seguiu a dieta de baixa CG apresentou redução significativa no número de lesões na pele e melhora na sensibilidade à insulina[45].
- ▶ Estudo de casos e controles envolvendo 49 indivíduos com acne e 42 indivíduos sem acne não encontrou diferenças significativas nos níveis séricos de glicose, insulina e leptina entre os grupos. Porém, o IG e a CG da dieta não diferiram entre os grupos. Cabe salientar ainda que o IG e a CG foram calculados a partir de uma avaliação da dieta por questionário de frequência alimentar, o que pode ter limitado os resultados encontrados[46].
- ▶ Ensaio clínico randomizado envolvendo 12 homens com acne investigou os efeitos de uma dieta com baixa CG nos aspectos endócrinos da acne. Sete indivíduos seguiram dieta de baixa CG e 5 indivíduos seguiram dieta de alta CG por 7 dias. Mudanças no índice HOMA, nos níveis séricos de hormônios sexuais e de IGF foram significativamente diferentes entre os grupos. Os resultados deste estudo sugerem que o aumento da CG da dieta pode agravar fatores potencialmente envolvidos no desenvolvimento da acne[47].
- ▶ Um total de 31 homens com acne completaram testes de amostras sebáceas como parte de um ensaio clínico randomizado que comparou os efeitos de dieta com baixa CG e dieta controle sobre a acne. Ao final de 12 semanas de acompanhamento, os indivíduos do grupo experimental (dieta de baixo CG) apresentaram um aumento na razão ácidos graxos saturados/monoinsaturados nos triglicerídeos da superfície da pele, o qual foi correlacionado negativamente com a contagem de lesões da acne[48].

O papel de dietas com elevado IG no desenvolvimento da acne não está totalmente elucidado. São poucos os estudos descritos na literatura que buscaram avaliar a relação entre IG, CG e acne, e os resultados dos estudos disponíveis são conflitantes. São necessários estudos bem delineados e de longa duração para que essa relação possa ser melhor estabelecida.

▶ RECOMENDAÇÕES PRÁTICAS

As dietas com baixo IG são de fácil aplicação na prática, não restringem a variedade de alimentos e não aumentam a ingestão de lipídios. Baseiam-se principalmente na substituição de um alimento por outro, considerando o IG de cada alimento. Nestas dietas, deve-se dar maior importância para os alimentos com elevado teor de carboidratos, como pães e arroz, e não se preocupar com alimentos com teor de carboidrato reduzido, como a cenoura, por exemplo.

O aumento no consumo de frutas e vegetais, a escolha por produtos integrais e menos processados, bem como o consumo limitado de batatas e arroz branco são medidas que contribuem para reduzir o IG da dieta. A inclusão de feijões, lentilhas, grãos de bico e ervilhas na alimentação diária também é uma opção. A busca por fontes de carboidratos provenientes de alimentos com maior quantidade de amilose (como os legumes e o arroz parboilizado) é uma alternativa para tornar o IG da dieta menor. O controle na quantidade consumida de pães de farinha branca processada e produtos de padaria, e a escolha por pães de centeio, cevada ou aveia também auxiliam na redução do IG da dieta[37].

Cabe ressaltar que não é necessário excluir da alimentação aqueles alimentos com IG elevado, visto que o consumo de alimentos com alto e baixo IG em uma mesma refeição parece tornar o IG final da refeição intermediário[37]. Brand-Miller e Foster-Powell (1997) sugerem a inclusão de pelo menos um alimento de baixo IG por refeição ou a ingestão de duas refeições de baixo IG por dia[49].

Da mesma maneira, é importante lembrar que mesmo alimentos com baixo IG, como é o caso da linguiça, muitas vezes devem ter seu consumo limitado – neste caso, devido ao seu elevado teor de gordura saturada[37].

▶ CONSIDERAÇÕES FINAIS

Sabe-se que as fontes alimentares de carboidrato variam quanto à sua taxa de absorção e efeitos na glicemia e insulinemia. Estas variações podem ser quantificadas através do IG e da CG dos alimentos, cuja relação com o controle do peso corporal, com as co-morbidades associadas à obesidade e com a acne têm sido amplamente investigadas.

Apesar de o uso do IG já estar incluído nas recomendações dietéticas para promoção de saúde de inúmeras organizações nacionais e internacionais, não há unanimidade quanto ao reconhecimento dos benefícios de dietas com baixo IG. Isto se justifica pela falta de estudos de longa duração e bem delineados. Ainda, é importante lembrar que existem inúmeros fatores que influenciam o IG dos alimentos e que os valores de IG e CG presentes nas tabelas disponíveis não foram determinados de forma padronizada, o que pode limitar a aplicabilidade dos mesmos.

O IG e a CG são ferramentas dietéticas que devem ser utilizadas em conjunto com outras estratégias alimentares e nutricionais na promoção da saúde. É aconselhável que as escolhas alimentares sejam baseadas no conteúdo nutricional total de um alimento, no que ele representa dentro da composição da dieta, sem esquecer-se de regras básicas, como o porcionamento e o fracionamento das refeições, a fim de garantir uma alimentação equilibrada, que irá contribuir para melhor qualidade de vida.

Ademais, as estratégias alimentares e nutricionais que visem promoção de saúde e estética devem ser partes de uma intervenção no estilo de vida, com ênfase na prática de atividade física e em uma alimentação saudável, atentando-se para o IG dos alimentos.

Referências Bibliográficas

1. Food and Agriculture Organization of the United Nations and World Health Organization. Carbohydrates in Human Nutrition. Report of a Joint FAO/WHO Expert Consultation. FAO – Food and Nutrition Paper, 66:1-140, 1998.

2. Liu S, Willett WC. Dietary carbohydrates. Disponível em UpToDate: https://store.utdol.com/app/index.asp. Acessado em 29/08/2005.

3. Rizkalla SW. Health benefits of low glycaemic index foods, such as pulses, in diabetic patients and healthy individuals. Br J Nutr, 3:255-62, 2002.

4. Colombani PC. Glycemic index and load – dynamic dietary guidelines in the context of diseases. Physiol Behav, 83(4):603-10, 2004.

5. Sheard NF, Clark NG, Brand-Miller JC et al. Dietary Carbohydrate (Amount and Type) in the Prevention and Management of Diabetes. Diabetes Care, 27(9):2266-71, 2004.

6. Sahyoun NR, Anderson AL, Kanaya AM et al. Dietary glycemic index and load, measures of glucose metabolism, and body fat distribution in older adults. Am J Clin Nutr, 82(3):547-52, 2005.

7. Pi-Sunyer FX. Glycemic index and disease. Am J Clin Nutr, 76(1):290-8, 2002.

8. Glycemic Index and GI Database. Disponível em http://www.glycemicindex.com. Acessado em 12/10/2008.

9. Foster-Powell K, Holt SHA, Brand-Miller JC. International table of glycemic index and glycemic load values. Am J Clin Nutr, 76(1):5-56, 2002.

10. Foster-Powell K, Brand-Miller J. International table of glycemic index. Am J Clin Nutr, 62:871-93, 1995.

11. Jenkins DJA, Wesson V, Wolever TMS et al. Whole meal versus whole grain breads: proportion of whole or cracked grain and the glycaemic response. Br Med J, 297(6654):958-60, 1988.

12. Venn BJ, Mann JI. Cereal grains, legumes and diabetes. Eur J Clin Nutr, 58:1443-61, 2004.

13. Brand-Miller JC, Foster-Powell K, Colagiuri S. A Nova Revolução da Glicose: a solução para a saúde ideal. Rio de Janeiro (RJ): Elselvier, 2003.

14. Augustin LS, Franceschi S, Jenkins DJA, Kendall CWC, Vecchia CL. Glycemic index in chronic disease: a review. Eur J Clin Nutr, 56(11):1049-71, 2002.

15. Jenkins DJA, Wolever TMS, Taylor RH et al. Glycemic Index of foods: a physiological basis for carbohydrates exchange. Am J Clin Nutr, 34(3):362-6, 1981.

16. Foster-Powell K, Brand-Miller J. International table of glycemic index. Am J Clin Nutr, 62:871-93, 1995.

17. Atkinson FS, Foster-Powell K, Brand-Miller J. International tables of glycemic index and glycemic load values. Diabetes Care. Online Outubro de 2008.

18. Menezes EW, Lajolo F. Índice glicêmico: critério de seleção de alimentos. Seminário "Índice glicémico em salud y alimentación humana". INCIENSA: Costa Rica, 12 de setiembre 2002.

19. Coulston AM, Hollenbeck CB, Liu GC et al. Effect of source of dietary carbohydrate on plasma glucose, insulin, and gastric inhibitory polypeptide responses to test meals in subjects with non-insulin-dependent diabetes mellitus. Am J Clin Nutr, 40(5):965-70, 1984.

20. Wolever TM, Jenkins DJ, Jenkins AL, Josse RG. The glycemic index: methodology and clinic implications. Am J Clin Nutr, 54(5):846-54, 1991.

21. Wolever TM, Vorster HH, Bjorck I et al. Determination of glycaemic index of foods: interlaboratory study. Eur J Clin Nutr, 57(3):475-82, 2003.

22. Flint A, Moller BK, Raben A et al. The use of glycaemic index tables to predict glycaemic index of composite breakfast meals. Br J Nutr, 91(6):979-89, 2004.

23. Brand Miller J, Marsh K. The low glycemic index diet: new way of eating for all? Polskie Archiwum Medycyny Wewnętrznej. Editorials, 118(6):332-4, 2008.

24. Rogers PJ. Eating habits and appetite control: a psychobiological perspective. Proc Nutr Soc, 58:59-67, 1999.

25. Holt SHA, Brand Miller JC, STITT, P.A. The effects of equal-energy protions of different breads on blood glucose levels, feelings of fullness and subsequent food intake. Am Diet Assoc, 101:767-73, 2001.

26. Ludwig DS. The glycemic index: physiological mechanisms relating to obesity, diabetes, and cardiovascular disease. JAMA, 287:2414-23, 2002.

27. Brand-Miller JC, Holt SHA, Pawlak DB, McMillan J. Glycemic index and obesity. Am J Clin Nutr, 76(Suppl):281-285, 2002.

28. Ludwig D. Dietary glycemic index and obesity. J Nutr, 130(2S Suppl.):S280-3, 2000.

278

Parte 5 • Tópicos Especiais em Estética

29. Aston LM, Stokes CS, Jebb SA. No effect of a diet with a reduced glycaemic index on satiety, energy intake and body weight in overweight and obese women. Int J Obes (Lond), 32(1):160-5, 2008.

30. Holt SHA, Miller BJ. Increased insulin response to ingested foods is associated with lessened satiety. Appetite, 24:43-54, 1995.

31. Thomas DE, Elliott EJ, Baur L. Low glycaemic index or low glycaemic load diets for overweight and obesity. Cochrane Database Syst Rev, 3:CD005105, 2007.

32. Das SK, Gilhooly CH, Golden JK, Pittas AG et al. Long-term effects of 2 energy-restricted diets differing in glycemic load on dietary adherence, body composition, and metabolism in CALERIE: a 1-y randomized controlled trial. Am J Clin Nutr, 85(4):1023-30, 2007.

33. Ebbeling CB, Leidig MM, Feldman HA, Lovesky MM, Ludwig DS. Effects of a low-glycemic load vs low-fat diet in obese young adults: a randomized trial. JAMA, 297(19):2092-102, 2007.

34. Maki KC, Rains TM, Kaden VN, Raneri KR, Davidson MH. Effects of a reduced-glycemic-load diet on body weight, body composition, and cardiovascular disease risk markers in overweight and obese adults. Am J Clin Nutr, 85(3):724-34, 2007.

35. Ma Y, Olendzki BC, Merriam PA, et al. A randomized clinical trial comparing low-glycemic index versus ADA dietary education among individuals with type 2 diabetes. Nutrition, 24(1):45-56, 2008.

36. Sichieri R, Moura AS, Genelhu V, Hu F, Willett WC. An 18-mo randomized trial of a low-glycemic-index diet and weight change in Brazilian women. Am J Clin Nutr, 86(3):707-13, 2007.

37. Silva FM, Mello VDF.. Índice glicêmico e carga glicêmica no manejo do diabetes melito. Revista do HCPA & Faculdade de Medicina da Universidade Federal do Rio Grande do Sul, 20(2):73-81, 2006.

38. Liu S, Willett WC, Stampfer MJ et al. A prospective study of dietary glycemic load, carbohydrate intake, and risk of coronary heart disease in US women. Am J Clin Nutr, 71(6):1455-61, 2000.

39. Levitan EB, Mittleman MA, Håkansson N, Wolk A. Dietary glycemic index, dietary glycemic load, and cardiovascular disease in middle-aged and older Swedish men. Am J Clin Nutr, 85(6):1521-6, 2007.

40. Ebbeling CB, Leidig MM, Sinclair KB, Seger-Shippee LG, Feldman HA, Ludwig DS. Effects of an ad libitum low-glycemic load diet on cardiovascular disease risk factors in obese young adults. Am J Clin Nutr, 81(5):976-82, 2005.

41. McMillan-Price J, Petocz P, Atkinson F et al. Comparison of 4 diets of varying glycemic load on weight loss and cardiovascular risk reduction in overweight and obese young adults: a randomized controlled trial. Arch Intern Med, 166(14):1466-75, 2006.

42. Gnagnarella P, Gandini S, La Vecchia C, Maisonneuve P. Glycemic index, glycemic load, and cancer risk: a meta-analysis. Am J Clin Nutr, 87(6):1793-801, 2008.

43. Magin P, Adams J, Heading G, Pond D, Smith W. Psychological sequelae of acne vulgaris: results of a qualitative study. Can Fam Physician, 52:978-9, 2006.

44. Cordain L. Implications for the role of diet in acne. Semin Cutan Med Surg, 24:84-91, 2005.

45. Smith RN, Mann NJ, Braue A, Mäkeläinen H, Varigos GA. A low-glycemic-load diet improves symptoms in acne vulgaris patients: a randomized controlled trial. Am J Clin Nutr, 86(1):107-15, 2007.

46. Kaymak Y, Adisen E, Ilter N, Bideci A, Gurler D, Celik B. Dietary glycemic index and glucose, insulin, insulin-like growth factor-I, insulin-like growth factor binding protein 3, and leptin levels in patients with acne. J Am Acad Dermatol, 57(5):819-23, 2007.

47. Smith R, Mann N, Mäkeläinen H, Roper J, Braue A, Varigos G. A pilot study to determine the short-term effects of a low glycemic load diet on hormonal markers of acne: a nonrandomized, parallel, controlled feeding trial. Mol Nutr Food Res, 52(6):718-26, 2008.

48. Smith RN, Braue A, Varigos GA, Mann NJ. The effect of a low glycemic load diet on acne vulgaris and the fatty acid composition of skin surface triglycerides. J Dermatol Sci, 50(1):41-52, 2008.

49. Brand Miller J, Colagiuri S, foster-Powell K. The glycemic index is easy and works in practice. Diabetes Care, 20(3):241-3, 1997.

Capítulo 22

Técnica Dietética, Receitas, Cardápios e Dicas

Joselaine Silva Stürmer

❭ INTRODUÇÃO

A ciência nos prova a cada dia que é possível atuar profissionalmente na idade biológica por meio da escolha de um estilo de vida saudável, atividade física moderada, alimentação balanceada, vida social saudável, relacionamentos prazerosos e gratificantes.

A ideia de que se os alimentos poderiam ter a capacidade de prevenir doenças e ser usados como forma de tratamento surgiu há 2.500 anos. Como disse Hipócrates: "*Faça do seu alimento seu medicamento*". O uso de alimentos e plantas na prevenção e no tratamento de doenças está descrito em diversos manuscritos, por diferentes povos da antiguidade. Hoje, não é diferente quando se fala em nutrição e estética.

Muitos estudos vêm mostrando correlação direta entre inadequação nutricional e distúrbios orgânicos decorrentes do envelhecimento e com consequência direta na estética desencadeada pelo consumo inadequado de nutrientes, confirmando a participação afetiva dos alimentos na prevenção e tratamento das desordens estéticas.

Assim, para este capítulo, optei por relacionar os benefícios dos alimentos funcionais na estética corporal com as orientações corretas da técnica dietética, priorizando a preparação dos alimentos com conhecimentos científicos e criatividade, afim de oferecer à população orientações práticas e eficientes em programa de educação nutricional, capazes de auxiliar no tratamento estético.

❭ ALIMENTOS FUNCIONAIS E TÉCNICA DIETÉTICA

A portaria nº 398, de 30/04/1999, da Secretaria de Vigilância Sanitária do Ministério da Saúde define que:

Alimento funcional é todo aquele alimento ou ingrediente que, além das funções nutricionais básicas, quando consumido na dieta usual, produz efeito metabólico e/ou fisiológicos e/ou benéficos à saúde, devendo ser seguro para consumo sem supervisão médica. Ou, ainda, pode-se definir alimento funcional como o produto que contém, além dos nutrientes conhecidos, compostos capazes de causar efeitos benéficos à saúde.

Os alimentos funcionais correspondem de 5% a 7% do mercado mundial de alimentos. De um lado há uma demanda excessiva e paralelamente uma dificuldade da efetiva comprovação de resultados do consumo desses alimentos. Por outro lado, nosso país é rico em produtos naturais e alimentos ainda inexplorados. Assim, cabe a nós, profissionais de saúde, a difícil tarefa de dirigir pesquisas que possam comprovar a eficácia desses novos produtos e de outro, orientar uma legislação que garanta à população os benefícios e a proteja de possíveis riscos de sua utilização, conforme relata Cuppari (2005).

Abaixo podemos observar recomendações nutricionais com alimentos funcionais aliados à estética na prática clínica:

- Utilizar alho e cebola. Eles são ricos em substâncias antioxidantes, especialmente alicina e quercetina, que ajudam a bloquear as inflamações no organismo.
- Consumir mais tomate. Ele é rico em licopeno (substância responsável pela sua cor) e betacaroteno (antioxidante). Quanto mais maduro e concentrado, maior quantidade de licopeno (purê, ketchup). Pela atividade do licopeno mais o betacaroteno, ele confere uma ação anti-*age*, diminuindo a ação dos radicais livres no envelhecimento. Recomenda-se consumir de 5 a 10 mg diariamente.
- Ingerir vegetais verdes, por sua alta concentração de vitaminas antioxidantes, principalmente betacaroteno, ácido fólico e magnésio, que combate o envelhecimento cutâneo. Procurar usar os mais verdes-escuros possíveis (cor mais intensa), e quanto mais crus melhor, para evitar a destruição da vitamina C pelo calor.
- Consumir soja. Nela encontramos proteínas de alto valor biológico e arginina (aminoácido), que possui ação imunoestimulante, ativando colágeno. Os fitoesteroides e saponinas, também componentes da soja, aumentam a imunidade e diminuem os sintomas da menopausa.
- Comer cinco ou mais porções de frutas e verduras, de diferentes espécies e cores, diariamente. Elas são ricas em substâncias antioxidantes, fibras solúveis e insolúveis que aceleram o trânsito intestinal, contribuindo pela eliminação de toxinas.
- Beber chá verde. Estudos apontam que o consumo de chá verde inibe a atividade da lípase intestinal (pancreática). Esse efeito se traduz numa menor absorção de triglicerídios e colesterol, podendo também acarretar um menor ganho de peso[10].
- Consumir frutas cítricas. Elas são ricas em substância antioxidantes, como o β-caroteno, flavonoides, terpenos, limonoides, cumarinas e vitamina C. Conforme vários estudos, esses fotoquímicos agem como estimulante do colágeno.
- Ingerir alimentos crucíferos – repolho, couve, couve-flor, nabo e brócolis – que contêm indóis e enxofre, substâncias que atuam no crescimento e fortalecimento do cabelo.
- *Utilizar os probióticos: Importantes para o equilíbrio e o restabelecimento da microbiota intestinal.* Encontrado nos leites fermentados ou iogurtes com *acidophylus*. Ajudam na imunidade pela ação do interferon e normaliza a atividade enzimática bacteriana fecal, responsável pela absorção de nutrientes.
- Usar gengibre: ele tem ação anti-inflamatória, antifúngica e antioxidante. Estimula a circulação.

COMO PREVENIR E TRATAR AS DESORDENS ESTÉTICAS UTILIZANDO A TÉCNICA DIETÉTICA

- Usar de cinco a sete porções diárias de frutas e hortaliças: são fontes de vitaminas, minerais e fitoquímicos com efeitos antioxidante e desintoxicante. Quanto mais coloridos, mais fitoquímicos presentes. Usar na sua forma crua *in natura*, como sucos ou saladas.

- Procurar cozinhar a carne (vermelha, peixe e frango) no microondas, ensopadas, fervidas ou cozidas. Limite a porção para 80 g/refeição (carnes magras), fazendo um rodízio entre carnes vermelhas, frango, peixe (três x semana), ovos e carne de soja durante a semana.
- Usar azeite de oliva extravirgem para temperar a salada, e como substituto da margarina no pão. O FDA recomenda 15 mL/dia. Para cozinhar, use o óleo de canola em pequenas quantidades, no máximo uma colher de sopa/dia.
- Polvilhar a comida com pó de linhaça. Tem ação anti-inflamatória. Procurar usar uma colher de sopa/dia.
- Temperar a comida com pimenta vermelha, alho, cebola, gengibre, cúrcuma, tomilho, canela, orégano etc. Usá-los crus e ligeiramente picados, ou moídos.
- Substituir, duas vezes na semana, o feijão por soja em grão ou incluir leite de soja na alimentação em virtude dos benefícios que esse alimento confere. Use a proteína de soja para substituir a carne, a soja para substituir o feijão e o leite de soja (com cálcio) para substituir o leite de vaca.
- Para estimular a digestão, consumir alimentos ácidos, como suco de limão, vinagre, abacaxi ou outra fruta ácida nas principais refeições do dia.
- Usar mais peixes gordos na semana como substituto da carne vermelha. O ideal é duas a três vezes/semana, na porção de 100g/dia. Evite os defumados ou enlatados, pela presença de mercúrio, alumínio e nitrosaminas.
- Beber de duas a três xícaras de chá verde, hortelã, alecrim, cidreira e erva-doce sem açúcar, durante o dia. Esses chás têm ação desintoxicante, digestiva, anti-inflamatória e calmante. Os polifenóis presentes nesses chás bloqueiam a ação dos radicais livres e agem como antioxidantes. Evite o excesso e o consumo perto das refeições, evitando com isso a competição entre os componentes das plantas e os nutrientes dos alimentos.
- Diminuir o sal no preparo dos alimentos e substitua-o por ervas (orégano, salsa, alecrim, manjericão, açafrão etc.) ou limão. O sal em excesso contribui para retenção de líquidos e consequentemente para o aumento da celulite.
- Evitar alimentos ricos em açúcares e carboidratos refinados, como pão branco, arroz polido, biscoitos e massas com farinha branca. Incluir nas receitas de farinha de trigo integral, na preparação de pães, bolos, empadões etc. Substituir o arroz branco e a massa por arroz integral e massas integrais, assim como biscoitos e bolachas, por barras de cereais. Desta maneira, aumenta-se o consumo de fibras durante o dia, o que é benéfico para o equilíbrio da microbiota intestinal, integridade da mucosa e saciedade, favorecendo o emagrecimento.
- No preparo dos pratos, usar, em primeiro lugar, os alimentos frescos, pois contêm mais nutrientes. Em segundo lugar, vêm os congelados (quando bem congelados), seguidos dos secos. Os enlatados perdem 50% dos antioxidantes no processo de industrialização.
- Substituir queijos amarelos por queijo tofu. Eles contêm fitohormônios que colaboram para diminuir os sintomas da menopausa, além de serem um ótimo substituto da carne vermelha em vários pratos.
- Evitar as sobremesas à base de açúcares. Seu alto consumo está relacionado com o aparecimento da celulite, pois possuem um alto índice glicêmico.
- Não usar margarina com consistência dura e óleos vegetais submetidos a altas temperaturas. Eles são fontes de ácidos graxos trans, altamente maléficos à saúde. Procurar cozinhar sem a presença deles. A maneira mais saudável de cozinhar é no vapor.

- Evitar o consumo exagerado do café. O café em excesso pode irritar a mucosa gástrica, além de ser vasoconstritor, ou seja, diminui o calibre das artérias, favorecendo a má circulação, contribuindo com isso para o surgimento da celulite. Substitua por chás acima recomendados, por serem digestivos e antioxidantes.
- Consuma no mínimo dois litros de líquidos ao dia, sendo importante a água pura na desintoxicação na proporção de um litro e o restante em forma de chás e sucos. Evite o consumo junto às refeições, pois em excesso diluem os sucos digestivos, prejudicando a digestão. O ideal é ingerir líquidos até 15 minutos antes ou uma hora após. Durante as refeições, no máximo, 200 mL.

Como podemos observar nas recomendações acima, os alimentos funcionais estão estreitamente relacionados com efeitos benéficos no organismo e na estética corporal; portanto, a terapia nutricional com alimentos funcionais deve ser inserida diariamente na prática clínica estética, objetivando a recuperação do equilíbrio orgânico, sendo adequadas às necessidades individuais, patologias existentes na interação droga-nutriente, nos hábitos alimentares pregressos, na avaliação clínica e nutricional. É extremamente importante salientar os métodos de preparo dos alimentos (técnicas dietéticas), visto que muitos princípios ativos (fitoquímicos) existentes nos alimentos funcionais podem, facilmente, oxidar pela má manipulação dos mesmos.

Sizer em 2003 descreveu algumas regras gerais sobre a obtenção e conservação dos princípios ativos (fitoquímicos) presentes nos alimentos funcionais:

- Escolher frutas e vegetais colhidos na fase completamente madura. Evitar os verdes amadurecidos quimicamente ou em estufa; alguns fitoquímicos exigem tempo e luz solar direta para desenvolverem-se plenamente.
- Ao cozinhar no vapor, assar, fritar, *sauté*, refogar ou cozinhar no micro-ondas os vegetais, fazer de modo breve para conservar os fitoquímicos. Evitar longos períodos de fervura que podem destruir fitoquímicos termossensíveis e dissolver outros na água de cozimento que é descartada.
- Guardar frutas e vegetais no refrigerador para reduzir a destruição enzimática ou oxidativa dos fitoquímicos.
- Dar preferência a alimentos ecológicos, evitando os industrializados. Os alimentos livres dos agrotóxicos e fertilizantes são mais ricos em fitoquímicos e antioxidantes, além de não conterem metais tóxicos.

TÉCNICA DIETÉTICA ALIADA À ESTÉTICA

Definições

- *Técnica:* o lado material de uma arte ou ciência. Conjunto de processos de uma arte ou ciência; prática; norma[1].
- *Dietética:* parte da medicina que se refere à dieta[1].
- *Estética:* Filosofia das belas-artes; ciência que trata do belo na natureza e na arte; beleza física[1].

Podemos entender, de acordo com Bueno, que a técnica dietética na estética é uma ciência que trabalha com a dieta no tratamento da beleza física. Sendo assim, podemos relacionar a técnica dietética na estética, a seguir:

- *No emagrecimento:* receitas e cardápios de baixas calorias. Priorize os alimentos funcionais.
- *Na gordura localizada:* uso de alimentos termogênicos e dietas com baixo teor de gorduras.
- *Celulite:* diminuição do sal em receitas, uso de carboidratos complexos, uso de chás digestivos, uso de dietas desintoxicantes e diminuição do açúcar e farinhas refinados.
- *Estrias:* uso de alimentos hidratantes; minerais e proteínas.
- *Acne:* uso de alimentos cicatrizantes e anti-inflamatórios, uso de receitas com baixos teores de gorduras.
- *Flacidez:* melhor aproveitamento do uso de proteínas de alto e baixo valor biológico; uso de alimentos com vitamina C para estimular o colágeno.
- *Envelhecimento cutâneo:* biodisponibilidade de proteínas, vitaminas e minerais antioxidantes; uso de alimentos anti-*age*.
- *Unhas e cabelo:* uso das vitaminas, minerais e proteínas (aminoácidos enxofrados) na reestruturação do colágeno.

▶ TÉCNICAS DE CULINÁRIA SAUDÁVEL/LIGHT

- *Técnicas de culinária:* são métodos e procedimentos usados na manipulação e confecção de receitas.
- *Light:* leve, com baixos teores de gorduras, açúcares e sódio.
- *Saudável:* usado na prevenção e no tratamento de várias doenças. Entre elas, as desordens estéticas.

A culinária *light* pode ser aplicada sempre, em qualquer situação, pois ela é fundamental em um programa alimentar saudável, ajudando não só a evitar doenças, como também é vital no tratamento e na busca de uma melhor qualidade de vida.

▶ COMO COLOCAR NA PRÁTICA AS TÉCNICAS DE CULINÁRIA *LIGHT*

Substituições

- Açúcar branco: mascavo, cristal ou adoçante (se necessário);
- Arroz branco: arroz integral ou parbolizado;
- Refrigerantes tradicionais ou *diet*: sucos naturais e diluídos, água, chá mate, polpas congeladas, água de coco;
- Geleias tradicionais ou *diet*: geleias *light* ou caseiras com pouco açúcar;
- Sorvetes: picolés de frutas ou *frozen* (sorvete de iogurte);
- Manteiga, margarina ou gordura sólida: iogurte natural desnatado, requeijão *light*, óleo de canola e azeite de oliva;
- Óleo para fritar: molho de soja ou inglês, caldo de legumes, requeijão *light*, suco de frutas e vinho;
- Carnes gordas, linguiças e patês: carnes brancas (peru ou frango), peixes magros, lombo, carne vegetal, patê à base de ricota;
- Laticínios integrais e derivados: leite semidesnatado ou desnatado, iogurte desnatado natural ou *light*, queijo quaker, requeijão *light* e queijos brancos;

- Maioneses, molhos vermelhos e brancos: maionese falsa, molho branco *light* e molho vermelho *light*;
- Caldo de carne, frango e legumes industrializados: caldo com 0% de gordura e caldos caseiros;
- Creme de leite: creme de leite *light*, creme de leite diluído com iogurte natural desnatado;
- Salgadinhos e bolachas: pães integrais temperados e torrados (p. ex., pão sírio);
- Ovos na preparação: utilizar um ovo inteiro (gema + clara) e após, para cada ovo substituir por uma clara;
- Gorduras em bolos: para cada colher de sopa, substituir por uma colher de sopa de linhaça hidratada ou, no máximo, duas colheres de sopa de óleo de canola;
- Achocolatados tradicionais e *diet*: bebida à base de malte ou cacau;
- Alimentos enlatados (p. ex., milho, ervilhas etc.): alimentos frescos ou alimentos congelados;
- Salgados de forno: pão de queijo ou torradas somente de queijo;
- Massas frescas: massa *grano duro* e integral;
- Farinha de trigo: farinha de trigo integral;
- Carnes empanadas: clara de ovo ou iogurte com farelo de aveia;
- Formas untadas: com requeijão *light* e polvilhar com farelo de aveia;
- Sal adicionado nos alimentos: cebolinha, alho, manjericão, manjerona, orégano, sálvia e salsa;
- Bacon e costelinha dos feijões: carne vermelha magra (pode ser sobra de churrasco), bacon desengordurado;
- Adoçantes com ciclamato, sacaria e aspartame: sucralose, stévia e frutose.

- Utensílios Necessários

• Panelas de inox	• Panelas de vidro
• Panelas antiaderentes	• Xícaras e copos medidores
• Balanças caseiras	• Colheres, garfos, facas etc.
• Pincel culinário	• Formas antiaderentes
• Pratos refratários	• Papel toalha
• Formo de microondas	• Potes de *freezer* e micro-ondas
• Filme plástico	• Sacos plásticos para micro-ondas e congelamento

LISTA DE COMPRAS ESTÉTICA/FUNCIONAL

- *Frutas:* todas, principalmente frescas e da época, e frutas secas. p. ex., ameixas, passas, tâmaras, damasco.
- *Vegetais, hortaliças:* principalmente as mais verdes, coloridas e tenras. Para economizar e aproveitar as vitaminas de sua maturação, procurar as verduras e hortaliças da época.
- **Aves, Carnes Magras**

- Peru
- Lombo de porco
- Peito de peru
- Atum sem óleo (água e sal) ou com molho magro
- Peixes (anjo, garoupa, côngrio, linguado, salmão etc.)

- Músculo
- Kani-kama
- Roulet de peru

- Búfalo
- Peito de frango
- Linguiça de peru

- Filé mignon
- Carne moída de primeira
- Blaquet de peru
- Salsicha (frango e peru)
- Patê de peito de peru

▶ Ovos

- Caipiras
- Codornas

▶ Bebidas

- Chá de ervas sem açúcar
- Mate e café descafeinado s/ conservantes
- Água sem gás

- Sucos concentrados sem açúcar
- Polpas congeladas
- Cappuccino *diet* ou *light*

▶ Cereais e grãos

- Milho e ervilha
- Gergelim
- Farinhas integrais
- Flocos de arroz
- Farinha de centeio
- Batatas
- Polenta
- Aveia em flocos
- Arroz integral

- Linhaça
- Bolachas salgadas integrais
- Milho
- Aipim
- Nesfit
- Farinha de aveia
- Corn'Flaks
- Macarrão integral
- Soja em grão

- Biscoitos com fibras
- Feijão Azuki
- Lentilha
- Grão de bico
- Biscoitos de arroz
- Granola ou barra de cereal
- Açúcar cristal ou mascavo
- Macarrão Grano Duro

▶ Gorduras

- Azeite de oliva
- Canola
- Girassol

▶ Laticínios e soja

- Leite desnatado (líquido ou em pó)
- Iogurte desnatado ou *diet* com frutas
- Iogurte desnatado natural
- Leite semidesnatado
- Iogurte *light* com polpa de frutas
- Leite de soja *light*
- Iogurte de soja

Queijos

- Queijo tufu
- Polenguinho
- Queijo tipo prato *light*
- Mussarela *light*
- Ricota
- Tipo Quaker *light*
- Minas
- *Cream cheese light*
- Queijo parmesão *light*
- Mussarela de búfalo
- Cottage
- Requeijão *light*

Pães e Pizza

- Pão sírio
- Pão de linho
- Pão sueco integral *light*
- Pão de aveia
- Torradas integrais
- Pizza Integral
- Cacetinho integral
- Baguete com gergelim
- Centeio
- Bauru integral

Dietéticos

- Gelatina *diet*
- Sopas *light*
- Adoçantes com: frutose, sucralose ou stévia
- Pudins dietéticos
- Geleias dietéticas
- Achocolatado *diet* ou *light*
- Bolos dietéticos

Ervas

- Louro
- Mangerona
- Alho
- Orégano
- Alecrim
- Coentro
- Estragão
- Cominho
- Páprica
- Tomilho
- Noz-moscada
- Canela em pó
- Sálvia
- Pimenta
- Tempero verde

Variados

- Gelatina sem sabor
- Leite de coco *light*
- Mostarda
- Ketchup
- Molho inglês
- Vinagre de maçã
- Fermento
- Canela
- Sal iodado marinho
- Molho de soja
- Molho de pimenta
- Creme de leite *light*
- Vinagre balsâmico
- Sal *light*

Congelados

- Carnes
- Vegetais
- Polpa de frutas

- Pratos de baixas calorias (mínimo 280 cal. a 350 cal).
- Sanduíches e empadões de baixas calorias

▌ Doces

- Cacau em pó
- Picolé de frutas
- Doce de leite desnatado
- Mel e melado

- Chocolate em pó *light*
- *Frozen* iogurte

- Frutas secas
- Barra de cereal
- Goiabada

- Frutas oleoginosas
- Frutas em calda *light*

▌ Conservas: passar água corrente antes de usá-las

- Picles
- Palmito

- Pepino
- Cogumelos

- Cebola
- Aspargo etc.

▌ CARDÁPIOS NA ESTÉTICA

Evidências fundamentadas em artigos[2,3,4,5,6], comprovam a importância da alimentação na estética.

Sendo assim, elaborei sugestões de cardápios que atuam no tratamento e na prevenção nas desordens estéticas. Procurar fazer as receitas com as técnicas dietéticas de uma culinária *light* descritas neste capítulo.

Sugestão de Cardápio Estético/Funcional no Emagrecimento e/ou Gordura Localizada

Deve ser feita no período estipulado pelo nutricionista. Atua como desintoxicante se utilizada sempre uma vez por semana. As quantidades vão variar de acordo com as necessidades diárias de cada pessoa e também variam conforme o sexo, peso, idade, altura e atividade física.

Não consumir nesse período: leite, refrigerante, café, chá preto, carne vermelha, cereais refinados (arroz, farinha e açúcar branco) e doces.

▌ Consumo à vontade de vegetais

- Abobrinha
- Aipo
- Couve
- Agrião
- Mostarda

- Acelga
- Espinafre
- Rabanete
- Cebola
- Tomate

- Alface
- Salsa
- Escarola
- Rúcula
- Chicória

- Aspargo
- Repolho
- Pepino
- Radite
- Nabo

▌ Consumo de vegetais: até duas colheres de sopa ao dia

- Moranga
- Berinjela
- Vagem
- Cenoura
- Brócolis
- Beterraba

❱ Frutas: porção, conforme indicado

- Abacaxi = 2 rodelas
- ameixas = 2 unidades
- goiaba = 1 unidade
- laranja = 1 unidade
- kiwi = 2 unidades
- lima = 1 unidade
- Banana = 1 unidade
- manga = ½ unidade
- figo = 1 unidade
- melancia = 1 fatia grande
- melão = 1 fatia grande
- morangos = 5 unidades
- Maçã = 1 unidade
- mamão pequeno = ½ unidade
- pêssego = 2 unidades
- uva = 1 cacho pequeno
- pêra = 1 unidade
- maracujá = 1 unidade

❱ Frutas: 3x/semana

- Abacate = 2 colheres de sopa
- Caqui = 1 unidade
- Uvas-passas = 1 colher de sopa

Café da manhã	• abacaxi ou mamão – contêm enzimas digestivas (bromalina e papaína) • cereais integrais (aveia em flocos ou granola) – ricos em fibras, auxiliando no funcionamento intestinal • iogurte natural desnatado – contém lactobacilos – importante na microbiota intestinal e fonte de cálcio • mel ou açúcar mascavo – fornecem energia. Se DM, não utilizar
Lanche da manhã	• frutas – natural ou em forma de suco – ricas em vitaminas e minerais.
Almoço	• saladas cruas – mínimo de quatro cores diferentes: amarelo (betacaroteno); verde (magnésio); vermelho (licopeno) = auxilia na desintoxicação • legumes c/ alho e cebola: ricos em antioxidantes e antibióticos naturais • arroz ou macarrão integral com salsa – alimentos energético (vitaminas do complexo B) e ferro • peixe grelhado – fonte de Ômega-3, gordura indispensável para o bom funcionamento do coração; ou frango grelhado sem pele • Suco de limão – fonte de vitamina C • azeite de oliva – fonte de ômega 9
Lanche da tarde	• iogurte natural desnatado – rico em cálcio e magnésio • cereal integral (barra ou granola) – fonte de zinco e energia • frutas – vitaminas e minerais diversos
Jantar	• suco de uva – contêm bioflavónoides que protegem as artérias contra a oxidação e envelhecimento precoce • refogados de legumes (brócolis, couve-flor, repolho, couve) – contém enxofre, responsável pelo crescimento do cabelo e unhas • queijo minas ou ricota ou duas colheres. (sopa) de carnes brancas – fonte de cálcio e de baixo teor de gordura • saladas cruas à vontade – vitaminas antioxidantes • azeite de oliva – gordura saudável (ômega-9) • castanha-do-pará – fonte de selênio e manganês
Ceia	• Pêra ou maçã – fonte de pectina, que retarda a absorção de gorduras

Obs.: as principais refeições devem ser regadas com azeite de oliva e adicionadas uma colher de (sopa) de gergelim torrado – fonte de gorduras sadias e antioxidantes.

▶ Usar nesses dias, duas a quatro xícaras de chá verde ou de hortelã.

▶ No caso de fome, usar mais frutas *in natura*.

▶ Nesse dia não deixe faltar no cardápio esses alimentos, que ajudam no emagrecimento saudável.

• pimentão vermelho	• uvas vermelhas	• repolho	• alho
• aspargos	• limão	• tomate	• suco de uva natural
• abacate	• abacaxi	• cenoura	• pimenta vermelha
• iogurte	• gergelim	• cebola	• salsa e folhas verdes

Sugestão de Cardápio Funcional/Estético na Pele e Flacidez

Esse programa foi elaborado com alimentos ricos em proteínas e vitamina C, ajudando na síntese do colágeno, o que vai refletir numa pele mais firme e saudável.

▶ Orientações:

– Procurar não tomar refrigerante e sucos *diet*, pois desidratam o organismo.

– Beber dois litros de água sem gás durante o dia ou sucos naturais.

– Evitar o uso de adoçantes artificiais. Se DM, usar stévia ou sucralose.

– Chás recomendados: verde e alecrim.

– Ervas (tempero-verde, coentro, manjericão etc.).

– Especiarias (curry, cominho, cravo, gengibre etc.).

– Refogar carnes e verduras com requeijão *light*.

– Usar vinagre, suco de limão, uma colher de chá de azeite de oliva e uma colher de sopa de gergelim para temperar saladas.

– Ovos quentes ou cozidos até 3x/semana.

Café da manhã	• Mamão= contém β-caroteno, que protege a pele • Iogurte desnatado ou *light* com polpa de frutas ou leite de soja *light* = proteínas formadoras de tecidos • Aveia em flocos= rico em silício, que estimula a produção de colágeno • Linhaça moída= contém ômega 3, ação emoliente e anti-inflamatória
Colação	• Iogurte de soja *light* = proteínas
Almoço	• Fruta – mamão ou abacaxi – ajuda na digestão das proteínas • Saladas cruas variadas (no mínimo quatro cores) – ajudam na saciedade à vontade • Legumes no vapor – (amarelos e verdes) fonte de β-caroteno e magnésio • Arroz integral ou pão integral ou grãos (milho, grão de bico, soja) = complexo B e fibras • Queijo de minas ou ricota ou peixe ou atum ou sardinha ou ovo cozido ou peito de frango (substitui a carne vermelha, que é fonte de proteína) • Temperos de ervas à vontade – ricos em antioxidantes • Suco de soja – fonte de proteínas e vitaminas
Lanche 1	• Salada de frutas com castanhas ou nozes = vitaminas antioxidantes e fonte de gordura, que previne o ressecamento cutâneo

Lanche 2	• Iogurte desnatado/*light* ou 200 mL de leite de soja *light* + 2 colheres de sopa de gelatina em pó incolor= fonte de proteínas. • Polpa de amoras ou açaí= antocianidinas que protege a pele contra o envelhecimento precoce. • Cacau em pó= antioxidante e rejuvenescedor da pele.

Jantar	• Salada cruas à vontade.
	• Omelete de frios:
	  – 2 claras, 1 gema, 2 fatias de minas ou ricota, uma xícara de legumes (brócolis, espinafre, cenoura), 1 pitada de fermento em pó
	  – Bater as claras em neve e incorporar o restante dos ingredientes. Fritar em tefal sem gordura
	• Abacaxi = melhora a digestão das proteínas.

Ceia	• Leite fermentado= probióticos. Melhora a absorção de vitaminas e minerais, além de favorecer o trânsito intestinal.

Sugestão de Cardápio Funcional/Estético no Tratamento da Celulite

▶ Rica em nutrientes, minerais e antioxidantes e própria para ser realizada no verão, onde o corpo pede menos carboidratos e mais líquidos. Evitar o sal, substituindo-o por limão e vinagre.

▶ Usar só carnes magras (peito ou peixe).

▶ Orientações: fazer, no máximo, duas vezes na semana, de preferência um dia antes do tratamento estético corporal para acelerar os resultados, pois ela favorece a circulação, além de ser diurética.

Café da manhã	• Vitamina de banana com aveia flocos finos – 200 mL de leite desnatado com uma banana pequena e mais 2 colheres de aveia e 1 colher de chá de mel (se diabético, substituir por adoçante ou não adoçar) • 200 mL de chá cavalinha ou quebra-pedra
Colação	• Suco de melancia com hortelã – 200 mL
Almoço	• Suco de abacaxi com hortelã – 150 mL de água + 2 rodelas de abacaxi e hortelã • Salada fria ou quente com peito de frango com legumes – 100 g de peito de frango, 1 cenoura média, 1 xícara de brócolis ou espinafre + 1 xícara de couve-flor. Cozinhar em ½ litro de água com cebola, tomate, salsa, temperos diversos e alho • Adicione 1 colher de sopa de molho de soja e 1 colher de sopa de requeijão *light*. Pode ser servido quente ou gelado, polvilhado com gergelim torrado • Sobremesa: 100g de gelatina *diet/light* com 100 mL de iogurte natural desnatado
Lanche 1	• Salada de frutas – um pote de sobremesa
Lanche 2	• Vitamina de iogurte – 1 pote de 200 mL de iogurte batido com fruta ou 200 mL de suco de soja *light* com uma fruta (se exercício físico, incluir duas colheres de sopa de granola)
Jantar	• Suco de limão – 150 mL de água para 1 limão espremido • Saladas verdes cruas à vontade • Sopa de palmito com cebola e queijo magro – 200 g de palmito com uma cebola média e salsa com orégano. • Cozinhar o palmito até se desmanchar com a cebola. • Acrescente ½ litro de água e duas colheres de sopa de creme de leite desnatado. Coloque duas fatias de queijo de Minas cortado em cubos e salpique com salsinha. Sirva quente ou gelado
Ceia	• Suco de couve/maçã/melão – 2 folhas de couve e ½ maçã sem casca e uma fatia grossa de melão com 150 mL de água. Bater e servir imediatamente

- Outros alimentos indicados:
  - Temperos, especiarias e condimentos: podem-se usar todas as ervas aromáticas, especiarias e condimentos. Exemplos: curry, cúrcuma, tomilho, alho, cebola, gengibre, canela, cravo, salsa, cebolinha etc.
  - Chás: dar preferência aos desintoxicantes e diuréticos: chá verde, cavalinha, hortelã, alecrim, dente-de-leão e quedra-pedra.
  - Preferir consumir nesses dias 70% à 80% de alimentos funcionais crus, frescos e naturais, pois são ricos em antioxidantes, favorecendo a eliminação de toxinas, além de serem diuréticos e hidratarem a pele.

▶ RECEITAS

O nutricionista deve priorizar o uso dos alimentos funcionais nas receitas, observando: equilíbrio, apresentação, variedade, sabor, odor, praticidade e a qualidade, usando sempre uma culinária saudável.

Abaixo relaciono métodos de culinária *light* e receitas específicas no acompanhamento nutricional estético.

Culinária *Light*

▶ Métodos de Cozimento

Fritar: sem óleo ou diminuí-lo	***Bife "frito" sem óleo*** 100 g de carne para bife (filé mignon) 1 chá de requeijão light 1 colher (sopa) de molho de soja Colocar o requeijão light em uma frigideira antiaderente até derreter. Juntar o molho de soja e, em seguida, colocar o bife. Deixar dourar de um lado e de outro. Se quiser, pode adicionar cebolas e tomate para fazer um molho. Valor calórico: 132 kcal por bife
Refogar: com substitutos (caldos e óleos).	***Legumes sauté*** 200 g de legumes diversos (50 g de pimentão verde, 50 g de tomate, 50 g de cebola, 50 g de brócolis). 1 colher (sopa) de molho inglês ½ sache de caldo de verdura 0% de gordura Coloque os legume picados na panela com tempero e a colher de molho inglês (se quiser, pode substituir por vinagre de maçã). Deixe em fogo baixo por 3 min. Valor calórico: 130 kcal
Suco de frutas: substituir os molhos com gordura	***Frango afogado*** 2 sobrecoxas sem pele ½ pacote de creme de cebola 300 mL de suco de laranja natural Tempere o frango com o creme de cebola. Coloque em um refratário untado "de leve" com óleo. Despeje o suco de laranja em cima e deixe no forno pré-aquecido por 30 min. Regue ao assá-lo. Rendimento: duas porções Valor calórico: 245 kcal/porção

Molhos especiais: substitui a maionese	**Maionese falsa** • 200 mL iogurte desnatado natural • 1 colher de sopa de salsa picada • 1 colher de sopa de molho de soja • 1 colher de chá de ketchup • 1 colher de chá de mostarda Misturar todos os ingredientes e servir gelado Rendimento: 1 xícara de 250 mL Valor calórico: 18,5 kcal/colher de sopa
Molhos: substitui os queijos gordos	**Molho de queijo Quaker light** • 350 mL de queijo tipo Quaker *light* • 100 mL de iogurte natural desnatado • 1 colher de sopa picada • 1 colher de chá de orégano Misturar todos os ingredientes e sirva gelado Rendimento: 450 mL Valor calórico: 37 kcal/porção
Molho vermelho	**Molho à moda Josie** • 100 g de tomates bem maduros • 50 g de pimentão verde • 50 g de cebola • 2 dentes de alho • 100 mL de leite desnatado • 1 colher de chá de óleo de oliva • 1 colher de alecrim • 2 colheres de chá de colorau Cozinhar o tomate, o pimentão e a cebola com o alho e o leite. Deixar esfriar e bater no liquidificador. Após, misturar o colorau, o alecrim e, se necessário, uma pitada de sal. Rendimento: 320 mL de molho Valor calórico: 10,5 kcal/colher de sopa

▶ Método de Substituição

Para o sal	• 1 colher de sopa de manjericão • 1 colher de sopa rasa de salsa • 1 colher de sopa de orégano • ½ colher de sopa de tomilho Todos secos, só misturar e guardar em pote fechado em temperatura ambiente. Pode-se adicionar à molhos e carnes durante o cozimento ou sobre os pratos depois de prontos
Para doces	Erva-doce (pó), noz-moscada, canela, cravo e baunilha *Em bebidas:* uma pitada de baunilha ou canela: aromatizam auxiliando no paladar *Cozidos:* podem-se utilizar todos pós ou *in natura*: utilizando apenas um dos temperos
Suco rico em Vitamina C ↓ Flacidez	1 embalagem de polpa de acerola 1 colher de sopa de suco de limão 1 colher de chá de mel 100mL de água mineral sem gás Gelo picado Bater no liquidificador todos os ingredientes e acrescentar o gelo. Valor Calórico: 55 kcal

Receitas com soja para auxiliar na síntese de colágeno:

Pastelão de proteína de soja
- 2 massas de pastelão de forno (discos)
- 200g de proteína de soja já preparada *
- 1 pimentão
- 2 tomates
- 2 cenouras raladas
- 1 cebola média
- 3 dentes de alho
- ½ molho de salsa picada
- 200 g de requeijão light
- 1 gema de ovo
- 1 colher de chá de sal = 1g

Refogar a cebola, o tomate, o pimentão, o alho e a cenoura, depois acrescentar a proteína de soja com os outros ingredientes.
Adicionar o requeijão e rechear os pastelões. Pincelar com gema de ovo antes de levar ao forno.
Levar ao forno quente por 20min.
Rendimento: 6 porções

Valor calórico: 275 kcal por porção

* Deixar a proteína vegetal texturizada de molho na véspera.

Legumes cozidos com soja
- 3 xícaras de vagem
- 1 colher de sopa de azeite de oliva
- 1 colher de sopa de vinagre de maçã
- 1 xícara de moranga cozida
- 2 colheres de sopa de salsa picada
- 1 xícara de feijão de soja cozido
- Pimenta-do-reino e sal à gosto

Cozinhe a vagem no bafo e misture com o restante dos ingredientes, temperando com pimenta e sal. Acrescente o feijão de soja, misture tudo e sirva quente ou gelado.
Obs.: o feijão de soja é cozido e temperado como o feijão comum.
Rendimento: 6 porções de 220 kcal cada

Hidratação da pele do rosto
↓
Máscara de iogurte indicada para peles ressecadas e desvitalizadas

- 1 copo de iogurte natural desnatado
- 1 colher de sopa de mel
Misture o mel no iogurte e aplique fazendo movimentos circulares. Deixe agir por 15 minutos e retire com água fria. Aplique uma vez por semana.

Combate à celulite
↓
Suco desintoxicante para o combate da celulite

- ½ beterraba cozida
- 1 colher de sopa de salsinha
- 1 colher de sopa de couve
- ½ maçã
- 150 mL de água
Bater tudo no liquidificador e tomar pela manhã. Além de energético, é rico em betacaroteno (bom para a pele). Ele é diurético e auxilia na circulação sanguínea.
Valor calórico: 45kcal

Suco desintoxicante

- 1 copo (200 mL) de suco de laranja
- 4 folhas de couve manteiga
- ½ cenoura média crua
- ¼ de mamão papaya
- ¼ de maçã
- Adoçante
Descascar as laranjas (deixe a parte branca). Bater no liquidificador as laranjas, a couve, a cenoura, o mamão e a maçã.
Valor Calórico: 135kcal

Suco proteico
↓
Para flacidez

- Copo de leite de soja light (200 mL)
- 1 envelope de gelatina em pó sem sabor
Bater tudo no liquidificador.
Valor calórico: 96 kcal

Receita com betacaroteno (protetor cutâneo oral)	• 2 rodelas de pepino • ¼ de maçã • ½ beterraba • ½ cenoura • 200 mL de água Bater tudo no liquidificador e tomar ao deitar. Valor calórico: 86 kcal
Receita para gordura localizada (abdômen) ↓ Auxilia o intestino preguiçoso	• 1 pote de iogurte desnatado • 4 ameixas pretas secas sem caroço • 1 colher de sopa de farelo de trigo Bater tudo no liquidificador. Valor calórico: 130 kcal

▶ Receitas de Shakes

Shake de manga ↓ Flacidez	• 1 xícara de manga picada • 1 colher de sopa de leite em pó desnatado • 100 mL iogurte natural desnatado • Gelo a gosto Bater todos os ingredientes no liquidificador. Tomar em seguida. Valor calórico: 125kcal
Shake de morango ↓ Vitamina C – Flacidez	• 10 morangos • 1 colher de sopa de leite em pó desnatado • 200 mL de iogurte natural desnatado • 1 gelatina de framboesa *diet/light* pronta • Gelo a gosto Bater todos os ingredientes no liquidificador. Tomar em seguida. Valor calórico: 72 kcal
Shake de melancia ↓ Diurético	• 1 fatia grossa de melancia com as sementes • 1 colher de sopa de leite em pó desnatado • 100 mL de iogurte natural desnatado • 1 gelatina de framboesa *diet/light* pronta • Gelo à gosto Bater todos os ingredientes no liquidificador. Tomar em seguida. Valor calórico: 65kcal
Shake de mamão ↓ Envelhecimento cutâneo	• 1 xícara de mamão papaya picada • 1 colher de sopa de leite em pó desnatado • 1 iogurte natural desnatado • Gelo à gosto Bater todos os ingredientes no liquidificador. Tomar em seguida. Valor calórico: 110kcal
Salada tropical (diurético)	• ½ mamão • 2 rodelas de abacaxi • 1 rúcula • 1 xícara de cenoura ralada • 2 palmitos picados • 1 polenguinho *light* • Suco de ½ limão Misture as saladas com polenguinho e acrescente as frutas picadas. Valor calórico: 125 kcal

Salada de Verão I (usar em programas de emagrecimento para substituir a janta)	• 1 pepino em conserva • 1 ovo cozido • 4 colheres de sopa rasa de beterraba crua ralada • 1 colher de sopa de uva-passa • 100 mL de iogurte natural desnatado • 1 colher de sopa de suco de limão (para tempero) • 1 colher de sopa de hortelã • 4 colheres de sopa de cenoura crua ralada • 1 fatia de pão integral Rale a cenoura, a beterraba e o pepino, misture com as uvas-passas e a hortelã picada. Reserve. Junte o iogurte, o limão e o ovo e misture bem. Sirva gelado. Valor Calórico: 190 kcal
Salada de Verão II (usar em programas de emagrecimento para substituir a janta)	• 1 prato de alface • 1 prato de agrião ou rúcula • 10 tomates cereja • 1 cenoura crua pequena • 2 fatias de abacaxi • 1 bolinha de mussarela de búfala • 3 castanhas-do-pará • 1 pão sírio integral Rale a cenoura, corte a mussarela em fatias finas, os tomates cereja ao meio e o abacaxi em lâmina e reserve. Em uma saladeira, junte à alface (cortada largamente), o agrião, a cenoura, os tomates, a mussarela, o abacaxi e salpique com as castanhas moídas. Tempere com ½ colher de sopa de azeite de oliva e 1 colher de sopa de gergelim. Sirva gelado com o pão sírio torrado. Valor Calórico: 220 kcal

❱ CONSIDERAÇÕES FINAIS

Mesmo com estudos comprovados a respeito do valor dos alimentos no tratamento da estética corporal, não devemos usá-los isoladamente. O programa alimentar, com alimentos estético-funcionais deve ser uma terapia coadjuvante, juntamente com o tratamento estético corporal específico.

Sempre vale lembrar e repetir, além dos cuidados nutricionais, como os que vimos acima:

❱ Evitar o cigarro: o cigarro é vasoconstritor, diminuindo o calibre das artérias e dificultando a circulação, favorecendo o aparecimento da celulite.

❱ Não exagerar no álcool: o máximo são duas doses ao dia (se for permitido), dando preferência ao vinho tinto. O álcool tem calorias vazias, o que possibilita o aumento de peso e retenção de líquidos.

❱ Investir em uma atividade física regular, principalmente aeróbios, para diminuir a 0% acúmulo de gordura e anaeróbios para prevenir e diminuir a flacidez muscular.

Concluindo, ser adepto de um programa alimentar equilibrado, e de um estilo de vida saudável, reduz não só o risco de alterações estéticas como de várias doenças, entre elas: diabetes, arteriosclerose e outras doenças degenerativas, aumentando, assim, a possibilidade de termos uma melhor qualidade de vida ao longo dos anos.

E como dizia Eubie Blake: *"se eu soubesse que viveria tanto tempo, teria cuidado melhor de mim"*.

Referências Bibliográficas

1. Bueno. Dicionário da Língua Portuguesa, 2000.
2. Cordain L et al. Asch Dermatol, 138:1584-90, 2002.
3. Cosgrove et al. Am J Clin Nutri, 86:1225-31, 2007.
4. Sthal W et al. Mol Biotechnol, 37:26-30, 2007.
5. Wallo W et al. J Drugs Dermatol, 6:917-22, 2007.
6. Heinriche U et al. J Nutr, 136:1565-69, 2006.
7. Arnot R. A Dieta de Prevenção do Câncer de Mama. Ed. Objetiva, 1998.
8. Busnello FM et al. Aspectos Nutricionais no Processo de Envelhecimento. Ed. Atheneu, 2007.
9. Cuppari L. Guia de nutrição: nutrição clínica no adulto. 2ª ed. Barueri: Rev E Ampl: Manole, 2005.
10. Juhel C et al. Green tea extract (AR25) inhibits lipolysis of triglycerides in gastric and duodenal medium in vitro. J Nutr Biochem, 11:45-51, 2001.
11. Ornellas L. Técnicas dietéticas. 7 ed. São Paulo: Atheneu, 2001.
12. Philippi ST. Técnica Dietética. Ed: Melhoramentos, 2002.
13. Stürmer JS. Reeducação Alimentar – Qualidade de Vida, emagrecimento e manutenção da Saúde. Ed: Vozes, 2001.
14. Teichmann I. Tecnologia Culinária. Ed: Ática, 2003.

Capítulo 23

Pesquisa Clínica em Nutrição e Estética

Aline Petter Schneider
Marcelo Tiburi

Pesquisa pode ser definida como o inquérito ou examinação, especialmente a investigação ou a experimentação destinada a descoberta e interpretação de fatos, revisão de teorias ou leis aceitas, à luz de novos fatos, ou aplicações práticas de tais teorias ou leis, novas e revisadas, e também como a coleta de informação sobre um assunto em particular. Embora a pesquisa em ciência fundamental, realizada em laboratórios, seja de importância capital para o avanço do conhecimento, cada vez maior é a importância e a necessidade da pesquisa clínica que, em última análise, diz respeito aos tratamentos e seus efeitos nos pacientes.

Nos últimos anos, grande ênfase tem havido sobre resultados dos cuidados à saúde. Embora as razões para isso sejam muitas, uma delas é determinar quão bem avaliar os resultados de nossas intervenções terapêuticas. Essa questão é um dos ímpetos que move a pesquisa clínica.

A obtenção de fundos provenientes de agências de fomento a pesquisa, governamentais ou privadas, é outra questão que deve ser analisada. Além do impacto positivo que esses fundos têm sobre o avanço do conhecimento e tratamento de doenças, há o impacto na saúde econômica das regiões metropolitanas em que centros de pesquisa estão localizados, uma vez que novas tecnologias em saúde são criadas como resultado dos fundos para pesquisa. Além disso, pesquisadores e trabalhadores adicionam poder de compra e arrecadação de impostos à economia regional.

No Brasil, a pesquisa sobre resultados clínicos é bastante incipiente. O estado da prática corrente e os resultados em diversas áreas são amplamente desconhecidos, com raras exceções. Contribuem para isso o desconhecimento da metodologia de pesquisa clínica, principalmente quanto ao manejo de dados e delineamento de estudos, a acomodação dos responsáveis, e a ausência de pressão por parte da sociedade no sentido de ter conhecimento sobre os resultados dos tratamentos a que suas condições clínicas são submetidas. Enquanto isso, seguem alardes publicitários sobre o uso das "mais modernas tecnologias" e sobre a "alta qualidade" dos produtos administrados. Se isto resulta em melhores resultados para os pacientes, pouco sabemos.

Reconhecidamente, o desenvolvimento de tecnologias e o aumento no atendimento especializado expandiram o cuidado à saúde. Em diversas situações, não há consenso sobre o limiar para intervenções, com considerável implicação inclusive quanto a recursos financeiros. Por isso, a área da nutrição, incluindo o emergente campo da nutrição em estética, deve ser submetida a rigorosos levantamentos de benefícios e custos. Idealmente, isso deve ocorrer em um cenário de rotina de serviço, no qual os benefícios são estimados incorporando um espectro de fontes de evidência.

A investigação sobre temas como fotoproteção sistêmica, índice e carga glicêmica da dieta, relação com perda de peso e acne, fitoterápicos (p. ex., chá verde), dieta antienvelhecimento, celulite (hidrolipodistrofia ou lipodistrofia ginoide), probioticos e alopecia, entre outros, pode clarificar quais tratamentos devem ser providos, quais representam má aplicação de recursos ou necessitam mais evidências sobre sua efetividade, e onde os profissionais têm oportunidade para melhorar o desempenho. É possível identificar fontes de custo sem benefício, selecionar tratamentos efetivos, e os pacientes podem ter escolhas informadas sobre os tratamentos.

Todas essas preocupações estimulam a expansão de métodos para avaliar os efeitos do atendimento nutricional em estética. Uma das razões principais é saber quão bem avaliar as intervenções terapêuticas. A pesquisa clínica em nutrição e estética, fundamental para o avanço do conhecimento da área, visa proporcionar evidência científica relacionada às decisões daqueles que se dedicam a este ramo de atividade.

❱ TIPOS DE PESQUISAS

Neste contexto, é necessário ter entendimento sobre os tipos de pesquisa. Dentre os diversos tipos de estudos clínicos existentes, que incluem incidência e prevalência, coorte, caso-controle e ensaios clínicos, os estudos de coorte e os ensaios clínicos são os que se revestem de maior importância para pesquisas clínicas em nutrição e estética. A seguir veremos em mais detalhes esses tipos de estudo, bem como uma variedade de termos técnicos relacionados.

Pesquisa sobre Eficácia e Efetividade

A necessidade de documentar resultados do cuidado aos pacientes e desenvolver técnicas para medir diferenças nos desfechos desencadeou o movimento de pesquisa sobre resultados clínicos (*medical outcomes*). Em geral, os efeitos de tratamentos podem ser avaliados de duas maneiras: estudos observacionais e estudos experimentais, que diferem em seu peso científico e sua factibilidade. Estudos experimentais, representados pelos ensaios clínicos, são um tipo especial de estudo de coorte, em que as condições de estudo (seleção dos grupos de tratamento, natureza das intervenções, manejo no acompanhamento e aferição de desfechos) são especificadas pelo investigador com o objetivo de fazer comparações isentas de viés. Os investigadores conduzem, de fato, um experimento, análogo àquele feito em laboratório.

Historicamente, ensaios clínicos randomizados (ECR) têm sido usados para identificar a utilidade de várias estratégias de manejo pela comparação de novas intervenções com terapias padronizadas sob circunstâncias ideais. ECRs são o "padrão-ouro" na determinação da eficácia de uma indicação específica de tratamento. Os resultados refletem a capacidade de uma intervenção funcionar ou não (eficácia). Eficácia para uma indicação de tratamento estreitamente definida nos diz pouco sobre os resultados que a terapia produz quando aplicada em uma população-alvo mais ampla na prática clínica. Os resultados da terapia na sua população-alvo na prática clínica define sua efetividade em oposição à sua eficácia. Pesquisa sobre efetividade difere por examinar resultados de intervenções sob circunstâncias habituais. Eficácia é examinada no cenário ideal, efetividade no "mundo real" dos serviços de saúde. Pesquisa de efetividade avalia não apenas quão bem alguma coisa funciona na prática comum e diária, mas também quão frequentemente e quão apropriadamente é usado. Efetividade é avaliada através de estudos de coorte.

Outra entidade de pesquisa a emergir é o levantamento de qualidade. Sua meta é maximizar a qualidade do cuidado à saúde para um dado custo. Ao fazer isso, é possível identificar "padrões de cuidado". Incluídos no levantamento da qualidade estão vários tipos de análises econômicas (estudos de custo-eficiência, custo-efetividade, custo-utilidade e custo--benefício).

Ensaios Clínicos Randomizados: Vantagens e Desvantagens

Randomização é a marca registrada dos ECRs. Exceto para a randomização, todas as maneiras de lidar com diferenças extrínsecas entre os grupos têm uma limitação: são efetivas somente contra aqueles fatores tomados em consideração. Elas não lidam com os fatores prognósticos que não são conhecidos na época do estudo, ou que são conhecidos, mas não considerados. A randomização de pacientes para grupos controle e de estudo é uma poderosa ferramenta para eliminar viéses de seleção na alocação de indivíduos. Em grandes estudos, ela ajuda a reduzir a possibilidade de que os efeitos do tratamento sejam devidos ao tipo de indivíduos que recebem a terapia de estudo e a terapia de controle.

Os ensaios clínicos, embora superiores como delineamento de pesquisa, têm diversas limitações. O número de pacientes incluídos em um ECR é limitado pelo tempo, dinheiro e disponibilidade de pacientes. ECRs não são delineados para refletir o inteiro espectro de pacientes que receberiam o tratamento se aplicado na prática clínica usual, e são frequentemente obstados por razões éticas e práticas. Se um tratamento supõe-se benéfico, médicos e pacientes podem não desejar a randomização para o não-tratamento. Além da randomização, um ensaio clínico ideal é também duplo-cego, ou seja, nem o paciente nem o investigador está ciente do tratamento administrado. Contudo, estudos duplo-cego podem ser anti--éticos, impraticáveis, mal-sucedidos ou de difícil realização. Por essas razões, é importante apreciar o que esses ensaios podem nos dizer, o que pode dar errado, e quais questões eles não podem responder. Participantes de um ECR não são, usualmente, selecionados ao acaso a partir de uma população maior, e sim, são voluntários que preenchem critérios de inclusão e exclusão definidos pelos investigadores. Isso ajuda a constituir um grupo homogêneo, porém não representativo de todos aqueles com a doença ou todos aqueles para os quais a terapia é direcionada (ou seja, a população-alvo). Adicionalmente, eles não apresentam o tipo de fatores complicadores encontrados na prática, como múltiplas doenças e terapias simultâneas.

❱ ESTUDOS DE COORTE: VANTAGENS E DESVANTAGENS

A vantagem principal dos estudos observacionais é a factibilidade. A desvantagem principal é a susceptibilidade a diferenças sistemáticas nos grupos (viéses), outras que as do tratamento em si, que podem levar a conclusões enganosas sobre os efeitos do tratamento. Estudos de coorte sobre risco são os melhores substitutos disponíveis de um experimento verdadeiro quando a experimentação não é possível. Estudos de coorte podem ser prospectivos ou retrospectivos. Alguns consideram uma designação melhor a que usa os termos concorrente e não concorrente. O delineamento de um estudo de coorte não concorrente (ECNC) é essencialmente o mesmo de um estudo prospectivo: um grupo de indivíduos é seguido durante o tempo com aferições de potenciais variáveis preditoras no início e então averiguação de subsequentes desfechos. A diferença é que a montagem da coorte, aferições e desfechos ocorreram no passado. Este tipo de estudo é possível somente se dados adequados sobre os fatores de risco e desfechos são disponíveis. Em ECNCs, os dados são coletados antes de os desfechos serem conhecidos, assim não ocorre o viés determinado pelo conhecimento de quais indivíduos tem o desfecho de interesse. A amostra em um ECNC é limitada pela disponibilidade de pacientes no banco de dados.

Ao contrário dos ECRs, ECNC por definição incluem indivíduos que tem recebido o tratamento disponível, e podem refletir melhor o que ocorre na prática clínica. Assim, um ECNC pode ser o melhor delineamento de estudo disponível, mesmo quando um ECR seria, em teoria, preferível. O resultado de um ECNC pode adicionar ou complementar o resultado de um ECR. ECNCs são suscetíveis a uma variedade de potenciais viéses. As principais desvantagens de um ECNC são o controle limitado que o investigador tem sobre o delineamento da abordagem para amostragem da população, e sobre a natureza e qualidade das variáveis preditoras. Os dados existentes podem não incluir os indivíduos e a informação que são importantes para responder a questão de pesquisa. Mesmo que os dados existentes incluam informação sobre variáveis chave, elas podem ser incompletas, imprecisas ou medidas de maneiras que não são ideais para responder a questão de pesquisa. A coleta de dados de forma prospectiva resolve adequadamente essa questão e o problema pode ser minimizado se os investigadores definem claramente e aderem cuidadosamente a um protocolo que define o tipo de pacientes elegíveis para o estudo, baseado em critérios de inclusão e exclusão.

▶ META-ANÁLISE

Às vezes, estudos publicados na literatura em saúde parecem conflitantes entre si, tornando difícil proporcionar respostas definitivas para importantes questões de estudo. É frequentemente desejável combinar dados obtidos em uma variedade de investigações e usar toda a informação para abordar uma questão de estudo. Meta-análise é uma coleção de métodos para combinar a informação de investigações isoladas para obter conclusões ou abordar questões que não foram possíveis em estudos isolados. Meta-análise objetiva produzir suas conclusões combinando dados de duas ou mais investigações existentes.

Prognóstico, Curso Clínico e História Natural da Doença

Prognóstico é a predição do curso futuro de uma doença, após sua instalação. Condições associadas a um determinado desfecho de doença são fatores prognósticos. Eles ajudam a identificar grupos de pacientes com a mesma doença que tenham diferentes prognósticos. O prognóstico de doença pode ser descrito em termos de curso clínico, usado para descrever a evolução da doença que é tratada de modo que poderia afetar o curso subsequente dos eventos, ou em relação à história natural da enfermidade, que diz respeito ao prognóstico da doença sem a intervenção terapêutica.

A compreensão de aspectos técnicos e biológicos como determinantes de desfechos em saúde é cada vez mais importante. Se fatores de risco não são completamente caracterizados, não é possível determinar quão agressivo qualquer tratamento deva ser. Investigadores têm proposto sistemas prognósticos de variável complexidade para análise de uma série de parâmetros preditores, capazes de influenciar os desfechos dos pacientes e como critério para estratificação em estudos clínicos.

Devido à complexidade do fenômeno saúde/doença, é desejável medir diversas variáveis independentes para controlar variáveis de confusão e investigar sinergismo e interação entre as variáveis. Na maior parte das situações clínicas, múltiplos fatores agem em conjunto para produzir efeitos. As associações entre variáveis são complexas, pois podem se relacionar entre si, em que o efeito de uma pode ser modificado pela presença de outras, além de se relacionarem com o desfecho de interesse.

▶ ANATOMIA DE UM ESTUDO CLÍNICO

Em linhas gerais, um estudo clínico pode ser dividido nas seguintes partes, o que pode servir como roteiro:

- ▶ Delineamento do estudo, em que se destacam a hipótese (qual a questão do estudo), a população (em que se definem critérios de inclusão e exclusão), e o tamanho da amostra e poder estatístico (quantos indivíduos são incluídos nos grupos controle e de estudo, e qual é a capacidade de demonstrar significância estatística se a hipótese do estudo for verdadeira).
- ▶ Alocação: designação dos indivíduos para os grupos estudo e controle.
- ▶ Avaliação: determinação dos resultados da investigação nos grupos controle e de estudo.
- ▶ Análise: Comparação dos resultados dos grupos de estudo e controle.
- ▶ Interpretação: formulação de conclusões sobre o significado de qualquer diferença encontrada entre os grupos estudo e controle, para aqueles incluídos na investigação.
- ▶ Extrapolação: embora um processo altamente especulativo, é a retirada de conclusões sobre o significado do estudo, para indivíduos não incluídos na investigação ou situações distintas daquelas abordadas no estudo.

Tamanho da Amostra

Outra questão a ser considerada diz respeito ao tamanho amostral. A probabilidade de que um estudo seja capaz de detectar uma associação entre uma variável preditora e de desfecho depende da real magnitude daquela associação na população-alvo. Se ela for grande, será fácil detectá-la na amostra. Inversamente, se o tamanho da associação é pequeno, será difícil detectá-la. Quanto menor a diferença entre o grupo de estudo e o grupo controle, maior o número amostral necessário. Infelizmente, em geral o investigador não sabe exatamente quão grande (ou pequena) é a associação; uma das propostas do estudo é estimá-la.

Bancos de Dados

Os métodos estatísticos envolvem múltiplos processos relacionados, incluindo a identificação de um problema, formulação de uma hipótese, planejamento do estudo, coleta dos dados e análise. Os métodos estatísticos são de pouco ou nenhum valor se os dados que visam analisar são precariamente obtidos. Detalhes sobre os eventos relevantes para a questão que está sendo examinada precisam ser coletados com precisão.

O aumento na capacidade de computadores e o crescimento da coleta de dados na atenção à saúde, ocorrido nos anos recentes, expandiu as potenciais abordagens da pesquisa clínica. No caso de um ECNC, por exemplo, a informação sobre o tratamento que um indivíduo recebeu em 2002 pode ser obtida de um banco de dados (BD) em 2009. Assim, uma questão clínica pode ser formulada e um estudo planejado após a coleta dos dados ser feita, de maneira que os recursos e a energia são gastos na análise dos dados.

A possibilidade de que os dados não sejam coletados e classificados com o mesmo cuidado que seriam em um ensaio clínico e de que algumas variáveis importantes possam não constar no banco de dados constituem potenciais desvantagens, mas podem ser contornadas se o BD for projetado para armazenar informação pertinente a um tema específico (fotoproteção sistêmica, por exemplo), com a coleta feita prospectivamente.

O uso de dados previamente coletados para responder a outra(s) questão(ões) de pesquisa, diferente da qual está sendo formulada, constitui a pesquisa ou análise de dados secundários, e pode proporcionar boas informações para a pesquisa clínica. A capacidade de incluir a experiência com um grande número de pacientes, limitada apenas pela raridade das doenças que podem fazer parte do contexto do banco de dados, permite que a questão de pesquisa seja respondida com um grau de segurança relativamente alto. Subgrupos de pacientes podem ser avaliados com confiança estatística.

Os bancos de dados são coletados em condições mais naturais do que em ensaios clínicos, o que torna-os mais generalizáveis. Além disso, é possível obter respostas em um período de tempo relativamente curto, enquanto ensaios clínicos podem levar anos desde seu início até o final do acompanhamento. O custo para a análise de dados existentes é menor do que a coleta de novos dados em um ensaio clínico. Cada vez mais, ECNCs feitos a partir de bancos de dados cuidadosamente elaborados estão sendo usados para estudar desfechos de terapias. Algumas vezes, eles são usados para substituir ou complementar ECRs.

Gerenciamento de Dados e Pesquisa Clínica

Enquanto as tarefas do passado de gerenciamento de dados eram puramente administrativas, as tarefas atuais incluem o estabelecimento e organização do banco de dados, criação de formulários para a entrada de dados e manejo de códigos. As tarefas emergentes configuram um trabalho muito mais técnico: configurar mais características de gerenciamento, trabalhar com novos sistemas, estabelecer aplicações de entrada de dados à distância, usar ferramentas de revisão mais sofisticadas, produzir relatos especializados, manejar auto-codificadores. Mesmo pequenos estudos podem necessitar sistemas atualizados. Gerenciamento de dados tende a ser marginalizado por investigadores clínicos.

A retenção de dados acuradamente registrados é de fundamental importância para o progresso da pesquisa científica. Dados originais devem ser disponíveis não apenas para responder a questões científicas, mas também para questões sobre a conduta na pesquisa. Um denominador comum na maioria dos casos em que se alega fraude de pesquisa é a ausência de dados verificáveis. Deve-se garantir o registro apropriado de todos os dados de pesquisa e acesso a eles quando necessário. Existem razões pragmáticas para o pronto acesso aos dados originais, como no caso de ser necessário a mais efetiva assistência em rebater acusações não justificadas de fraude feitas contra os pesquisadores. As instituições que realizam pesquisa devem ser responsáveis pela promoção da reputação coletiva da integridade de seus pesquisadores, perante agências de fomento públicas e privadas. A incapacidade de apresentar dados originais tende a colocar a integridade da pesquisa em questão. Além disso, dados originais são sempre a melhor evidência para evitar questões administrativas ou judiciais. Até o momento, regulamentações governamentais não prescrevem o tempo de duração que os pesquisadores devem manter os dados originais. Até que surjam regulamentações sobre esse assunto, dados originais devem ser retidos por, pelo menos, cinco anos a partir da data de publicação. Quando dúvidas surgem sobre a validade dos dados publicados, os dados originais devem ser preservados até que tais questões tenham sido resolvidas.

Antes de coletar ou usar dados para um projeto de pesquisa, a proposta do projeto deve ser formulada claramente. Dados são analisados com respeito a questões específicas, hipóteses e modelos estatísticos. O método de análise dita não apenas que dados devem ser coletados, mas também como eles serão registrados e codificados.

Para o apropriado gerenciamento de dados, o coordenador do Banco de Dados (BD) deve ser responsável por registrar, reter e armazenar dados de pesquisa. Todos os dados devem estar imediatamente disponíveis durante a duração do programa e devem ser arquivados em formato acessível por período de tempo indeterminado.

Dados que não estão em uma forma utilizável (campos de texto com fluxo livre) devem ser minimizados ao máximo, e os dados coletados devem ser suficientes para atingir os objetivos do estudo, com coleta de informação prospectiva. Dados em demasia não devem ser coletados, pois adicionam trabalho para coletadores e gerenciadores.

Assistentes de pesquisa podem ser recrutados para a coleta e armazenamento de dados, que devem ser coletados a partir dos formulários encaminhados aos pesquisadores envolvidos no programa. As instruções precisam ser claras, sem ambiguidades.

Todos os dados devem ser coletados em Formulários de Relato de Caso (FRC), que são a linha de orientação para o BD (em papel, eletrônico ou misto). Cada página deve conter informação identificadora (identificação do paciente, data da avaliação etc.).

O preenchimento dos formulários para a entrada de dados referentes à cada caso confirmado das doenças selecionadas é responsabilidade de cada profissional participante do estudo. A delegação da entrada de dados pode variar dependendo da organização da equipe. A entrada de dados deve ser escrutinada para garantir a qualidade e integralidade dos dados submetidos. Todos os dados de pesquisa coletados devem entrar no BD.

Os pacientes devem ser identificados com um único número. O coordenador do banco de dados deve manter a informação segura. Outras informações identificadoras, tal como endereço e número de telefone, devem ser mantidas. A importância de manter a confidencialidade precisa ser reforçada.

Aspectos Éticos

Os estudos devem ser conduzidos de acordo com os padrões éticos estabelecidos na Declaração de Helsinki, e submetidos à aprovação por comitês de ética em pesquisa. Consentimento informado deve ser obtido de todos os participantes do estudo.

▶ CONSIDERAÇÕES FINAIS

Em uma época de intensas preocupações sobre assuntos de saúde, é necessário obter indicadores confiáveis que possam prover informações úteis sobre o diagnóstico, curso clínico e prognóstico, e facilitar a seleção da terapia mais apropriada à cada paciente. É axiomático que bons dados científicos permanecem o cerne da boa conduta clínica. O registro de dados clínicos deve ser em suficiente detalhe para avaliar adequadamente desvios de padrões aceitos de desempenho, levando em conta fatores como a condição dos pacientes e o estágio da doença. Argumentos práticos, políticos e científicos em favor de um sistema de banco de dados para pesquisa clínica são fortes.

A criação de um sistema de pesquisa clínica fundamentado no gerenciamento de banco de dados, aplicado no estudo de problemas referentes ao manejo clínico dos pacientes, visando proporcionar informações sobre a qualidade e os efeitos da prática corrente, pode ser de grande utilidade em nutrição e estética.

Para os diversos temas de interesse atual e futuro em nutrição e estética, a realização de pesquisa sobre resultados clínicos é fundamental para selecionar e estimar o valor das diversas modalidades aplicáveis de tratamento a curto e longo prazo. Pode também identificar fatores de risco associados com o desenvolvimento de complicações, reconhecer as áreas de controvérsia e incerteza, definir custo-efetividade no contexto da prática baseada em evidências e contribuir com a implantação de medidas de prevenção e atenção à saúde. Certamente, tudo isso virá em benefício aos profissionais envolvidos e, principalmente, aos pacientes.

Referências Bibliográficas

1. "Health care´s weird geography", New York Times, p.A 10, 25/10/1997.
2. Clancy CM, Eisenberg JM. Outcomes research: measuring the end results of health care. Science, 282(5387):245-6, 1998.
3. Dawson B, Trapp RG. Basic & Clinical Biostatistics. 3rd ed. Lange Medical Books/McGraw-Hill. 2001.
4. Fletcher A, Gore S, jones D et al. Quality of life measures in health care. II: Design, analysis, and interpretation. Br Med J, 305:1145-8, 1992.
5. Fletcher RH, Fletcher SW, Wagner EH. Epidemiologia Clínica. 3 ed. Artes Médicas, 1996.
6. Hulley SB, Cummings SR, Browner WS, Grady D, Hearst N, Newman TB. Designing Clinical Research. 2nd ed. Lippincott Williams & Wilkins, 2001.
7. Riegelman RK. Studying a Study and Testing a Test. 4rd ed. Lippincott Williams & Wilkins, 2000.
8. Laine C, Davidoff F. Patient-centered medicine. A professional evolution. JAMA, 275(2):152-6, 1996.
9. Methods for Clinical Trials. Marcel Dekker, Inc. New York: Basel, 2001.
10. Spiegelhalter DJ, Gore SM, Fitzpatrick R et al. Quality of life measures in health care. III: Resource allocation. Br Med J, 305:1205-9, 1992.
11. Tiburi MF. Pesquisa clínica, asseguramento da qualidade, e satisfação dos pacientes/clientes de organizações de saúde. Bisturi, p. 40-42, 2006.

Índice Remissivo

Índice Remissivo

B

Celulite, 110, 167-179, 245
- acúmulo de tecido adiposo, 172
- aspectos histopatológicos, 168
- desequilíbrio hormonal na, 174
- efeito tóxico da constipação na, 171
- etiopatogenia, 169
- papel da nutrição, 171
- permeabilidade capilar e insuficiência linfática na, 173
- sugestão de cardápio estético funcional no tratamento da, 292
Chá verde, 185
Chocolate e a acne, 146
Cianocobalamina (v. Vitamina B$_{12}$)
Ciclo de peso, 187
Cirurgia(s), 191-214
- bariátrica, 191-201
- - avaliação nutricional e, 194
- - categorias, 192
- - desnutrição em, 197
- - mecanismos da perda de peso após a, 194
- - terapia nutricional na, 195
- estética, 203-214
- - abdominoplastia após grandes emagrecimentos, 205
- - blefaroplastia, 206
- - de reconstrução mamária com retalho miocutâneo do músculo reto abdominal, 207
- - dermolipectomia, 206
- - - braquial, 206
- - - da coxa, 206
- - do abdome, 204
- - exames mais comumente solicitados, 208
- - gluteoplastia de aumento, 207
- - hidrolipo, 205
- - lifting frontal, 206
- - lipoabdominoplastia, 205
- - lipoaspiração e lipoescultura, 203
- - mamoplastia, 204
- - - de aumento, 204
- - - redutora e lifting de mamas, 204
- - mentoplastia, 206
- - mini lifting, 206
- - nutrição na, 208
- - - aminoácidos, 211
- - - carboidratos, 210
- - - gorduras, 210
- - - proteínas, 211
- - - vitaminas, 212
- - otoplastia, 204
- - prótese de panturrilha, 207
- - rinoplastia, 203

F

G

H

L

M

O

P

Q

R

Índice Remissivo

U

IMPRESSÃO:

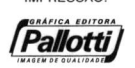

Santa Maria - RS - Fone/Fax: (55) 3220.4500
www.pallotti.com.br